U0689824

浙江省口腔健康现况调查及常见疾病预防

主　编　王慧明　陈　晖

副主编　朱海华　周　娜

ZHEJIANG UNIVERSITY PRESS
浙江大学出版社

图书在版编目(CIP)数据

浙江省口腔健康现况调查及常见疾病预防 / 王慧明，陈晖主编. —杭州：浙江大学出版社，2019.6

ISBN 978-7-308-18772-5

Ⅰ．①浙… Ⅱ．①王… ②陈… Ⅲ．①口腔疾病－调查报告－浙江②口腔疾病－防治 Ⅳ．①R78

中国版本图书馆 CIP 数据核字(2018)第 278889 号

浙江省口腔健康现况调查及常见疾病预防

主　编　王慧明　陈　晖

副主编　朱海华　周　娜

责任编辑　张　鸽

责任校对　季　峥

封面设计　黄晓意

出版发行　浙江大学出版社

　　　　　（杭州市天目山路 148 号　邮政编码 310007）

　　　　　（网址：http://www.zjupress.com）

排　　版　杭州朝曦图文设计有限公司

印　　刷　浙江省邮电印刷股份有限公司

开　　本　889mm×1194mm　1/16

彩　　插　4

印　　张　14

字　　数　412 千

版 印 次　2019 年 6 月第 1 版　2019 年 6 月第 1 次印刷

书　　号　ISBN 978-7-308-18772-5

定　　价　69.00 元

版权所有　翻印必究　印装差错　负责调换

浙江大学出版社市场运营中心联系方式：0571—88925591；http://zjdxcbs.tmall.com

《浙江省口腔健康现况调查及常见疾病预防》

编 委 会

主　编：王慧明　陈　晖

副主编：朱海华　周　娜

编　委：（按姓氏笔画排序）

王慧明　浙江大学医学院附属口腔医院

朱赴东　浙江大学医学院附属口腔医院

朱海华　浙江大学医学院附属口腔医院

江　闻　浙江大学医学院附属口腔医院

余运贤　浙江大学公共卫生学院

陈　晖　浙江大学医学院附属口腔医院

陈亚栋　浙江大学医学院附属口腔医院

林小龙　浙江大学医学院附属口腔医院

周　娜　浙江大学医学院附属口腔医院

胡静浩　浙江大学医学院附属口腔医院

钟节鸣　浙江省疾病预防控制中心

傅柏平　浙江大学医学院附属口腔医院

廖晓辉　浙江大学医学院附属口腔医院

谭永忠　浙江省卫生健康委员会

序

新时代,新使命! 我国的口腔健康事业面临着新的发展时期,口腔健康的概念进一步扩展,口腔健康对生命质量的重要价值得到更加普遍的认同,口腔卫生保健的平等享有受到全社会的关注。

口腔健康的内涵非常丰富,其中包括:牙列完整,牙周组织结构正常;无口腔疾病和功能紊乱,伤残病损得到治疗和康复;无疼痛和不适;咀嚼和语言功能正常;能够适应周围环境,五官端正,自信自尊;能够进行正常友好交往,维系社会人际关系。

要促进全民口腔健康,首先要对全民口腔健康状况有全面的了解,从而有针对性地制定口腔卫生政策和切实可行的口腔疾病防治方案。因此,口腔疾病流行病学调查具有必要性和重要的现实意义。在国家卫生健康委员会的领导下,中华口腔医学会与中国疾病预防控制中心合作,组织全国口腔医学专业工作者和疾控战线的工作人员,出色地完成了全国第四次口腔健康流行病学调查。

多年来,浙江省各级卫生行政部门、疾病预防控制中心和口腔医学专业工作者为口腔卫生事业锲而不舍地努力着,使浙江省居民的口腔健康水平不断提高。他们在顺利完成全国口腔健康流行病学调查任务的同时,对浙江省居民的口腔健康状况有了较为全面的了解。此次系统整理了浙江省的口腔健康流行病学资料,编辑出版《浙江省口腔健康现况调查及常见疾病预防》,必将为制定全省的口腔卫生政策和有的放矢地设计口腔疾病防治方案提供科学依据,从而促进全省口腔健康事业的快速发展。

浙江是我的家乡,衷心祝愿家乡的口腔卫生事业如经济建设一样快速发展,家乡的父老乡亲人人都有健康的口腔、健康的体魄,享受美好的生活,拥抱幸福的人生!

中华口腔医学会会长

俞光岩

2019 年 2 月

前　言

　　近 10 年来,随着浙江省经济和社会的发展,居民饮食结构的变化,居民对口腔健康的认知状态得以提高,口腔健康状况也相应得到了改善。为了解浙江省居民口腔健康状况和知识、态度、行为,确定口腔保健目标,制定口腔疾病防治策略,浙江省卫生健康委员会借助第四次全国口腔健康流行病学调查工作之东风,积极部署了省级流行病学调查项目工作。浙江省口腔医院(浙江大学医学院附属口腔医院)是此次调查项目工作的主要负责单位,浙江省疾病预防控制中心协助抽样工作。

　　现场调查工作启于 2015 年 12 月,止于 2016 年 6 月。调查区域包括杭州市江干区、宁波市余姚区、台州市路桥区、台州市温岭市、金华市武义县和丽水市莲都区。本次调查依照国家标准,采用世界卫生组织 2013 年发布的《口腔健康调查基本方法》(第 5 版)推荐的方法,结合国家卫生和计划生育委员会 2015 年发布的《口腔健康调查、检查方法》进行。调查对象分为 3~5 岁、12~15 岁、35~44 岁、55~64 岁和 65~74 岁 5 个年龄段,按城乡、性别和地区分组,总样本量为 10212 人。调查内容分为口腔健康状况检查、口腔健康问卷调查及医疗资源调查。口腔健康状况检查包括口腔黏膜情况、牙状况、牙周情况(牙龈出血、牙石、牙周袋和附着丧失情况)、氟牙症情况、义齿修复情况、需要紧急处理的情况等;口腔健康问卷调查包括与口腔健康相关的生活习惯、喂养方式、口腔健康知识、态度和行为状况以及口腔卫生服务利用情况等;医疗资源调查包括对医疗机构、医学院校及医务人员状况的调查。

　　调查结果显示,部分年龄段龋病的发生呈下降趋势,龋补充填比增加;幼儿组龋补充填比低,反映家长对乳牙患龋的重视程度不足,中老年组对龋病和缺牙的治疗意识薄弱;中小学生组牙周健康状况改善,中老年组牙周状况较差;龋病和口腔卫生状况存在地区、性别和年龄差异;口腔就医行为以治疗型为主,缺乏积极主动预防性就诊。这些结果将为监测口腔健康状况的变化趋势,评估口腔卫生需求,制定我省口腔卫生保健工作规划提供有价值的科学依据。

　　本书由五部分组成,绪论、口腔健康流行病学调查现状分析、主要发现、口腔健康调查结果统计表和口腔常见疾病预防及保健。第一部分介绍了本次调查的背景,目的及对象,方法和内容,实施和进度安排;第二部分介绍了调查对象的口腔健康状况、口腔问卷结果及口腔人力资源调查;第三部分介绍了本次调查的主要发现;第四部分列出了本次调查所有描述性结果的表格;第五部分介绍了口腔常见疾病的一些预防及保健方法。

　　本次流行病学调查的全过程得到了各级卫生行政部门、疾病预防控制中心、街道社区办事处、医疗机构和学校等多部门的大力支持和配合[国家卫生和计划生育委员会公益性科研专项项目"第四次全国口腔健康流行病学调查(201502002)"];口腔检查人员经历严寒和酷暑,不辞辛劳地奔波于各个检查点；后期的数据录入、整理、统计和本文的撰写凝聚了大量默默奉献的学生志愿者的心血；主编之一陈晖教授在身染重病之际仍然指导着编撰工作，为本书的成稿做出了重大的贡献，彰显老一辈口腔专家为事业奋斗一生的无私精神。借助此文，对所有参与成员表示由衷的感谢和崇高的敬意。

浙江省口腔医学会会长

浙江省口腔卫生指导中心主任

王慧明

2019 年 1 月

口腔检查主要统计指标及定义

统计指标	定义
dt	乳牙龋坏牙数
mt	乳牙因龋缺失牙数
ft	乳牙因龋充填牙数
乳牙龋失补牙数（dmft）	乳牙龋坏、因龋缺失及因龋充填总牙数
乳牙龋均（dmft 均数）	人均乳牙龋坏、因龋缺失及因龋充填牙数
乳牙患龋率（dmft）	患龋人数占受检人数的百分率
DT	恒牙龋坏牙数
MT	恒牙因龋缺失牙数
FT	恒牙因龋充填牙数
DFT	恒牙龋坏及因龋充填总牙数
恒牙龋失补牙数（DMFT）	恒牙龋坏、因龋缺失及因龋充填总牙数
恒牙龋均（DMFT 均数）	人均恒牙龋坏、因龋缺失及因龋充填牙数
恒牙龋均（DFT 均数）	人均恒牙龋坏及因龋充填的牙数
龋补充填比	因龋充填的牙数占患龋牙数及因龋充填牙数总和的百分率
患龋率	根据龋、失、补牙数计算的患龋人数占受检人数的百分率
窝沟封闭率	做过窝沟封闭的人数占受检人数的百分率
DRoot	根面龋坏牙数
FRoot	根面因龋充填牙数
DFRoot	根面龋坏及因龋充填总牙数
根面龋均	人均根面龋坏及因龋充填牙数
根龋患龋率（DFRoot）	有根龋、因根龋充填的人数占受检人数的百分率
牙龈出血检出率	有牙龈出血的人数占受检人数的百分率
牙石检出率	有牙石的人数占受检人数的百分率
牙周袋检出率	有≥4mm 牙周袋的人数占受检人数的百分率
牙周附着丧失检出率	有牙周附着丧失≥4mm 的人数占受检人数的百分率
深牙周袋检出率	有≥6mm 深牙周袋的人数占受检人数的百分率
牙周健康率	全口无牙龈出血、无牙周袋以及无附着丧失或附着丧失不超过 3mm 的人数占受检人数的百分率

统计指标	定义
氟牙症患病率	患氟牙症的人数占受检人数的百分率
社区氟牙症指数(CFI)	反映一个地区人群中氟牙症流行情况和严重程度的指标
口腔黏膜异常检出率	有任何一种口腔黏膜异常的人数占受检人数的比例(1/10 万)
某种口腔黏膜状况检出率	有某一种口腔黏膜异常的人数占受检人数的比例(1/10 万)
种植义齿修复率	有种植义齿的人数占受检人数的百分率
固定义齿修复率	有固定义齿的人数占受检人数的百分率
可摘局部义齿修复率	有可摘局部义齿的人数占受检人数的百分率
全口义齿修复率	有全口义齿的人数占受检人数的百分率
非正规义齿修复率	有非正规义齿的人数占受检人数的百分率
人均存留牙数	人均全部牙齿数(32 颗)-人均缺失牙齿数

参考文献

1.王兴.第四次全国口腔健康流行病学调查报告[M].北京:人民卫生出版社,2018.

2.齐小秋.第三次全国口腔健康流行病学调查报告[M].北京:人民卫生出版社,2008.

| Contents | 目录

第一部分　绪　论

一、调查背景

我国分别在 1983 年、1995 年和 2005 年进行了三次全国性口腔健康流行病学调查（以下简称流调）。第一次流调是在 1983 年，覆盖 29 个省份，调查 131340 人，以 7 岁、9 岁、12 岁、15 岁和 17 岁人群为调查对象，发现我国居民口腔卫生差、口腔保健意识薄弱。基于第一次流调结果，相关部门确定了爱牙日，并开展大众口腔健康宣传和教育活动。第二次流调是在 1995 年，覆盖 11 个省份，调查 140712 人，以 5 岁、12 岁、15 岁、18 岁、35～44 岁和 65～74 岁人群为调查对象，发现与第一次流调结果相比，我国居民的口腔保健和意识有提高，83％的儿童每天刷牙，90％的恒牙龋为窝沟龋。在两次流调后，全国开展了窝沟封闭防龋试点。第三次流调是在 2005 年，覆盖 30 个省份，调查 93820 人，以 5 岁、12 岁、35～44 岁和 65～74 岁人群为调查对象，发现乳牙患龋程度严重，中老年人龋病发生率上升。在第三次流调结束后，于 2008 年启动了中西部儿童口腔疾病综合干预项目。

2005 年第三次流调结果显示，我国 5 岁儿童乳牙患龋率为 66％；35～44 岁中年人牙龈出血的检出率为 77.3％，牙周病患病率为 40.9％；65～74 岁老年人中，患龋率为 71.9％，牙周病患病率为 88.7％。这表明，国民口腔保健意识仍然不足，没有养成良好的口腔卫生习惯。近 10 年来，我国城乡居民的收入以 7％～10％的速度增长，而食品加工精细化程度也随之升高，含糖食品以 6.2％的年增长率持续增长，碳酸饮料的年增长率为 10％。目前，我国人均食糖消费已经达到 10kg。经济发展改变了居民的饮食习惯。与此同时，我国人口出现老龄化，人均寿命比 10 年前提高 3.43 岁。而国民口腔保健意识和相应的口腔健康行为却未得到相应的提升。与发达国家相比，我国尚未制定针对性强的口腔公共卫生政策和口腔病症防治规划，我国居民 2010 年口腔健康目标也已到期。但要制定有针对性的口腔公共卫生规划和政策，还需要更多的基础资料。

世界卫生组织于 1987 年提出要促进卫生人力资源发展平衡，并建议合理的口腔医师人口比为 1∶5000。我国前三次口腔流调均不包含对口腔卫生人力资源的调查。近年来，各级政府都关心口腔人力资源分配问题，但存在地方数据缺乏、更新不快的问题。浙江省位于中国东南部，为经济相对发达区域，人们的口腔保健意识和对口腔健康的重视程度较以前有了重大的改善。因此，本次流调工作的一个重点是开展口腔人力资源研究，获取浙江省各地区口腔卫生机构内人力资源和口腔医学院师生信息，分析未来口腔医生的数量和层次，结合全省流调抽样数据，分析影响因素，提出合理利用口腔医疗资源的措施，为相关部门合理地规划人力资源提供依据。

为了解我国人民口腔健康状况以及口腔健康知识、态度和行为等情况，确定口腔保健目标，为制定口腔卫生政策提供依据，"2015 年度公益性行业科研专项——第四次全国口腔健康流行病学调查"项目正式立项。此项目由国家卫生和计划生育委员会科教司立项，中华口腔医学会牵头作为项目负责单位，携手全国 35 家单位，涉及 31 个省、5 个年龄组，共 172425 名受检者。此次调查意义重大，它是政府第一次投资开展全国流调,第一次与疾病预防控制中心合作开展流调,第一次最大样本和范围的流调,且第一次纳入西藏地区,首次采用全国大样本数据分析我国居民口腔健康的影响因素,具有开创性的意义。

根据国家卫生和计划生育委员会办公厅《关于请协助开展公益性行业科研专项"第四次全国口腔健康流行病学调查"项目的函》(国卫办科教函〔2015〕732号)要求,浙江省成立了省级流调项目领导小组并设立办公室,并将浙江省口腔医院设为办公所在点。浙江省卫生健康委员会负责制定和下发流调相关文件,提出具体工作要求;浙江省口腔医院为四次流调浙江省片区的主要项目负责单位;浙江省疾病预防控制中心协助抽样工作。

根据全国流调抽样结果,本次流调涉及浙江省杭州市江干区、宁波市余姚市、台州市路桥区、台州市温岭市4个流调点;同时,为反映浙江省居民口腔卫生健康状况,本次调查增加金华市武义县、丽水市莲都区两个流调点。

二、调查目的及对象

(一)调查目的

1. 调查和掌握浙江省城乡不同人群的口腔健康状况及影响因素,监测龋病和牙周病等口腔常见疾病的患病情况。

2. 调查和掌握浙江省城乡不同人群口腔卫生保健的知识、态度和行为状况。

3. 分析浙江省居民口腔健康状况及口腔卫生保健的知识、态度和行为的长期变化趋势,探索其变化规律和影响因素。

4. 开展口腔医疗资源调查,获得浙江省口腔医疗资源状况的基本信息。

(二)调查对象

调查对象包括5个年龄组,分别为3～5岁、12～15岁、35～44岁、55～64岁和65～74岁城乡社区常住人口(在当地居住时间达到6个月以上的人)。

三、调查方法和内容

(一)调查方法

1. 抽样方式

抽样方式遵循科学、有效、可行的原则,采用多阶段、分层、整群、等容量随机抽样方法,各片区的样本量实行等额分配(见图1-1)。

考虑到本次调查所包含对象的年龄(组)特点,对不同年龄(组)分别采取以居民社区或功能社区(学校、托幼机构)为基础的抽样方式。

35～44岁、55～64岁和65～74岁组从城乡社区常住人口中随机抽取。

12～15岁组从中学在校学生中随机抽取。

3～5岁组优先基于幼托机构抽取;如果样本量不足,那么不足部分基于居民社区抽取;如果没有幼托机构(主要指偏僻农村地区),则从规定的社区抽取。

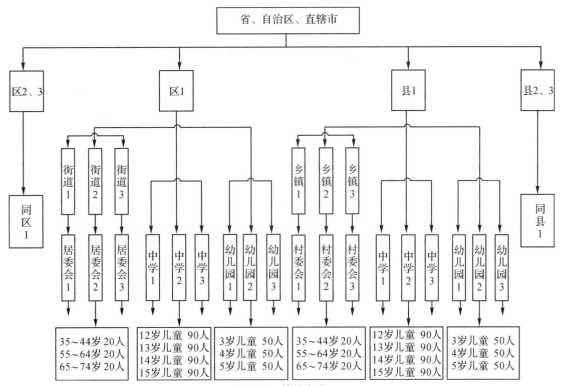

图 1-1 抽样方式

(1)调查县区的抽样

在浙江省抽取 3 个县、3 个区。这部分工作由疾病预防控制中心完成。

(2)调查单位(村/居委会、中学、幼儿园)的抽取

每个县(区)抽取 3 个村(居)委会、3 所中学、3 所幼儿园。具体如下。

• 村(居)委会的抽取

收集调查县(区)内所有乡镇(街道)名单及人口数,采用分层等容量抽样(Probability proportionate to size sampling,PPS),分别抽取·3 个乡镇(街道)。收集抽中乡镇(街道)的村(居)委会名单及人口数,采用 PPS 方法,从每个乡镇(街道)抽取 1 个村(居)委会。

• 中学的抽取

收集调查县(区)的中学名单,按 12~15 岁学生规模排序后,采用 PPS 方法,分别从每个县(区)抽取 3 所中学。抽取中学的数量应根据学生规模资料确定,保证所抽中学校的学生数量能够满足调查样本量。如不能满足,则应适当增加中学数量。

• 幼儿园的抽取

收集每个调查县(区)的幼儿园名单,按照 3~5 岁学生规模排序后,采用 PPS 方法,分别从每个县(区)抽取 3 所幼儿园。所抽取幼儿园的数量应根据学生规模资料确定,保证所抽中学校的学生数量能够满足调查样本量。如不能满足,则应适当增加幼儿园数量。

(3)调查个体的抽取

调查个体抽样过程采用配额抽样,由县(区)级工作人员完成。

• 3~5 岁调查对象的抽取

在所抽取到的每所幼儿园(共 3 所),从最低年级的第 1 个班级开始,逐班登记儿童姓名、性别、年龄等信息,直到样本量满足要求为止。如:从小(1)班开始登记,不足儿童从小(2)班补充;如果小班登记结束,样本量仍不能达到要求,则从中(1)班开始继续补充,直到每个年龄样本量满足要求为止。

即,每所幼儿园3岁男童25人,3岁女童25人;4岁男童25人,4岁女童25人;5岁男童25人,5岁女童25人。

- 12～15岁调查对象的抽取

在所抽取到的每所中学(共3所),从初中一年级的第1个班级开始,逐班登记学生姓名、性别、出生日期等信息,直到12岁、13岁、14岁、15岁样本量均满足要求,即每所中学12岁、13岁、14岁、15岁学生分别达到90人(男45人,女45人)。如:从初一(1)班开始登记,若人数不足,则从初一(2)班补充;如果初一年级登记结束,样本量仍然不能达到要求,则从初二(1)班开始继续补充,直到每个年龄样本量均满足要求为止。

- 35～44岁、55～64岁、65～74岁调查对象的抽取

在抽中的村委会,以距离村委会最近的一户作为调查起点,按照门牌号逐户进行入户调查,登记家庭中35～44岁、55～64岁、65～74岁人员的姓名、性别、年龄、联系电话等信息。以样本量满足要求为终止指标(每个村委会3个年龄段分别调查20人,其中男、女各10人,整个村委会调查60人)。在入户登记的同时,完成预约工作。

在抽中的居委会,以距离居委会最近的一栋楼的一层住户作为调查起点,进行入户调查,逐户登记家庭中35～44岁、55～64岁、65～74岁人员的姓名、性别、年龄、联系电话等信息,以样本量满足要求为终止指标(每个居委会3个年龄段分别调查20人,其中每个年龄段男、女各10人,整个居委会共调查60人)。在入户登记的同时,完成预约工作。

2.调查对象年龄判断标准

调查对象年龄按调查当月计算。假设调查是在2015年9月进行的,则各年龄组要求的出生日期分别如下。

3岁:2011年9月1日—2012年8月31日出生者;

4岁:2010年9月1日—2011年8月31日出生者;

5岁:2009年9月1日—2010年8月31日出生者;

12岁:2002年9月1日—2003年8月31日出生者;

13岁:2001年9月1日—2002年8月31日出生者;

14岁:2000年9月1日—2001年8月31日出生者;

15岁:1999年9月1日—2000年8月31日出生者;

35～44岁:1971年9月1日—1980年8月31日出生者;

55～64岁:1951年9月1日—1960年8月31日出生者;

65～74岁:1941年9月1日—1950年8月31日出生者。

(二)调查内容

1.口腔健康状况

需调查的口腔健康状况包括口腔黏膜状况、牙状况、牙周状况(牙龈出血、牙石、牙周袋和附着丧失情况)、氟牙症情况、义齿修复情况及需要紧急处理的情况。具体内容因年龄而异,具体见表1-1。

表 1-1　不同年龄段口腔健康状况调查项目

年龄组	调查项目
3～5 岁	牙状况(只检查牙冠情况)
12～15 岁	牙状况(只检查牙冠情况) 牙周状况:①牙龈出血 　　　　　②(全口牙齿)牙石情况 　　　　　③牙周袋(仅查 15 岁学生) 　　　　　④附着丧失(仅查 15 岁学生) 氟牙症(仅查 12 岁学生)
35～44 岁 55～64 岁 65～74 岁	口腔黏膜状况 牙状况(包括牙冠和牙根情况) 牙周状况:①牙龈出血 　　　　　②(全口牙齿)牙石情况 　　　　　③牙周袋 　　　　　④附着丧失 义齿修复情况

2.口腔保健意识和行为状况

(1)被调查人群与口腔健康相关的生活习惯、饮食习惯、卫生习惯。

(2)被调查人群口腔健康知识、观念、态度和行为。

(3)被调查人群与口腔健康相关的生活质量情况。

(4)被调查人群对口腔卫生服务的利用情况。

3.医疗资源调查

(1)医疗机构:公立、私立口腔医院,综合医院口腔科和口腔诊所等。

(2)医学院校:培养口腔医学生的各类学校。

(3)医务人员:医生、护士、技工和学生。

四、调查实施和进度安排

1.调查实施

参见图 1-1。

2.进度安排

进度安排见表 1-2。

表 1-2　进度安排

时间安排	完成任务
2015 年 9 月	参加全国第四次流调培训会
2015 年 10 月	参加华东地区口腔检查者培训
2015 年 12 月	浙江省片区启动会

续表

时间安排	完成任务
2015 年 12 月 1 日—2016 年 1 月 15 日	杭州市江干区调查
2016 年 2 月 24 日—2016 年 3 月 3 日	台州市温岭市调查
2015 年 3 月 23 日—2016 年 4 月 2 日	台州市路桥区调查
2015 年 4 月 13 日—2016 年 4 月 24 日	宁波市余姚市调查
2015 年 5 月 12 日—2016 年 5 月 21 日	金华市武义县调查
2015 年 5 月 31 日—2016 年 6 月 18 日	丽水市莲都区调查

第二部分　浙江省第四次口腔健康流行病学调查现状分析

一、口腔健康状况

(一)学龄前儿童(3～5岁组)龋病患病情况

浙江省3～5岁儿童乳牙患龋率为70.81%。其中,城、乡分别为67.8%和71.7%,城市略低于农村;男生略高于女生(见表2-1)。杭州市江干区、宁波市余姚市、金华市武义县、台州市路桥区、台州市温岭市、丽水市莲都区患龋率分别为62.4%、70.4%、69.62%、74.7%、77.9%和69.8%,其中杭州市江干区的最低(见表2-1)。

表 2-1　全省3～5岁年龄组龋均构成比及患龋率

城乡/性别/地区		受检人数	dt			mt			ft			dmft		患龋率(%)	龋补比(%)
			$\overline{X}$	SD	构成比(%)	$\overline{X}$	SD	构成比(%)	$\overline{X}$	SD	构成比(%)	$\overline{X}$	SD		
合计		2710	4.15	4.64	95.68	0.00	0.04	0.03	0.19	0.88	4.28	4.33	4.73	70.81	4.47
城乡	城	832	3.52	4.35	90.07	0.00	0.05	0.06	0.39	1.28	9.87	3.91	4.56	67.79	10.95
	乡	1878	4.42	4.74	97.84	0.00	0.03	0.02	0.10	0.59	2.13	4.52	4.79	71.67	2.18
性别	男	1359	4.14	4.56	95.30	0.00	0.05	0.05	0.20	0.95	4.65	4.35	4.67	71.60	4.88
	女	1351	4.15	4.71	96.09	0.00	0.03	0.02	0.17	0.80	3.89	4.32	4.78	70.02	4.05
年龄	3岁	906	2.85	3.96	96.81	0.00	0.00	0.04	0.09	0.71	3.15	2.94	4.04	58.61	3.25
	4岁	892	4.26	4.55	95.65	0.00	0.03	0.02	0.19	0.95	4.33	4.45	4.63	74.22	4.53
	5岁	912	5.32	5.02	95.14	0.00	0.00	0.04	0.27	0.94	4.82	5.60	5.08	79.61	5.06
地区	杭州市江干区	450	2.48	3.38	75.80	0.00	0.07	0.13	0.79	1.75	24.07	3.28	4.03	62.44	31.70
	宁波市余姚市	459	4.02	4.36	98.50	0.00	0.00	0.00	0.06	0.47	1.50	4.08	4.38	70.37	1.52
	金华市武义县	451	4.02	4.59	99.45	0.00	0.00	0.00	0.02	0.22	0.55	4.05	4.61	69.62	0.55
	台州市温岭市	455	4.90	4.81	98.20	0.00	0.04	0.04	0.09	0.45	1.76	4.99	4.88	77.80	1.79
	丽水市莲都区	444	4.61	5.15	98.94	0.00	0.00	0.00	0.05	0.57	1.06	4.66	5.19	69.82	1.08
	台州市路桥区	451	4.84	4.91	97.85	0.00	0.04	0.04	0.10	0.57	2.11	4.95	4.96	74.72	2.15

浙江省3～5岁儿童乳牙龋均为4.33,其中城、乡分别为3.91、4.52,城市低于农村;女生略低于男生;杭州市江干区、宁波市余姚市、金华市武义县、台州市温岭市、丽水市莲都区和台州市路桥区乳牙龋均分别为3.28、4.08、4.05、4.99、4.66和4.95,其中杭州市江干区的乳牙龋均最低(见表2-1)。在患龋儿童中,大多数儿童有两颗龋坏牙齿,占受检儿童总数的17.9%;其次为有1颗龋坏牙齿的儿

童(见图2-1)。随着龋齿数目的增加,人数分布呈逐渐减少趋势。

　　浙江省3～5岁儿童乳牙龋均频数分布见图2-1。3～5岁儿童乳牙龋齿好发的牙位依次为上乳中切牙、下殆第一乳磨牙、下殆第二乳磨牙、上殆第一乳磨牙和上殆第二乳磨牙(见图2-2)。龋失补构成比如图2-3所示,其中95.68%的龋齿未行充填治疗。

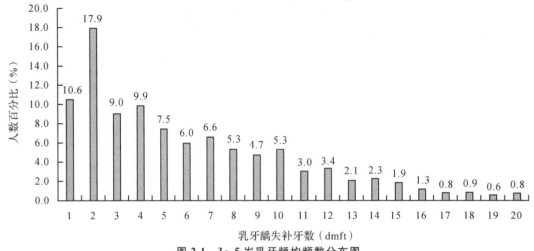

图 2-1　3～5 岁乳牙龋均频数分布图

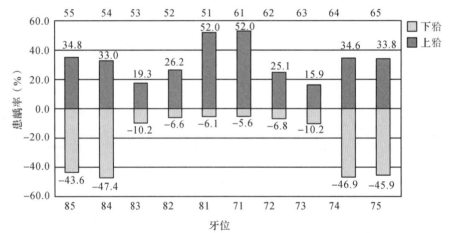

图 2-2　3～5 岁儿童乳牙龋齿牙位分布图

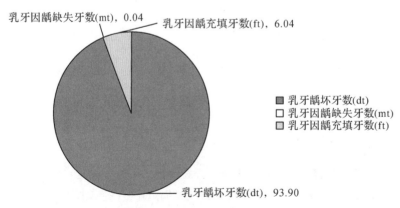

图 2-3　3～5 岁乳牙龋失补构成比(总)

(二)中小学生(12～15 岁)龋病患病情况

浙江省 12～15 岁学生恒牙患龋率为 44.7%,城乡无差异,男、女患龋率分别为 38.5%、51.0%,男性低于女性。杭州市江干区、宁波市余姚市、金华市武义县、台州市路桥区、台州市温岭市和丽水市莲都区患龋率分别为 41.0%、37.9%、39.9%、51.6%、50.2% 和 47.8%,台州市路桥区最高,宁波市余姚市最低(见表 2-2)。浙江省 12～15 岁学生恒牙龋均为 1.21,城乡无差异,男、女分别为 0.92 和 1.49,男性低于女性。杭州市江干区、宁波市余姚市、金华市武义县、台州市路桥区、台州市温岭市和丽水市莲都区学生恒牙龋均分别为 0.92、0.95、0.96、1.54、1.47 和 1.39,台州市路桥区最高,杭州市江干区最低。从 12 岁到 15 岁,患龋率和龋均依次递增:从 12 岁到 15 岁,患龋率依次从 40.9%、43.9% 上升到 46.9%,14 岁和 15 岁的患龋率相同;龋均依次为 0.98、1.14、1.28 和 1.39。

表 2-2 中小学生(12～15 岁)龋病患病情况

城乡/性别/地区		患龋率(%)	DMFT		DT		MT		FT	
			$\overline{X}$	SD	$\overline{X}$	SD	$\overline{X}$	SD	$\overline{X}$	SD
合计		44.7	1.21	2.00	0.78	1.49	0.01	0.13	0.42	1.18
城乡	城	44.5	1.13	1.84	0.62	1.26	0.01	0.10	0.50	1.29
	乡	44.8	1.23	2.06	0.83	1.57	0.01	0.13	0.39	1.13
性别	男	38.5	0.92	1.64	0.64	1.29	0.01	0.09	0.27	0.87
	女	51.0	1.49	2.27	0.91	1.66	0.01	0.15	0.57	1.41
地区	杭州市江干区	41.0	0.92	1.53	0.40	0.91	0.00	0.04	0.52	1.26
	宁波市余姚市	37.9	0.95	1.76	0.69	1.33	0.01	0.08	0.25	1.02
	金华市武义县	39.9	0.96	1.65	0.70	1.37	0.01	0.14	0.25	0.80
	台州市路桥区	51.6	1.54	2.27	0.94	1.60	0.01	0.12	0.58	1.38
	台州市温岭市	50.2	1.47	2.32	1.05	1.88	0.02	0.21	0.40	1.06
	丽水市莲都区	47.8	1.39	2.22	0.87	1.59	0.00	0.08	0.52	1.41
年龄	12 岁	40.9	0.98	1.71	0.66	1.36	0.01	0.10	0.32	0.94
	13 岁	43.9	1.14	1.86	0.76	1.43	0.01	0.11	0.37	1.05
	14 岁	46.9	1.28	2.08	0.83	1.52	0.01	0.17	0.44	1.30
	15 岁	46.9	1.39	2.27	0.85	1.63	0.01	0.11	0.53	1.36

浙江省 12 岁学生的恒牙龋失补牙数在 1983 年、1995 年和 2005 年三次全国口腔健康流行病学调查中逐渐降低,而这次调查结果显示龋均和患龋率都较 2005 年流调增加(见图 2-4)。

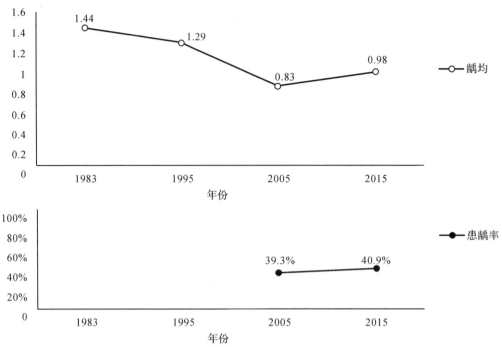

图 2-4　浙江省 12 岁学生历年龋均和患龋率

在患龋学生中，有 1 颗龋坏牙齿的学生最多，占 15.9％。随着龋齿数的增加，人数分布呈逐渐减少趋势（见图 2-5）。

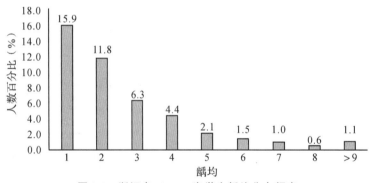

图 2-5　浙江省 12～15 岁学生龋均分布频率

龋齿好发的牙位依次为下𬌗第一恒磨牙（左右患龋率分别为 25.4％和 25.0％）、上𬌗第一恒磨牙（左右患龋率分别为 10.8％和 10.7％）、下𬌗第二恒磨牙（左右患龋率分别为 7.1％和 7.2％），见图2-6和图 2-7。

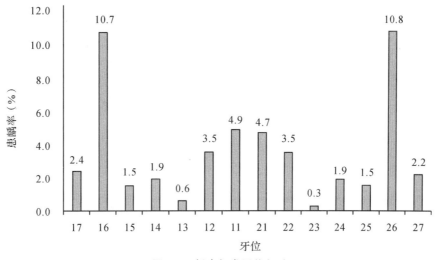

图 2-6 龋齿好发牙位(一)

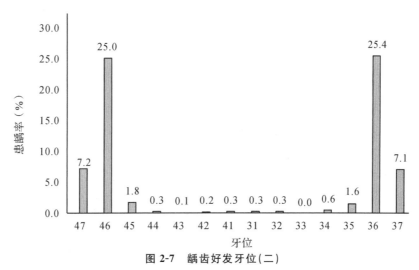

图 2-7 龋齿好发牙位(二)

全省 12～15 岁学生所患龋齿中龋失补构成比见图 2-8,有 64.4％的龋齿未充填。

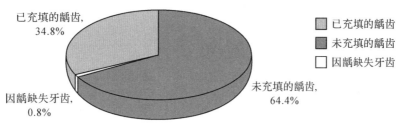

图 2-8 浙江省 12～15 岁学生恒牙龋失补构成比

全省接受过窝沟封闭的学生在城、乡的占比分别为 24.9％和 6.43％,城市高于农村,男女无差异。杭州市江干区、宁波市余姚市、金华市武义县、台州市路桥区、台州市温岭市和丽水市莲都区的窝沟封闭率分别为 50.6％、0.7％、1.0％、0.8％、1.2％和 17.0％(见图 2-9)。其中,杭州市江干区的窝沟封闭率最高,其次是丽水市莲都区,剩下的地区基本在 1％左右。

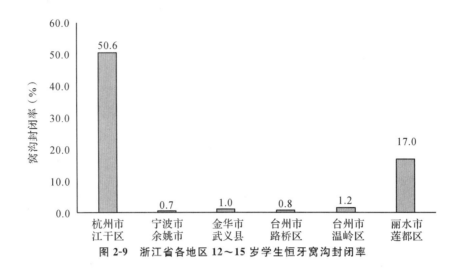

图 2-9　浙江省各地区 12～15 岁学生恒牙窝沟封闭率

(三)中老年人龋病患病情况

1.35～44 岁组

浙江省 35～44 岁组 358 人,患龋率为 72.9%;城、乡患龋率分别为 75.2% 和 71.3%,城市高于农村;男、女患龋率分别为 64.2% 和 81.3%,男性低于女性;杭州市江干区、宁波市余姚市、金华市武义县、台州市路桥区、台州市温岭市和丽水市莲都区患龋率分别为 70.7%、68.9%、70.0%、76.7%、72.1% 和 79.3%,丽水市莲都区最高(见表 2-3)。35～44 岁中年人龋均为 5.34;城、乡龋均分别为 5.64 和 5.12,城市高于农村;男、女龋均分别为 4.60 和 6.05,男性低于女性;杭州市江干区、宁波市余姚市、金华市武义县、台州市路桥区、台州市温岭市和丽水市莲都区龋均分别为 5.03、5.11、5.48、5.23、4.80 和 6.40,丽水市莲都区最高。35～44 岁中年人所患龋齿中龋失补构成比分别为 28.6%、46.0% 和 25.4%。

表 2-3　浙江省 35～44 岁中年人患龋率及龋均(DMFT)

城乡/性别/地区		患龋率(%)	DMFT		DT		MT		FT	
			$\overline{X}$	SD	$\overline{X}$	SD	$\overline{X}$	SD	$\overline{X}$	SD
合计		72.9	5.34	4.17	1.53	2.20	2.46	2.03	1.36	2.30
城乡	城	75.2	5.64	4.32	1.40	2.09	2.51	2.00	1.74	2.85
	乡	71.3	5.12	4.06	1.62	2.28	2.42	2.05	1.09	1.77
性别	男	64.2	4.60	4.10	1.40	2.30	2.15	1.95	1.05	2.31
	女	81.3	6.05	4.13	1.64	2.10	2.75	2.06	1.66	2.25
分区	杭州市江干区	70.7	5.03	3.58	1.09	1.61	2.34	1.81	1.60	2.46
	宁波市余姚市	68.9	5.11	3.45	1.38	1.66	2.87	1.99	0.87	1.73
	金华市武义县	70.0	5.48	4.50	1.90	2.36	2.85	2.54	0.73	1.33
	台州市路桥区	76.7	5.23	4.56	1.42	2.13	2.03	2.12	1.78	2.07
	台州市温岭市	72.1	4.80	3.84	1.97	3.04	1.97	1.53	0.87	1.45
	丽水市莲都区	79.3	6.40	4.90	1.38	2.00	2.67	1.90	2.34	3.64

35～44岁中年人根面患龋率为13.4%；城、乡分别为12.8%和13.9%，城市低于农村；男、女分别为11.9%和14.8%，男性低于女性；杭州市江干区、宁波市余姚市、金华市武义县、台州市路桥区、台州市温岭市和丽水市莲都区分别为13.8%、13.1%、13.3%、11.7%、8.2%和20.7%，丽水市莲都区最高（见表2-4）。35～44岁中年人根龋均为0.23；城、乡分别为0.24和0.22；男、女分别为0.24和0.21；杭州市江干区、宁波市余姚市、金华市武义县、台州市路桥区、台州市温岭市和丽水市莲都区分别为0.29、0.25、0.22、0.17、0.20和0.24。35～44岁中年人根面龋的龋补构成比分别为80.2%和19.8%。

表 2-4　浙江省 35～44 岁中老年人根面患龋率及龋均

城乡/性别/地区		患龋率（%）	DFRoot		DRoot		FRoot	
			$\overline{X}$	SD	$\overline{X}$	SD	$\overline{X}$	SD
合计		13.4	0.23	0.72	0.18	0.60	0.04	0.41
城乡	城	12.8	0.24	0.81	0.17	0.56	0.07	0.61
	乡	13.9	0.22	0.65	0.19	0.62	0.02	0.18
性别	男	11.9	0.24	0.86	0.18	0.67	0.06	0.56
	女	14.8	0.21	0.56	0.18	0.52	0.03	0.19
分区	杭州市江干区	13.8	0.29	1.03	0.12	0.42	0.17	0.96
	宁波市余姚市	13.1	0.25	0.70	0.23	0.69	0.02	0.13
	金华市武义县	13.3	0.22	0.64	0.22	0.64	0.00	0.00
	台州市路桥区	11.7	0.17	0.49	0.13	0.43	0.03	0.18
	台州市温岭市	8.2	0.20	0.83	0.20	0.83	0.00	0.00
	丽水市莲都区	20.7	0.24	0.51	0.19	0.44	0.05	0.29

2.55～64 岁组

浙江省55～64岁中年人合计调查365人，其中患龋率为81.6%；城、乡患龋率分别为78.8%和83.6%，城市低于农村；男、女分别为73.3%和89.7%，男性低于女性；杭州市江干区、宁波市余姚市、金华市武义县、台州市路桥区、台州市温岭市和丽水市莲都区患龋率分别为73.3%、80.6%、85.2%、90.0%、68.3%和91.9%，台州市路桥区和丽水市莲都区较高（见表2-5）。龋均为9.48；城、乡分别为8.52和10.16，城市低于农村；男、女分别为8.94和10.02，男性低于女性；杭州市江干区、宁波市余姚市、金华市武义县、台州市路桥区、台州市温岭市和丽水市莲都区龋均分别为6.88、8.82、10.90、9.95、10.03和10.29，杭州市江干区最低。所患龋齿中龋失补构成比分别为22.8%、58.2%和18.9%。

表 2-5　浙江省 55～64 岁老年人患龋率及龋均

城乡/性别/地区		患龋率（%）	DMFT		DT		MT		FT	
			$\overline{X}$	SD	$\overline{X}$	SD	$\overline{X}$	SD	$\overline{X}$	SD
合计		81.6	9.48	7.00	2.17	3.37	5.52	5.40	1.80	3.04
城乡	城	78.8	8.52	5.97	1.35	2.11	5.03	3.78	2.15	3.35
	乡	83.6	10.16	7.58	2.74	3.93	5.87	6.28	1.55	2.78
性别	男	73.3	8.94	6.72	2.05	3.18	5.83	5.92	1.06	1.94
	女	89.7	10.02	7.24	2.28	3.55	5.22	4.83	2.51	3.68

城乡/性别/地区		患龋率（%）	DMFT		DT		MT		FT	
			$\overline{X}$	SD	$\overline{X}$	SD	$\overline{X}$	SD	$\overline{X}$	SD
分区	杭州市江干区	73.3	6.88	5.71	0.88	1.37	4.32	3.62	1.68	3.54
	宁波市余姚市	80.6	8.82	5.68	1.98	2.87	5.77	4.78	1.06	2.06
	金华市武义县	85.2	10.90	8.14	2.95	3.72	6.90	6.46	1.05	1.94
	台州市路桥区	90.0	9.95	6.69	2.33	2.67	4.72	5.36	2.90	3.61
	台州市温岭市	68.3	10.03	7.68	2.28	3.83	6.58	7.05	1.17	2.26
	丽水市莲都区	91.9	10.29	7.27	2.55	4.54	4.82	3.97	2.92	3.67

浙江省 55～64 岁中年人根面患龋率为 37.3%；城、乡根面患龋率分别为 35.8% 和 38.3%，城市低于农村；男、女分别为 36.1% 和 38.4%，男性低于女性；杭州市江干区、宁波市余姚市、金华市武义县、台州市路桥区、台州市温岭市和丽水市莲都区根面患龋率分别为 25.0%、38.7%、52.5%、30.0%、31.7% 和 45.2%，金华市武义县最高（见表 2-6）。根龋均为 0.76；城、乡分别为 0.64 和 0.85，城市低于农村；男、女分别为 0.76 和 0.76；杭州市江干区、宁波市余姚市、金华市武义县、台州市路桥区、台州市温岭市和丽水市莲都区根龋均分别为 0.55、0.63、1.00、0.70、0.65 和 1.02。

表 2-6　浙江省 55～64 岁老年人根面患龋率

城乡/性别/地区		患龋率（%）	DFRoot		DRoot		FRoot	
			$\overline{X}$	SD	$\overline{X}$	SD	$\overline{X}$	SD
合计		37.3	0.76	1.46	0.64	1.34	0.12	0.61
城乡	城	35.8	0.64	1.21	0.46	0.91	0.18	0.83
	乡	38.3	0.85	1.62	0.77	1.57	0.08	0.40
性别	男	36.1	0.76	1.53	0.68	1.47	0.07	0.41
	女	38.4	0.76	1.41	0.59	1.21	0.17	0.76
分区	杭州市江干区	25.0	0.55	1.32	0.27	0.69	0.28	1.17
	宁波市余姚市	38.7	0.63	1.07	0.58	1.06	0.05	0.28
	金华市武义县	52.5	1.00	1.45	0.95	1.42	0.05	0.22
	台州市路桥区	30.0	0.70	1.54	0.62	1.45	0.08	0.33
	台州市温岭市	31.7	0.65	1.25	0.48	1.00	0.17	0.76
	丽水市莲都区	45.2	1.02	1.97	0.92	1.97	0.10	0.30

3.65～74 岁组

浙江省 65～74 岁老年人合计调查 353 人，患龋率为 80.7%；城、乡分别为 82.6% 和 79.4%，城市高于农村；男、女分别为 82.6% 和 78.9%，男性高于女性；杭州市江干区、宁波市余姚市、金华市武义县、台州市路桥区、台州市温岭市和丽水市莲都区患龋率分别为 77.2%、85.5%、83.3%、76.7%、71.2% 和 90.9%，丽水市莲都区患龋率最高（见表 2-7）。65～74 岁老年人龋均为 13.21；城、乡分别为 11.05 和 14.79，城市低于农村；男、女分别为 11.97 和 14.48，男性低于女性；杭州市江干区、宁波市余姚市、金华市武义县、台州市路桥区、台州市温岭市和丽水市莲都区龋均分别为 10.88、13.18、17.25、

14.65、12.59 和 10.36,金华市武义县龋均最高。65～74 岁老年人龋失补构成比分别为 21.5%、69.0%和 9.5%。

表 2-7　浙江省 65～74 岁老年人患龋率

城乡/性别/地区		患龋率(%)	DMFT		DT		MT		FT	
			$\overline{X}$	SD	$\overline{X}$	SD	$\overline{X}$	SD	$\overline{X}$	SD
合计		80.7	13.21	9.04	2.84	3.50	9.12	8.32	1.26	2.37
城乡	城	82.6	11.05	7.84	2.23	2.70	7.41	6.83	1.41	2.46
	乡	79.4	14.79	9.53	3.28	3.94	10.37	9.08	1.15	2.30
性别	男	82.6	11.97	8.55	2.94	3.32	8.04	7.63	0.98	1.79
	女	78.9	14.48	9.36	2.73	3.68	10.21	8.86	1.54	2.82
分区	杭州市江干区	77.2	10.88	8.33	1.98	2.32	7.82	7.53	1.07	2.37
	宁波市余姚市	85.5	13.18	8.50	4.03	4.18	8.53	7.59	0.61	1.16
	金华市武义县	83.3	17.25	10.42	3.80	3.96	12.85	9.86	0.60	1.73
	台州市路桥区	76.7	14.65	9.17	2.63	3.70	10.08	8.55	1.93	2.43
	台州市温岭市	71.2	12.59	9.22	2.81	3.40	9.22	8.67	0.56	1.48
	丽水市莲都区	90.9	10.36	6.49	1.56	2.27	5.89	5.63	2.91	3.52

65～74 岁老年人根面患龋率为 45.0%;城、乡根面患龋率分别为 45.6%和 44.6%;男、女分别为 41.6%和 48.6%,男性低于女性;杭州市江干区、宁波市余姚市、金华市武义县、台州市路桥区、台州市温岭市和丽水市莲都区根面患龋率分别为 36.8%、46.8%、56.7%、48.3%、39.0%和 41.8%,金华市武义县最高(见表 2-8)。65～74 岁老年人根龋均为 1.01;城、乡分别为 1.13 和 0.92,城市高于农村;男、女分别为 0.92 和 1.10,男性低于女性;杭州市江干区、宁波市余姚市、金华市武义县、台州市路桥区、台州市温岭市和丽水市莲都区根龋均分别为 0.79、1.05、1.35、1.00、0.88 和 0.96。65～74 岁老年人根面龋的龋补构成比分别为 87.6%和 12.4%。

表 2-8　浙江省 65～74 岁老年人根面患龋率及龋均

城乡/性别/地区		患龋率(%)	DFRoot		DRoot		FRoot	
			$\overline{X}$	SD	$\overline{X}$	SD	$\overline{X}$	SD
合计		45.0	1.01	1.62	0.88	1.46	0.12	0.68
城乡	城	45.6	1.13	1.81	0.91	1.51	0.22	0.99
	乡	44.6	0.92	1.47	0.87	1.42	0.05	0.27
性别	男	41.6	0.92	1.60	0.80	1.39	0.12	0.74
	女	48.6	1.10	1.64	0.97	1.52	0.13	0.61
分区	杭州市江干区	36.8	0.79	1.51	0.67	1.29	0.12	0.50
	宁波市余姚市	46.8	1.05	1.60	0.98	1.54	0.06	0.31
	金华市武义县	56.7	1.35	1.85	1.33	1.79	0.02	0.13
	台州市路桥区	48.3	1.00	1.56	0.93	1.52	0.07	0.25
	台州市温岭市	39.0	0.88	1.50	0.83	1.48	0.05	0.29
	丽水市莲都区	41.8	0.96	1.68	0.51	0.81	0.45	1.51

(四)中小学生口腔卫生与牙周健康情况

对 12～14 岁学生的牙周情况只检查牙龈出血和牙石,对 15 岁学生的牙周情况还附加检查了牙周袋和附着丧失情况。浙江省 12～15 岁学生牙龈出血的检出率为 26.2%,人均有牙龈出血的牙数为 2.15,城市低于农村,男性高于女性。浙江省 12～15 岁学生牙石检出率为 31.0%,人均有牙石的牙数为 2.19,城市低于农村,男性高于女性(见表 2-9)。

表 2-9　浙江省 12～14 岁学生牙龈出血、牙石检出牙数及检出率

城乡	性别	受检人数	牙龈出血			牙石		
			检出牙数		检出率（%）	检出牙数		检出率（%）
			$\overline{X}$	SD		$\overline{X}$	SD	
城	男	943	2.04	5.02	25.5	2.16	4.59	32.4
	女	835	1.64	4.53	20.6	1.82	4.39	26.2
	合计	1778	1.85	4.80	23.2	2.00	4.50	29.5
乡	男	2257	2.56	5.43	30.2	2.65	5.16	35.9
	女	2391	2.00	4.86	24.6	1.89	4.39	27.4
	合计	4648	2.27	5.15	27.3	2.26	4.79	31.6
合计	男	3200	2.40	5.32	28.8	2.50	5.00	34.9
	女	3226	1.91	4.78	23.6	1.87	4.39	27.1
	合计	6426	2.15	5.06	26.2	2.19	4.72	31.0

浙江省 15 岁学生牙周袋≥4mm 的检出率为 3.2%,人均有牙周袋≥4mm 的牙数为 0.09,城市低于农村,男性高于女性。浙江省 15 岁学生牙周附着丧失≥4mm 的检出率为 0.5%,人均有牙周附着≥4mm 的牙数仅为 0.01,城市低于农村,男性高于女性(见表 2-10)。

表 2-10　浙江省 15 岁学生牙龈出血、牙石、牙周附着丧失、牙周袋的检出牙数及检出率

城乡	性别	受检人数	牙龈出血			牙石			牙周袋≥4mm			牙周附着丧失≥4mm		
			检出牙数		检出率（%）	检出牙数		检出率（%）	检出牙数		检出率（%）	检出牙数		检出率（%）
			$\overline{X}$	SD		$\overline{X}$	SD		$\overline{X}$	SD		$\overline{X}$	SD	
城	男	194	2.97	5.91	36.6	2.99	5.66	40.7	0.12	0.79	4.6	0.00	0.00	0.0
	女	189	2.80	5.88	31.7	2.53	4.62	9.0	0.01	0.07	0.5	0.00	0.00	0.0
	合计	383	2.89	5.89	34.2	3.07	5.68	41.0	0.07	0.56	2.6	0.00	0.00	0.0
乡	男	609	3.66	6.52	39.2	3.80	6.38	44.3	0.13	0.76	4.1	0.01	0.09	0.8
	女	619	2.83	5.69	32.3	2.61	5.01	34.2	0.07	0.48	2.6	0.01	0.12	0.5
	合计	1228	3.24	6.13	35.7	3.20	5.76	39.3	0.10	0.64	3.3	0.01	0.11	0.7
合计	男	803	3.49	6.38	38.6	3.61	6.22	43.5	0.13	0.77	4.2	0.01	0.08	0.6
	女	808	3.49	6.38	38.4	2.74	5.18	35.9	0.05	0.43	2.1	0.01	0.11	0.4
	合计	1611	3.16	6.07	35.4	3.17	5.74	39.7	0.09	0.62	3.2	0.01	0.09	0.5

(五)中老年人口腔卫生与牙周健康情况

浙江省 35～44 岁中年人牙龈出血的检出率为 84.6%,城、乡分别为 81.9% 和 86.6%,城市低于农村;男、女分别为 90.3% 和 79.1%,男性高于女性;杭州市江干区、宁波市余姚市、金华市武义县、台州市路桥区、台州市温岭市和丽水市莲都区牙龈出血的检出率分别为 69.0%、91.8%、93.3%、89.3%、82.0% 和 82.8%(见表 2-11)。35～44 岁中年人牙龈出血的检出牙数为 12.59,城、乡分别为 10.94 和 13.77,城市低于农村;男、女分别为 13.80 和 11.42,男性高于女性;杭州市江干区、宁波市余姚市、金华市武义县、台州市路桥区、台州市温岭市和丽水市莲都区牙龈出血的检出牙数分别为 7.28、14.25、17.47、15.68、11.16 和 10.81。35～44 岁中年人牙石的检出率为 89.9%,牙石的检出牙数为 14.26,城、乡分别为 12.82 和 15.29,城市低于农村;男、女分别为 16.03 和 12.55,男性高于女性;杭州市江干区、宁波市余姚市、金华市武义县、台州市路桥区、台州市温岭市和丽水市莲都区分别为 10.31、14.74、18.60、17.39、14.52 和 12.05。

表 2-11　浙江省 35～44 岁中年人牙龈出血、牙石的检出牙数及检出率

城乡/性别/地区		牙龈出血			牙石		
		检出牙数		检出率 (%)	检出牙数		检出率 (%)
		$\overline{X}$	SD		$\overline{X}$	SD	
合计		12.59	9.89	84.6	14.26	9.74	89.9
城乡	城	10.94	9.73	81.9	12.82	9.72	87.2
	乡	13.77	9.87	86.6	15.29	9.64	91.9
性别	男	13.80	10.13	90.3	16.03	10.13	90.9
	女	11.42	9.54	79.1	12.55	9.05	89.0
分区	杭州市江干区	7.28	9.30	69.0	10.31	9.87	79.3
	宁波市余姚市	14.25	9.82	91.8	14.74	9.20	95.1
	金华市武义县	17.47	9.80	93.3	18.60	9.98	96.7
	台州市路桥区	15.68	9.10	89.3	17.39	8.99	92.9
	台州市温岭市	11.16	9.06	82.0	14.52	9.21	93.4
	丽水市莲都区	10.81	9.70	82.8	12.05	9.79	82.8

浙江省 35～44 岁中年人中,至少一颗牙齿有浅牙周袋(深度为 4～6mm)的检出率为 35.8%,城、乡分别为 34.2% 和 36.8%;男、女分别为 42.0% 和 29.7%,男性高于女性;杭州市江干区、宁波市余姚市、金华市武义县、台州市路桥区、台州市温岭市和丽水市莲都区分别为 36.2%、42.6%、45.0%、33.3%、27.9% 和 29.3%(见表 2-12)。35～44 岁中年人人均有浅牙周袋的牙数为 1.72,城、乡分别为 1.44 和 1.91,城市低于农村;男、女分别为 2.30 和 1.16,男性高于女性;杭州市江干区、宁波市余姚市、金华市武义县、台州市路桥区、台州市温岭市和丽水市莲都区分别为 1.21、1.93、2.08、1.97、1.00 和 2.12。至少一颗牙齿有深牙周袋(深度≥6mm)的检出率为 2.5%,城、乡分别为 3.4% 和 1.9%;男、女分别为 4.5% 和 0.5%,男性高于女性;杭州市江干区、宁波市余姚市、金华市武义县、台州市路桥区、台州市温岭市和丽水市莲都区分别为 6.9%、3.3%、1.7%、1.7%、1.6% 和 0.0%,杭州市江干区最高,丽水市莲都区抽样的 35～44 岁中年人中未发现有深牙周袋。人均有深牙周袋的牙数为 0.05,城、乡分别为 0.08 和 0.02,城市高于农村;男、女分别为 0.09 和 0.01,男性高于女性;杭州市江干

干区、宁波市余姚市、金华市武义县、台州市路桥区、台州市温岭市和丽水市莲都区分别为0.19、0.03、0.02、0.03、0.02和0.00,杭州市江干区最高。

表2-12 浙江省35～44岁中年人牙周袋的检出牙数及检出率

城乡/性别/地区		浅牙周袋(4～6mm)			深牙周袋(≥6mm)		
		检出牙数		检出率 (%)	检出牙数		检出率 (%)
		$\overline{X}$	SD		$\overline{X}$	SD	
合计		1.72	3.85	35.8	0.05	0.42	2.5
城乡	城	1.44	3.31	34.2	0.08	0.61	3.4
	乡	1.91	4.20	36.8	0.02	0.18	1.9
性别	男	2.30	4.55	42.0	0.09	0.59	4.5
	女	1.16	2.94	29.7	0.01	0.07	0.5
分区	杭州市江干区	1.21	2.85	36.2	0.19	0.96	6.9
	宁波市余姚市	1.93	3.97	42.6	0.03	0.18	3.3
	金华市武义县	2.08	3.53	45.0	0.02	0.13	1.7
	台州市路桥区	1.97	4.57	33.3	0.03	0.26	1.7
	台州市温岭市	1.00	2.33	27.9	0.02	0.13	1.6
	丽水市莲都区	2.12	5.18	29.3	0.00	0.00	0.0

35～44岁中年人牙周附着丧失4～5mm、6～8mm和9mm及以上的检出率分别为30.2%、6.7%和1.7%,相应的牙周附着丧失的人均检出牙数分别为1.33、0.14和0.02(见表2-13)。

表2-13 浙江省35～44岁中年人牙周附着丧失大于等于4mm的检出牙数及检出率

城乡/性别/地区		牙周附着丧失4～5mm			牙周附着丧失6～8mm			牙周附着丧失≥9mm		
		检出牙数		检出率 (%)	检出牙数		检出率 (%)	检出牙数		检出率 (%)
		$\overline{X}$	SD		$\overline{X}$	SD		$\overline{X}$	SD	
合计		1.33	3.34	30.2	0.14	0.73	6.7	0.02	0.27	1.7
城乡	城	1.01	2.58	25.5	0.13	0.58	6.7	0.02	0.14	2.0
	乡	1.56	3.78	33.5	0.14	0.83	6.7	0.02	0.29	1.4
性别	男	1.69	3.69	34.7	0.20	0.95	9.1	0.03	0.33	1.7
	女	0.98	2.93	25.8	0.08	0.43	4.4	0.02	0.18	1.7
分区	杭州市江干区	1.19	3.26	25.9	0.22	0.82	10.3	0.05	0.22	5.2
	宁波市余姚市	1.20	2.32	36.1	0.26	1.38	6.6	0.02	0.13	1.6
	金华市武义县	1.45	2.37	38.3	0.07	0.25	6.7	0.02	0.13	1.7
	台州市路桥区	1.65	4.05	36.7	0.10	0.35	8.3	0.05	0.39	1.7
	台州市温岭市	1.00	3.07	23.0	0.16	0.66	8.2	0.00	0.00	0.0
	丽水市莲都区	1.50	4.52	20.7	0.00	0.00	0.0	0.00	0.00	0.0

1.55～64岁组牙周状况

浙江省55～64岁中年人牙龈出血的检出率为90.1%;城、乡分别为83.4%和94.9%,城市低于农村;男、女分别为90.6%和89.7%,男性高于女性;杭州市江干区、宁波市余姚市、金华市武义县、台州市路桥区、台州市温岭市和丽水市莲都区分别为73.3%、100.0%、93.4%、98.3%、86.7%和88.7%,宁波市余姚市最高,所有被检者均有牙龈出血(见表2-14)。人均有牙龈出血的牙数为15.29;城、乡分别为12.32和17.39,城市低于农村;男、女分别为16.01和14.59;杭州市江干区、宁波市余姚市、金华市武义县、台州市路桥区、台州市温岭市和丽水市莲都区分别为8.00、16.85、17.03、17.88、15.85和16.03,杭州市江干区最低。牙石检出率为94.2%;城、乡分别为92.1%和95.8%,城市低于农村;男、女分别为95.0%和93.5%;杭州市江干区、宁波市余姚市、金华市武义县、台州市路桥区、台州市温岭市和丽水市莲都区分别为90.0%、98.4%、95.1%、96.7%、93.3%和91.9%。人均有牙石的牙数为16.94,城、乡分别为14.62和18.58,城市低于农村;男、女分别为18.38和15.54,男性高于女性;杭州市江干区、宁波市余姚市、金华市武义县、台州市路桥区、台州市温岭市和丽水市莲都区分别为12.50、17.39、18.25、18.13 、18.42和16.94。

表2-14 浙江省55～64岁老年人牙龈出血、牙石检出牙数及检出率

城乡/性别/地区		牙龈出血			牙石		
		检出牙数		检出率(%)	检出牙数		检出率(%)
		$\overline{X}$	SD		$\overline{X}$	SD	
合计		15.29	9.31	90.1	16.94	8.75	94.2
城乡	城	12.32	9.40	83.4	14.62	8.70	92.1
	乡	17.39	8.67	94.9	18.58	8.42	95.8
性别	男	16.01	9.52	90.6	18.38	8.72	95.0
	女	14.59	9.06	89.7	15.54	8.57	93.5
分区	杭州市江干区	8.00	8.55	73.3	12.50	8.55	90.0
	宁波市余姚市	16.85	7.42	100.0	17.39	7.51	98.4
	金华市武义县	17.03	9.42	93.4	18.25	9.26	95.1
	台州市路桥区	17.88	8.34	98.3	18.13	8.35	96.7
	台州市温岭市	15.85	9.53	86.7	18.42	8.83	93.3
	丽水市莲都区	16.03	9.12	88.7	16.94	8.81	91.9

浙江省55～64岁中年人中,至少一颗牙齿有浅牙周袋(4～6mm)的有55.1%;城、乡分别为57.6%和53.3%,城市高于农村;男、女分别为62.8%和47.6%,男性高于女性;杭州市江干区、宁波市余姚市、金华市武义县、台州市路桥区、台州市温岭市和丽水市莲都区分别为58.3%、54.8%、55.7%、63.3%、48.3%和50.0%,台州市路桥区最高(见表2-15)。人均有浅牙周袋的牙数为3.06;城、乡分别为2.70和3.31,城市低于农村;男、女分别为3.61和2.52,男性高于女性;杭州市江干区、宁波市余姚市、金华市武义县、台州市路桥区、台州市温岭市和丽水市莲都区分别为2.78、2.95、2.67、4.65、2.95和2.37,台州市路桥区最高。55～64岁中年人中,至少一颗牙齿有深牙周袋(≥6mm)的有11.5%;城、乡分别为13.2%和10.3%,城市高于农村;男、女分别为15.6%和7.6%,男性高于女性;杭州市江干区、宁波市余姚市、金华市武义县、台州市路桥区、台州市温岭市和丽水市莲都区分别为

16.7%、9.7%、9.8%、10.0%、15.0%和8.1%。人均有深牙周袋的牙数为0.28,城、乡分别为0.31和0.26,城市高于农村;男、女分别为0.46和0.10,男性高于女性;杭州市江干区、宁波市余姚市、金华市武义县、台州市路桥区、台州市温岭市和丽水市莲都区分别为0.37、0.37、0.16、0.30、0.38和0.10。

表2-15　浙江省55～64岁老年人牙周袋检出牙数及检出率

城乡/性别/地区		浅牙周袋(深度为4～6mm)			深牙周袋(深度≥6mm)		
		检出牙数		检出率	检出牙数		检出率
		$\overline{X}$	SD	(%)	$\overline{X}$	SD	(%)
合计		3.06	5.03	55.1	0.28	1.15	11.5
城乡	城	2.70	4.08	57.6	0.31	1.10	13.2
	乡	3.31	5.60	53.3	0.26	1.19	10.3
性别	男	3.61	5.56	62.8	0.46	1.58	15.6
	女	2.52	4.41	47.6	0.10	0.40	7.6
分区	杭州市江干区	2.78	3.94	58.3	0.37	1.15	16.7
	宁波市余姚市	2.95	5.43	54.4	0.37	1.55	9.7
	金华市武义县	2.67	4.65	55.7	0.16	0.69	9.8
	台州市路桥区	4.65	6.67	63.3	0.30	1.48	10.0
	台州市温岭市	2.95	5.07	48.3	0.38	1.25	15.0
	丽水市莲都区	2.37	3.76	50.0	0.10	0.35	8.1

浙江省55～64岁中年人牙周附着丧失4～5mm、6～8mm和9mm及以上的检出率分别为69.9%、30.1%和12.6%,相应的牙周附着丧失的人均检出牙数分别为3.74、1.03和0.18(见表2-16)。

表2-16　浙江省55～64岁老年人牙周附着丧失大于等于4mm的检出牙数及检出率

城乡/性别/地区		牙周附着丧失4～5mm			牙周附着丧失6～8mm			牙周附着丧失≥9mm		
		检出牙数		检出率	检出牙数		检出率	检出牙数		检出率
		$\overline{X}$	SD	(%)	$\overline{X}$	SD	(%)	$\overline{X}$	SD	(%)
合计		3.74	4.61	69.9	1.03	2.27	30.1	0.18	0.87	12.6
城乡	城	3.28	3.91	66.2	0.88	2.01	29.1	0.23	1.14	12.6
	乡	4.06	5.03	72.4	1.13	2.44	30.8	0.15	0.61	12.6
性别	男	4.50	5.25	76.1	1.47	2.69	41.7	0.30	1.13	20.0
	女	2.99	3.75	63.8	0.60	1.68	18.9	0.07	0.47	5.4
分区	杭州市江干区	3.33	3.70	71.7	0.97	1.69	36.7	0.15	0.56	11.7
	宁波市余姚市	3.69	4.91	71.0	1.03	2.74	25.8	0.15	0.54	12.9
	金华市武义县	2.80	3.42	68.9	1.20	2.84	24.6	0.21	0.93	11.5
	台州市路桥区	4.95	6.28	73.3	0.97	2.10	26.7	0.08	0.47	6.7
	台州市温岭市	4.95	4.79	78.3	1.47	2.33	45.0	0.37	1.26	23.3
	丽水市莲都区	2.74	3.58	56.5	0.55	1.62	22.6	0.15	0.68	9.7

2.65～74 岁组牙周状况

浙江省 65～74 岁老年人牙龈出血的检出率为 86.7%;城、乡分别为 85.2% 和 87.7%,城市低于农村;男、女分别为 87.6% 和 85.7%,男性高于女性;杭州市江干区、宁波市余姚市、金华市武义县、台州市路桥区、台州市温岭市和丽水市莲都区分别为 75.4%、96.8%、80.0%、91.7%、81.4% 和 94.5%,杭州市江干区最低(见表 2-17)。65～74 岁老年人人均有牙龈出血的牙数为 12.74;城、乡分别为 12.59 和 12.85;男、女分别为 13.35 和 12.13,男性高于女性;杭州市江干区、宁波市余姚市、金华市武义县、台州市路桥区、台州市温岭市和丽水市莲都区分别为 8.67、15.58、11.93、12.57、12.20 和 15.42,杭州市江干区最低。65～74 岁老年人牙石检出率为 88.7%;城、乡分别为 89.9% 和 87.7%;男、女分别为 88.8% 和 88.6%。人均有牙石的牙数为 14.10;城、乡分别为 14.29 和 13.97;男、女分别为 15.29 和 12.90,男性高于女性;杭州市江干区、宁波市余姚市、金华市武义县、台州市路桥区、台州市温岭市和丽水市莲都区分别为 10.65、15.84、12.97、13.70、14.86 和 16.60,杭州市江干区最低。

表 2-17 浙江省 65～74 岁老年人牙龈出血、牙石的检出牙数及检出率

城乡/性别/地区		牙龈出血			牙石		
		检出牙数		检出率(%)	检出牙数		检出率(%)
		$\overline{X}$	SD		$\overline{X}$	SD	
合计		12.74	9.48	86.7	14.10	9.44	88.7
城乡	城	12.59	10.04	85.2	14.29	9.86	89.9
	乡	12.85	9.06	87.7	13.97	9.14	87.7
性别	男	13.35	9.76	87.6	15.29	9.56	88.8
	女	12.13	9.16	85.7	12.90	9.18	88.6
分区	杭州市江干区	8.67	9.63	75.4	10.65	9.68	84.2
	宁波市余姚市	15.58	8.21	96.8	15.84	8.35	95.2
	金华市武义县	11.93	9.72	80.0	12.97	10.46	78.3
	台州市路桥区	12.57	8.78	91.7	13.70	8.72	90.0
	台州市温岭市	12.20	10.27	81.4	14.86	9.82	91.5
	丽水市莲都区	15.42	8.80	94.5	16.60	8.59	92.7

浙江省 65～74 岁老年人中,至少一颗牙齿有浅牙周袋(深度为 4～6mm)的有 53%;城、乡分别为 59.7% 和 48.0%,城市高于农村;男、女分别为 58.4% 和 47.4%,男性高于女性;杭州市江干区、宁波市余姚市、金华市武义县、台州市路桥区、台州市温岭市和丽水市莲都区分别为 56.1%、54.8%、43.3%、53.3%、45.8% 和 65.5%,丽水市莲都区最高(见表 2-18)。人均有浅牙周袋的牙数为 2.73;城、乡分别为 3.30 和 2.31,城市高于农村;男、女分别为 3.17 和 2.27,男性高于女性;杭州市江干区、宁波市余姚市、金华市武义县、台州市路桥区、台州市温岭市和丽水市莲都区分别为 3.42、2.27、1.93、2.95、2.25 和 3.65,金华市武义县最低。65～74 岁老年人中,至少一颗牙齿有深牙周袋(深度≥6mm)的有 10.8%;城、乡分别为 14.1% 和 8.3%,城市高于农村;男、女分别为 12.4% 和 9.1%,男性高于女性;杭州市江干区、宁波市余姚市、金华市武义县、台州市路桥区、台州市温岭市和丽水市莲都区分别为 19.3%、12.9%、3.3%、8.3%、8.5% 和 12.7%,杭州市江干区最高。人均有深牙周袋的牙

数为0.26;城、乡分别为0.46和0.12,城市高于农村;男、女分别为0.38和0.15,男性高于女性;杭州市江干区、宁波市余姚市、金华市武义县、台州市路桥区、台州市温岭市和丽水市莲都区分别为0.74、0.13、0.18、0.17、0.22和0.16,杭州市江干区最高。

表2-18 浙江省65～74岁老年人牙周袋检出牙数及检出率

城乡/性别/地区		浅牙周袋(深度为4～6mm)			深牙周袋(深度≥6mm)		
		检出牙数		检出率(%)	检出牙数		检出率(%)
		$\overline{X}$	SD		$\overline{X}$	SD	
合计		2.73	4.83	53.0	0.26	1.40	10.8
城乡	城	3.30	5.20	59.7	0.46	2.08	14.1
	乡	2.31	4.51	48.0	0.12	0.46	8.3
性别	男	3.17	5.14	58.4	0.38	1.87	12.4
	女	2.27	4.46	47.4	0.15	0.62	9.1
分区	杭州市江干区	3.42	5.12	56.1	0.74	2.92	19.3
	宁波市余姚市	2.27	3.96	54.8	0.13	0.34	12.9
	金华市武义县	1.93	3.66	43.3	0.18	1.30	3.3
	台州市路桥区	2.95	4.92	53.3	0.17	0.64	8.3
	台州市温岭市	2.25	5.04	45.8	0.22	1.00	8.5
	丽水市莲都区	3.65	6.02	65.5	0.16	0.46	12.7

浙江省65～74岁老年人牙周附着丧失4～5mm、6～8mm和9mm及以上的检出率分别为71.1%、40.2%和14.7%(见表2-19)。相应牙周附着丧失的人均检出牙数分别为3.71、0.97和0.20。

表2-19 浙江省65～74岁老年人牙周附着丧失大于或等于4mm的检出牙数及检出率

城乡/性别/地区		牙周附着丧失4～5mm			牙周附着丧失6～8mm			牙周附着丧失≥9mm		
		检出牙数		检出率(%)	检出牙数		检出率(%)	检出牙数		检出率(%)
		$\overline{X}$	SD		$\overline{X}$	SD		$\overline{X}$	SD	
合计		3.71	4.22	71.1	0.97	1.78	40.2	0.20	0.77	14.7
城乡	城	4.13	4.34	77.2	1.17	2.09	43.6	0.15	0.71	10.7
	乡	3.40	4.12	66.7	0.83	1.51	37.8	0.24	0.82	17.6
性别	男	4.03	4.47	74.2	1.04	2.01	42.1	0.21	0.74	16.9
	女	3.38	3.94	68.0	0.90	1.52	38.3	0.19	0.80	12.6
分区	杭州市江干区	4.12	4.20	82.5	1.42	2.58	45.6	0.23	0.93	15.8
	宁波市余姚市	3.73	4.03	75.8	0.77	1.61	35.5	0.24	0.78	19.4
	金华市武义县	3.22	4.46	56.7	1.00	1.76	40.0	0.12	0.57	8.3
	台州市路桥区	3.85	4.32	68.3	0.82	1.55	36.7	0.33	1.01	21.7
	台州市温岭市	3.66	3.71	72.9	1.02	1.67	42.4	0.15	0.58	13.6
	丽水市莲都区	3.69	4.71	70.9	0.84	1.26	41.8	0.13	0.62	9.1

(六)12岁组氟牙症患病情况

本次调查显示,浙江省12岁组氟牙症患病率为7.1%(DI*≥2),而极轻度氟牙症(DI=1)患病率为5.2%(见表2-20和图2-10)。

本次调查显示,浙江省12岁学生氟牙症的城、乡患病率分别为6.6%和7.4%,男、女无明显差异,见图2-11和表2-20。

表2-20 浙江省12岁学生氟牙症及分级构成比(%)及社区氟牙症指数(CFI)

地区	城乡	性别	受检人数	DI						患病率(%)	CFI
				0	0.5	1	2	3	4		
浙江	城	男	251	80.5	5.2	5.6	3.2	1.6	0.8	5.6	0.23
		女	208	77.4	3.4	5.8	6.3	1.4	0.0	7.7	0.24
		合计	459	79.1	4.4	5.7	4.6	1.5	0.4	6.6	0.23
	乡	男	463	79.9	6.0	5.0	5.4	2.2	0.4	8.0	0.27
		女	511	80.4	5.5	5.1	4.9	1.6	0.4	6.8	0.24
		合计	974	80.2	5.7	5.0	5.1	1.8	0.4	7.4	0.25
	合计	男	714	80.1	5.7	5.2	4.6	2.0	0.6	7.1	0.25
		女	719	80.0	4.9	5.3	5.3	1.5	0.3	7.1	0.24
		合计	1433	80.0	5.3	5.2	5.0	1.7	0.4	7.1	0.25

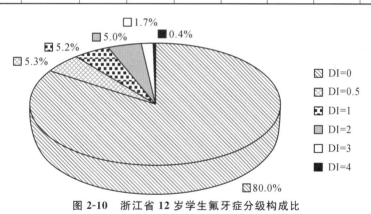

图2-10 浙江省12岁学生氟牙症分级构成比

本次调查显示,浙江省12岁学生社区氟牙症指数(Community fluorosis index,CFI)为0.25;城、乡分别为0.23和0.25,城市低于农村;男、女分别为0.25和0.24(见图2-12)。

---

* DI:Dean index,氟牙症指标。

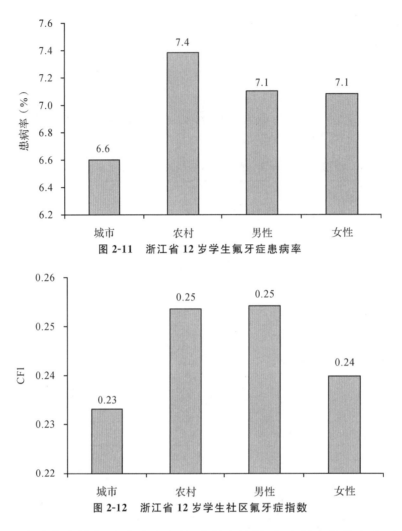

图 2-11　浙江省 12 岁学生氟牙症患病率

图 2-12　浙江省 12 岁学生社区氟牙症指数

杭州市江干区、宁波市余姚市、金华市武义县、台州市路桥区、台州市温岭市和丽水市莲都区六个地区的氟牙症男女平均患病率分别为 6.8%、4.0%、15.9%、4.7%、4.7% 和 3.9%（DI≥2），CFI 分别为 0.27、0.23、0.48、0.17、0.21 和 0.15。其中，各地男性、女性的氟牙症患病率及 CFI 见图 2-13 和图 2-14。

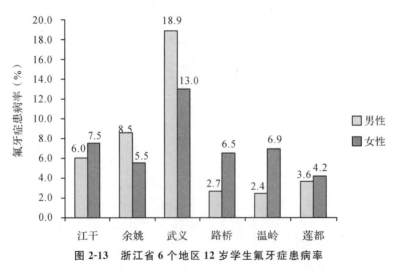

图 2-13　浙江省 6 个地区 12 岁学生氟牙症患病率

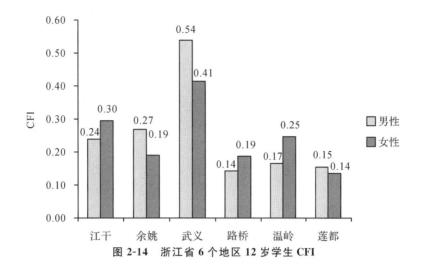

图 2-14　浙江省 6 个地区 12 岁学生 CFI

(七)中老年人存留牙数和无牙颌情况

1.存留牙数

浙江省 35~44 岁中年人平均存留牙数为 29.54;城、乡分别为 29.49 和 29.58;男、女分别为 29.85 和 29.25,男性高于女性。杭州市江干区、宁波市余姚市、金华市武义县、台州市路桥区、台州市温岭市和丽水市莲都区平均存留牙数分别为 29.66、29.13、29.15、29.97、30.03 和 29.33。

浙江省 55~64 岁中年人平均存留牙数为 26.32;城、乡分别为 27.02 和 25.82,城市高于农村;男、女分别为 26.64 和 26.00,男性高于女性。杭州市江干区、宁波市余姚市、金华市武义县、台州市路桥区、台州市温岭市和丽水市莲都区平均存留牙数分别为 27.19、26.22、25.10、27.28、25.42 和 27.18。

浙江省 65~74 岁老年人平均存留牙数为 22.88;城、乡分别为 24.59 和 21.63,城市高于农村;男、女分别为 23.96 和 21.79,男性高于女性。杭州市江干区、宁波市余姚市、金华市武义县、台州市路桥区、台州市温岭市和丽水市莲都区平均存留牙数分别为 24.18、23.47、19.15、21.92、22.78 和 26.11。

2.无牙颌情况

浙江省 35~44 岁中年人无牙颌率为 0.00%。在 6 个调查区域均未发现无牙颌的 35~44 岁中年人。

浙江省 55~64 岁中年人无牙颌率为 0.01%;城、乡分别为 0.00% 和 0.01%;城市未发现无牙颌人群;男、女分别为 0.02% 和 0.00%,女性中未发现无牙颌者。台州市路桥区和台州市温岭市平均无牙颌率分别为 0.02% 和 0.03%,杭州市江干区、宁波余姚市、金华市武义县和丽水市莲都区均未发现无牙颌人群。

浙江省 65~74 岁老年人无牙颌率为 0.04%;城、乡分别为 0.01% 和 0.08%,城市低于农村;男、女分别为 0.03% 和 0.05%,男性低于女性。杭州市江干区、宁波市余姚市、金华市武义县、台州市路桥区、台州市温岭市和丽水市莲都区平均无颌率分别为 0.00%、0.03%、0.10%、0.05%、0.05% 和 0.02%,杭州市江干区未发现无牙颌人群。

(八)中老年人义齿修复状况

浙江省 35~44 岁中年人种植义齿、固定义齿、可摘局部义齿、全口义齿、非正规义齿和有缺失牙但未修复的比例分别为 0.8%、28.5%、6.4%、6.1%、7.5% 和 17.0%(见图 2-15)。

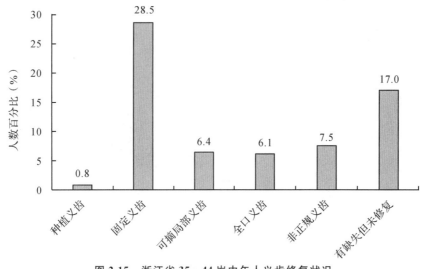

图 2-15 浙江省 35～44 岁中年人义齿修复状况

浙江省 55～64 岁中年人种植义齿、固定义齿、可摘局部义齿、全口义齿、非正规义齿和有缺失牙但未修复的比例分别为 0.5％、46.6％、11.2％、4.9％、9.0％和 36.7％（见图 2-16）。

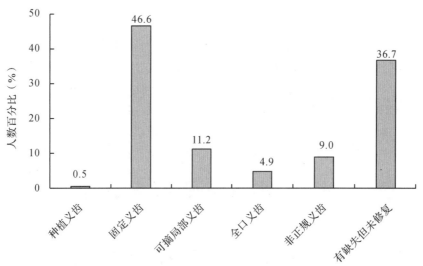

图 2-16 浙江省 55～64 岁老年人义齿修复状况

浙江省 65～74 岁老年人种植义齿、固定义齿、可摘局部义齿、全口义齿、非正规义齿和有缺失牙但未修复的比例分别为 0.6％、48.2％、18.7％、11.0％、18.1％和 42.2％（见图 2-17）。

(九)口腔黏膜情况

浙江省 35～44 岁中年人口腔黏膜异常的检出率为 600/10 万；其中,溃疡是最常见的口腔黏膜异常病种,其检出率为 600/10 万；恶性肿瘤的检出率为 0/10 万。

浙江省 55～64 岁中年人口腔黏膜异常的检出率为 2700/10 万；溃疡和白斑的检出率较高,均为 800/10 万；扁平苔藓和脓肿的检出率为 500/10 万；恶性肿瘤的检出率为 0/10 万。

浙江省 65～74 岁老年人口腔黏膜异常的检出率为 600/10 万；溃疡和脓肿为最常见的口腔黏膜异常,其检出率均为 300/10 万；恶性肿瘤的检出率为 0/10 万。

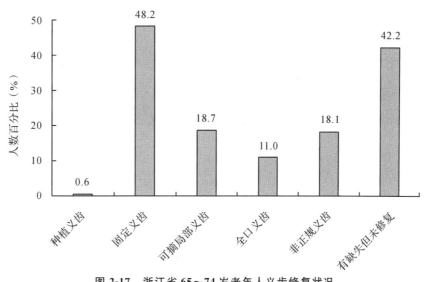

图 2-17　浙江省 65～74 岁老年人义齿修复状况

二、口腔问卷结果

(一)学龄前儿童家长的口腔健康问卷调查状况

3～5 岁儿童在接受口腔检查的同时,他们的家长或监护人也接受了一对一的面对面问卷调查。在参与问卷调查的人群中,62.05％为儿童的母亲,28.36％为儿童的父亲,另外 9.59％为儿童的祖父母或外祖父母(见表 2-21)。

问卷内容包括儿童口腔卫生行为,儿童口腔科就医行为,儿童家长的口腔健康知识、态度和行为,家长口腔保健知识及来源,家长对儿童口腔清洁的护理。

表 2-21　浙江省 3～5 岁年龄组填卷家长构成比

城乡	性别	父亲(%)	母亲(%)	祖父/外祖父(%)	祖母/外祖母(%)
城	男	23.03	58.86	8.08	10.03
	女	25.00	57.35	4.17	13.48
	合计	24.04	58.17	5.05	12.74
乡	男	31.02	63.10	2.14	3.74
	女	29.77	64.09	2.12	4.03
	合计	30.40	63.58	2.13	3.89
合计	男	28.55	61.81	3.31	6.33
	女	28.18	62.24	2.74	6.84
	合计	28.36	62.05	3.03	6.56

1.儿童口腔卫生行为

在幼儿 6 个月第一颗乳牙萌出后,家长就应该开始帮助孩子刷牙,这不仅保护乳牙,而且帮助孩子从小养成刷牙的习惯。幼儿 2 岁半左右,乳牙全部萌出,因此幼儿在 3 岁以前就要开始刷牙。本次调查显示,浙江省 5 岁儿童在 2 岁及以前开始刷牙的有 15.24%,从 3 岁及以后开始刷牙的占 31.4%,还有 53.36%的家长不记得儿童刷牙开始的时间(见表2-22);41.81%的 3～5 岁儿童每天刷牙,其中每天刷牙 2 次以上的儿童占 17.71%;58.19%的儿童不是每天刷牙。儿童刷牙行为,城市优于农村,男女差异无统计学意义(见表 2-23)。

表 2-22　浙江省 3～5 岁年龄组开始刷牙年龄构成比

城乡	性别	半岁(%)	1 岁(%)	2 岁(%)	3 岁(%)	4 岁(%)	5 岁(%)	不记得(%)
城	男	0.94	6.13	13.44	30.66	10.38	2.36	36.08
	女	0.98	5.88	15.69	30.88	10.05	2.94	33.58
	合计	0.96	6.01	14.54	30.77	10.22	2.64	34.86
乡	男	0.21	2.57	9.73	14.55	7.81	2.99	62.14
	女	0.21	1.80	10.38	17.90	6.57	2.12	61.02
	合计	0.21	2.18	10.06	16.24	7.19	2.56	61.55
合计	男	0.44	3.68	10.89	19.57	8.61	2.80	54.01
	女	0.44	3.03	11.99	21.84	7.62	2.37	52.70
	合计	0.44	3.36	11.44	20.70	8.12	2.58	53.36

表 2-23　浙江省 3～5 岁年龄组每天刷牙次数构成比

城乡	性别	2 次及以上(%)	1 次(%)	不是每天刷(%)
城	男	29.95	29.25	40.80
	女	25.98	34.80	39.22
	合计	28.00	31.97	40.02
乡	男	11.34	21.39	67.27
	女	14.94	19.81	65.25
	合计	13.15	20.61	66.24
合计	男	17.14	23.84	59.01
	女	18.28	24.35	57.36
	合计	17.71	24.10	58.19

使用含氟牙膏是预防龋齿的有效方法之一。家长对含氟牙膏的认知对于儿童蛀牙的预防非常重要。本次调查发现,浙江省 7.2%的儿童家长知道含氟牙膏,城、乡分别为 12.1%和 5.1%,城市明显高于农村。对含氟牙膏认知的差异可能与城市儿童家长的教育经历、知识水平相关。

儿童习惯饮食糖易致龋。含糖饮食的频率高,特别是睡前进食糖类,患龋风险增高。了解并掌握 3～5 岁儿童含糖食品的饮食习惯,有助于探索儿童乳牙高龋坏率的原因,并为儿童健康饮食指导提供依据。

浙江省儿童每天进食含糖点心的比例分别为 37.75%,城市略低于农村,男女未见明显差异(见表 2-24)。浙江省儿童每天饮用含糖饮料一次及以上的比例为 14.32%,农村高于城市,男女未见明显差异(见表 2-25)。

表 2-24 浙江省 3～5 岁年龄组儿童平时进食甜点心(饼干、蛋糕、面包)及糖果(巧克力、含糖口香糖)的频率

城乡	性别	很少/从不(%)	每月 1～3 次(%)	每周 1 次(%)	每周 2～6 次(%)	每天 1 次(%)	每天≥2 次(%)
城	男	6.37	11.56	13.68	30.42	26.18	11.79
	女	9.31	10.05	10.05	35.05	23.53	12.01
	合计	7.81	10.82	11.90	32.69	24.88	11.90
乡	男	11.98	10.59	12.73	26.52	26.52	11.66
	女	7.84	10.91	13.45	29.66	24.47	13.67
	合计	9.90	10.76	13.10	28.60	25.51	12.67
合计	男	10.23	10.89	13.02	27.74	26.42	11.70
	女	8.29	10.66	12.44	31.24	24.20	13.16
	合计	9.26	10.77	12.73	29.48	25.31	12.44

表 2-25 浙江省 3～5 岁年龄组儿童平时进食甜饮料(糖水、可乐等碳酸饮料,橙汁、苹果汁等果汁,柠檬水等非鲜榨果汁)的频率

城乡	性别	很少/从不(%)	每月 1～3 次(%)	每周 1 次(%)	每周 2～6 次(%)	每天 1 次(%)	每天≥2 次(%)
城	男	41.51	20.75	14.86	13.21	6.13	3.54
	女	39.22	25.49	12.01	15.69	5.64	1.96
	合计	40.38	23.08	13.46	14.42	5.89	2.76
乡	男	29.41	19.14	15.61	19.14	11.34	5.35
	女	29.03	21.50	18.33	14.19	12.29	4.66
	合计	29.23	20.29	16.99	16.67	11.82	5.01
合计	男	33.19	19.65	15.38	17.29	9.71	4.78
	女	32.12	22.65	16.43	14.66	10.29	3.85
	合计	32.66	21.14	15.90	15.98	10.00	4.32

2. 儿童口腔科就医行为

定期口腔检查对儿童口腔健康的维护有着非常重要的作用。本次调查了解了 3～5 岁儿童至口腔科就诊的情况,包括近 12 个月内口腔科就诊率、就诊原因以及所接受的治疗。

79.52% 的儿童从来没有到口腔科就诊,城乡分别为 69.11% 和 84.13%,城市就诊率低于农村。12 个月内口腔科就诊率仅为 15.61%,城、乡分别为 24.28% 和 11.77%,城市明显高于农村(见表 2-26)。在城市,6.85% 的儿童能够及时进行咨询检查,15.26% 能够进行治疗,其中城市男童的预防工作比同龄女童略高(1.42% vs 0.74%);而在乡村,仅有 3.62% 的儿童进行了预防检查,治疗的比例也还未到城市儿童的一半(7.08%)。只有 15.13% 的儿童得到了明确的预防、治疗,大部分儿童并未进行定期口腔检查及治疗(见表 2-27 和表 2-28)。上述数据说明,乡村的口腔宣教工作需要进一步加强。

在城市有 16.71% 的家长每天帮助孩子刷牙,而农村仅有 8.15%。59.30% 的 3～5 岁儿童家长从没帮助孩子刷牙,其中城市为 43.51%,乡村为 66.29%。帮助孩子刷牙的情况,城市状况优于乡村。

表2-26　浙江省3～5岁年龄组末次就医时间及原因

地区	性别		最近一次看牙距今时间(%)			最近一次看牙主要原因(%)			
			6个月以内	6～12个月	12个月以上	咨询检查	预防	治疗	不知道
浙江省	城	男	18.40	5.42	76.18	6.84	1.42	14.62	77.12
		女	14.71	10.05	75.25	6.86	0.74	15.93	76.47
		合计	16.59	7.69	75.70	6.85	1.08	15.26	76.80
	乡	男	8.02	3.10	88.88	3.74	0.75	6.63	88.88
		女	7.94	4.45	87.61	3.50	0.95	7.52	88.03
		合计	7.99	3.78	88.23	3.62	0.85	7.08	88.45
	合计	男	11.26	3.83	84.91	4.71	0.96	9.12	85.21
		女	9.99	6.14	83.86	4.52	0.89	10.07	84.53
		合计	10.63	4.98	84.39	4.61	0.92	9.59	84.87

表2-27　浙江省3～5岁年龄组儿童至口腔科就诊情况构成比

城乡	性别	咨询检查(%)	预防(%)	治疗(%)	不知道(%)
城	男	6.84	1.42	14.62	77.12
	女	6.86	0.74	15.93	76.47
	合计	6.85	1.08	15.26	76.80
乡	男	3.74	0.75	6.63	88.88
	女	3.50	0.95	7.52	88.03
	合计	3.62	0.85	7.08	88.45
合计	男	4.71	0.96	9.12	85.21
	女	4.52	0.89	10.07	84.53
	合计	4.61	0.92	9.59	84.87

表2-28　浙江省3～5岁年龄组至口腔科就诊情况构成比

城乡	性别	就诊过(%)	从来没就诊过(%)
城	男	30.90	69.10
	女	30.88	69.12
	合计	30.89	69.11
乡	男	14.55	85.45
	女	17.16	82.84
	合计	15.87	84.13
合计	男	19.65	80.35
	女	21.32	78.68
	合计	20.48	79.52

3.儿童家长的口腔健康知识、态度和行为

96.27%的儿童家长认同口腔健康的重要性(见图 2-18),城乡无差异。家长对口腔保健的态度与经济发展水平密切相关。绝大部分儿童家长对口腔保健持积极态度,城乡无明显差异。

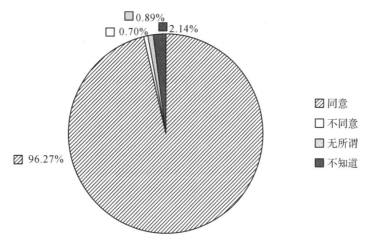

图 2-18 3~5 岁儿童家长对"口腔健康对自己的生活很重要"的看法

4.家长口腔保健知识及来源

窝沟封闭可以有效预防窝沟龋。本次调查显示,只有 27.5%的家长了解窝沟封闭。61.8%的家长对氟化物预防蛀牙的作用并不知晓。66.7%的家长知道乳牙坏了应该治疗。79.9%的家长认为定期口腔检查非常有必要。六龄牙是最先长出的恒牙,74.80%的家长认为保护它非常重要(见图 2-19)。

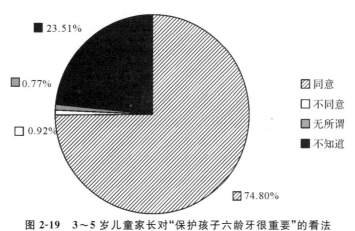

图 2-19 3~5 岁儿童家长对"保护孩子六龄牙很重要"的看法

5.家长对儿童口腔清洁的护理

对于 3~5 岁儿童,家长必须每天帮助刷牙才能满足口腔健康的需要。但是只有 10.8%的家长能够每天帮助孩子刷牙,城、乡比例分别为 16.71%和 8.15%,城市明显高于农村(见表 2-29)。

表 2-29　浙江省 3～5 岁年龄组家长帮孩子刷牙情况构成比

城乡	性别	每天（%）	每周（%）	有时（%）	偶尔（%）	从没做过（%）
城	男	19.10	2.12	16.98	18.63	43.16
	女	14.22	1.47	20.83	19.61	43.87
	合计	16.71	1.80	18.87	19.11	43.51
乡	男	7.81	2.35	10.37	12.41	67.06
	女	8.47	1.48	12.50	11.97	65.57
	合计	8.15	1.92	11.45	12.19	66.29
合计	男	11.33	2.28	12.44	14.35	29.60
	女	10.21	1.48	15.03	14.29	58.99
	合计	10.77	1.88	13.73	14.32	59.30

(二)中小学生口腔健康问卷调查状况

本次调查对所有受检 12～15 岁学生进行了集体自答式问卷调查。学生时期是形成口腔卫生习惯的关键时期。学习正确的口腔卫生知识,养成良好的口腔卫生习惯是十分重要的。本次调查中,对学生的问卷内容主要包括口腔科就诊情况、口腔健康相关知识和行为等。

1.父母学历

学生的口腔健康行为在一定程度上受家长口腔健康意识的影响,了解学生父母的学历(可代表知识文化水平)有利于进一步评估两者之间的关联,对于通过提高家长口腔健康意识来帮助孩子形成健康的口腔行为有指导意义。在浙江省 12～15 岁学生中,父、母学历为高中及以上的比例分别为 24%和 20%,城市高于农村,杭州市江干区远高于其他 5 个地区。

2.口腔卫生行为

在浙江省抽样调查的 12～15 岁学生中,80%的人每天刷牙,41.2%的人每天至少刷牙 2 次(见表2-30)。刷牙行为城市好于农村,女性好于男性,杭州市江干区好于其他 5 个区,丽水市莲都区最差。牙膏使用率为 99.5%,城乡无差异;含氟牙膏使用率为 5.6%,城市好于农村。使用过牙线的学生人数比例为 8.3%,每天使用牙线的人数比例仅为 0.6%。

表 2-30　浙江省各地区 12～15 岁年龄组口腔卫生行为

地区	城乡	性别	每天刷牙次数（%）			使用牙膏（%）			使用含氟牙膏（%）			使用牙线（%）			
			2次及以上	1次	少于1次	使用	不使用	不知道	使用	不使用	不知道	不用	偶尔用	每周用	每天用
浙江省	城	男	40.6	37.3	22.1	99.6	0.1	0.3	10.6	5.2	84.2	85.2	11.4	1.3	2.2
		女	53.6	29.0	17.4	99.4	0.1	0.4	8.7	3.9	87.5	85.1	13.4	1.2	0.2
		合计	46.7	33.4	19.9	99.5	0.1	0.3	9.7	4.6	85.8	85.2	12.3	1.3	1.3
	乡	男	29.5	46.2	24.4	99.3	0.2	0.5	4.9	3.2	91.9	94.5	4.7	0.3	0.5
		女	48.1	35.0	16.9	99.6	0.1	0.4	3.2	2.1	94.7	93.9	5.5	0.4	0.2
		合计	39.1	40.4	20.5	99.4	0.1	0.5	4.0	2.6	93.4	94.2	5.1	0.4	0.3

续表

地区	城乡	性别	每天刷牙次数（%）			使用牙膏（%）			使用含氟牙膏（%）			使用牙线（%）			
			2次及以上	1次	少于1次	使用	不使用	不知道	使用	不使用	不知道	不用	偶尔用	每周用	每天用
	合计	男	32.7	43.6	23.7	99.4	0.2	0.4	6.6	3.8	89.6	91.7	6.7	0.6	1.0
		女	49.5	33.4	17.0	99.5	0.1	0.4	4.6	2.5	92.8	91.6	7.6	0.6	0.2
		合计	41.2	38.5	20.3	99.5	0.1	0.4	5.6	3.2	91.3	91.7	7.1	0.6	0.6
杭州市江干区		男	56.6	37.9	5.6	99.8	0.0	0.2	15.3	5.0	79.7	81.1	13.9	2.6	2.4
		女	65.7	30.6	3.8	99.4	0.0	0.6	12.2	4.3	83.6	83.4	14.2	1.8	0.6
		合计	61.2	34.2	4.7	99.6	0.0	0.4	13.7	4.6	81.7	82.3	14.1	2.2	1.5
宁波市余姚区		男	27.1	61.8	11.0	99.4	0.4	0.2	2.9	1.8	95.3	93.3	6.0	0.0	0.7
		女	47.6	49.1	3.3	99.8	0.2	0.0	2.1	2.6	95.3	93.0	6.4	0.2	0.4
		合计	37.3	55.5	7.2	99.6	0.3	0.1	2.5	2.2	95.3	93.2	6.2	0.1	0.6
金华市武义县		男	25.2	36.5	38.4	100.0	0.0	0.0	7.7	6.1	86.2	96.3	3.3	0.0	0.4
		女	41.7	34.4	23.9	99.7	0.0	0.3	4.6	1.3	94.1	95.8	3.9	0.4	0.0
		合计	33.5	35.4	31.1	99.9	0.0	0.1	5.6	3.5	90.5	96.0	3.6	0.2	0.2
台州市路桥区		男	35.6	50.5	14.0	99.4	0.2	0.4	4.3	2.9	92.8	95.7	3.5	0.4	0.4
		女	60.7	32.2	7.0	98.8	0.0	1.2	2.0	2.4	95.7	96.5	3.3	0.2	0.0
		合计	48.2	41.3	10.5	99.1	0.1	0.8	3.1	2.6	94.3	96.1	3.4	0.3	0.2
台州市温岭市		男	37.1	49.2	13.8	98.4	0.4	1.2	3.9	4.7	91.4	93.0	5.5	0.4	1.1
		女	57.3	37.4	5.3	99.8	0.0	0.2	3.4	2.3	94.3	93.4	6.2	0.2	0.2
		合计	47.4	43.2	9.5	99.1	0.2	0.7	3.7	3.5	92.9	93.2	5.9	0.3	0.7
丽水市莲都区		男	15.8	23.9	60.3	99.6	0.0	0.5	5.8	2.7	91.5	90.6	8.1	0.4	0.9
		女	24.3	16.6	59.1	99.6	0.5	0.0	3.1	1.8	95.1	87.5	11.4	1.1	0.0
		合计	20.0	20.2	59.7	99.6	0.2	0.2	4.5	2.2	93.3	89.0	9.7	0.8	0.5

3. 饮食习惯

在浙江省12～15岁学生中，每天进食甜饮料的人数比例为20%，农村高于城市，男性高于女性；6个地区中，丽水市莲都区最高，杭州市江干区最低。每天进食甜点心及糖果的人数比例为36.94%，女性高于男性。每天进食加糖饮品（加糖的牛奶、酸奶、奶粉、茶、豆浆、咖啡）的人数比例为34.88%，丽水市莲都区最高（见表2-31）。

4. 抽烟行为

在浙江省12～15岁学生中，1.9%的人有过抽烟行为，男、女比例分别为2.6%和1.2%。

表 2-31 浙江省 12～15 岁学生每天进食含糖食品的人数百分比

含糖食品	合计	城乡（%）		性别（%）		地区（%）					
		城	乡	男	女	杭州市江干区	宁波市余姚市	金华市武义县	台州市路桥区	台州市温岭市	丽水市莲都区
甜点心及糖果	36.94	36.87	36.97	32.80	41.05	35.18	41.02	33.71	39.46	39.93	31.84
甜饮料	19.55	16.92	20.56	25.03	14.11	11.20	24.07	17.88	18.85	17.27	27.34
加糖饮品*	34.88	36.87	34.12	35.61	34.16	34.39	36.83	37.28	29.90	31.57	39.51

* 注：加糖饮品指加糖的牛奶、酸奶、奶粉、茶、豆浆、咖啡。

5. 牙外伤

在浙江省 12～15 岁学生中，14.8%的人有过牙外伤经历，男、女的比例分别为 18.6% 和 11.1%，男性高于女性。在发生牙外伤的学生中，68.0%的学生在校园外发生过牙外伤，38.1%的学生在校园内发生过牙外伤，校园外发生牙外伤的学生比例远高于校园内发生牙外伤的学生比例（见表 2-32 和图 2-20）。

表 2-32 浙江省 12～15 岁年龄组牙齿外伤经历

地区		性别	有无牙齿外伤（%）			牙齿外伤发生的地方（%）	
			有过	没有	记不清	校园内	校园外
浙江省	城	男	19.9	52.5	27.5	44.6	61.4
		女	9.5	66.3	24.2	30.8	76.9
		合计	15.0	59.0	26.0	40.5	66.0
	乡	男	18.0	49.3	32.7	40.3	66.0
		女	11.6	57.3	31.0	32.6	72.9
		合计	14.8	53.4	31.8	37.2	68.8
	合计	男	18.6	50.2	31.2	41.6	64.6
		女	11.1	59.7	29.3	32.2	73.8
		合计	14.8	55.0	30.2	38.1	68.0

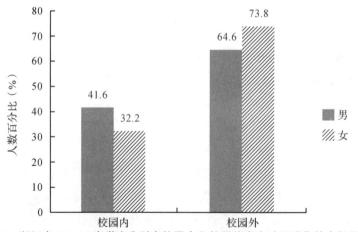

图 2-20 浙江省 12～15 岁学生分别在校园内和校园外发生过牙外伤的人数百分比

6.自我评价

在浙江省 12～15 岁学生中,35％的人口腔状况自我评价为较好或很好,16％为较差或很差,城市好于农村,男性好于女性,杭州市江干区受调查人群口腔状况自我评价较好或很好的比例最高,台州市温岭市受调查人群口腔状况自我评价较好或很好的比例最低(见图 2-21)。

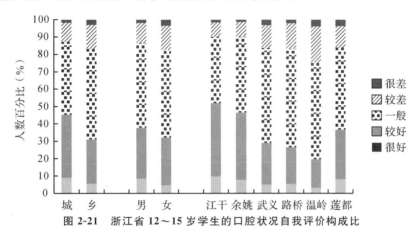

图 2-21　浙江省 12～15 岁学生的口腔状况自我评价构成比

7.最近牙疼经历、就诊经历及主要原因

在浙江省 12～15 岁年龄组学生中,最近 12 个月内有牙疼经历的占 54.8％,近一年来没有过牙疼经历的占 33.4％,记不清相关情况的占 11.8％;城、乡分别为 51.5％和 56.1％;女性牙疼出现率为 58.8％,高于男性(50.9％);台州市路桥区与台州市温岭市的学生出现牙疼情况的比例明显高于其他几个受调查的地区(见图 2-22)。

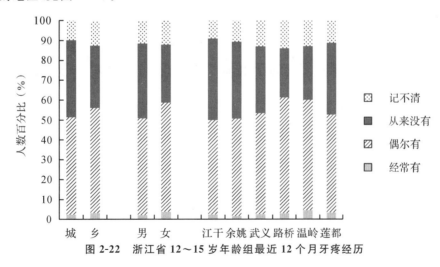

图 2-22　浙江省 12～15 岁年龄组最近 12 个月牙疼经历

浙江省 12～15 岁年龄组学生中,64.5％的学生因牙齿问题有过就诊经历;城市明显高于农村,分别为 72.0％和 61.6％;男、女比例分别为 62.7％和 66.3％。在受调查的几个地区中,杭州市江干区和丽水市莲都区的就诊比例相对较高(见图 2-23)。

在这些有口腔科就诊经历的学生中,22.1％的人在近 6 个月内就诊过,20.4％的人在距今 6～12 个月就诊过,57.5％的人最近一次口腔科就诊时间距今已超过 1 年。在接受调查的人群中,1 年内有口腔科就诊经历的女性占比为 46.8％,男性占比为 37.8％,城乡未见明显差异(见图 2-24)。

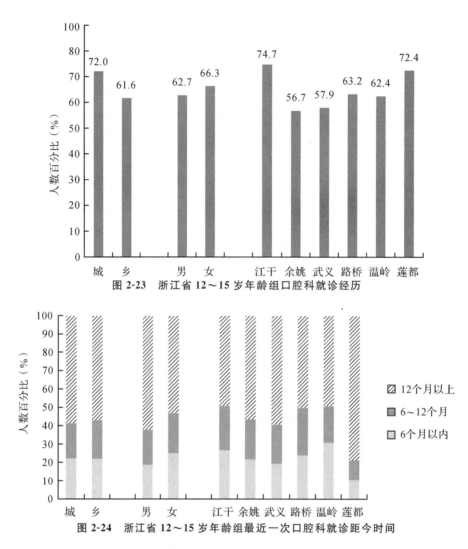

图 2-23　浙江省 12～15 岁年龄组口腔科就诊经历

图 2-24　浙江省 12～15 岁年龄组最近一次口腔科就诊距今时间

最近 1 年内有口腔科就诊经历学生的就诊原因主要是治疗,占 57.6%。以咨询检查和预防为目的就诊的学生分别占 20.2% 和 9.1%(见图 2-25)。

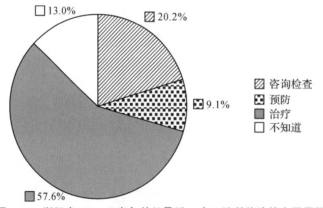

图 2-25　浙江省 12～15 岁年龄组最近一次口腔科就诊的主要原因

8. 口腔保健知识

在浙江省 12～15 岁年龄组学生中,81.9% 的学生知道细菌是引起牙龈发炎的原因之一;82.8%

的学生认可刷牙对预防牙龈发炎的作用;78.1%的学生认为吃糖可以导致龋齿;72.9%的学生认为口腔疾病会影响全身健康;65.6%的学生认识到刷牙时牙龈出血是不正常的,并认为细菌可以引起龋齿(见表2-33)。

然而,只有46.4%的学生知道氟化物对牙齿有保护作用。认识到窝沟封闭可以保护牙齿的学生人数仅占总数的27.6%,其中城市明显高于乡村,分别占各自人口总数的45.5%和20.8%。

在受调查的几个地区中,杭州市江干区的学生口腔保健知识知晓情况较好,尤其对窝沟封闭的认识,有77.8%的学生认可窝沟封闭对牙齿的保护作用;而其他地区了解窝沟封闭的学生人数占比仅为15%～22%(见表2-33)。

表2-33 浙江省12～15岁年龄组口腔保健知识回答正确的人数百分比

口腔保健知识问题	合计(%)	城乡(%)		性别(%)		地区(%)					
		城	乡	男	女	杭州市江干区	宁波市余姚市	金华市武义县	台州市路桥区	台州市温岭市	丽水市莲都区
刷牙时牙龈出血是否正常	65.6	67.9	64.7	63.4	67.7	72.2	71.6	67.0	61.6	59.1	62.2
细菌是否可以引起牙龈发炎	81.9	84.4	81.0	80.1	83.8	85.0	84.8	82.5	79.4	78.0	82.1
刷牙对预防牙龈发炎有没有用	82.8	85.7	81.6	80.4	85.1	86.9	88.4	82.1	80.0	78.0	81.2
细菌是否可以引起龋齿	63.2	69.2	60.9	62.1	64.2	77.7	59.8	63.7	55.3	57.3	66.2
吃糖是否可以导致龋齿	78.1	80.1	77.3	76.3	79.8	85.4	71.6	83.1	70.0	75.3	84.0
氟化物对保护牙齿有没有用	46.4	49.6	45.1	48.4	44.4	50.9	45.7	52.0	44.5	43.3	42.7
窝沟封闭是否可以保护牙齿	27.6	45.5	20.8	27.5	27.7	77.8	19.4	16.2	16.9	15.7	21.9
口腔疾病是否会影响全身健康	72.9	77.1	71.3	72.9	72.8	81.4	79.1	71.4	69.4	67.6	68.7

9.口腔保健态度

在浙江省12～15岁年龄组学生中,95.0%的学生认可口腔健康对自己的生活很重要;94.3%的学生认识到牙齿好坏与个人保护关系密切;95.3%的学生赞成预防牙病首先要靠自己;仅有69.2%的学生认为定期口腔检查是十分必要的。其中,城市学生对定期口腔检查的态度好于农村学生,两者占比分别为75.1%和66.9%。在受调查的各地区中,杭州市江干区和丽水市莲都区的学生对定期口腔检查的重视程度相对较高(见表2-34)。

表2-34 浙江省12～15岁年龄组持正确口腔保健态度的人数百分比

口腔健康态度	合计(%)	城乡(%)		性别(%)		地区(%)					
		城	乡	男	女	杭州市江干区	宁波市余姚市	金华市武义县	台州市路桥区	台州市温岭市	丽水市莲都区
口腔健康对自己的生活很重要	95.0	96.2	94.6	94.0	96.1	95.5	95.9	95.0	93.8	92.7	97.4
定期口腔检查是十分必要的	69.2	75.1	66.9	66.1	72.3	82.1	66.9	67.5	65.6	60.4	73.3
牙齿好坏与个人保护关系密切	94.3	94.4	94.2	92.4	96.1	92.2	94.9	94.4	94.0	93.8	96.3
预防牙病首先要靠自己	95.3	96.0	95.0	94.5	96.1	95.5	95.1	95.4	93.4	95.3	97.2

在浙江省12～15岁年龄组学生中,在上学期参加过学校口腔保健课的人数占比仅为7.91%,城、乡学生上过口腔保健课的占比分别为9.5%和7.8%。在受调查的地区中,杭州市江干区参加过口腔

保健课的学生相对较多,占 18.7%;在其他受调查的区域,该占比均未超过 10%(见图 2-26)。可见,学校内的口腔保健宣传教育工作是当前亟须加强的。

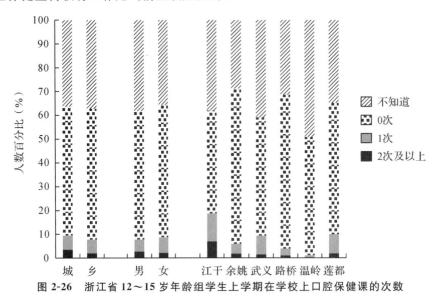

图 2-26　浙江省 12～15 岁年龄组学生上学期在学校上口腔保健课的次数

10. 口腔健康问题对生活的影响

在浙江省 12～15 岁年龄组学生中,59.0% 的学生认为口腔问题会对自己吃东西产生影响,39.5% 的学生认为口腔问题会影响刷牙或漱口。对其他生活方面的影响还包括露牙微笑(32.9%)、容易烦恼(30.3%)、睡眠(25.3%)、人际交往(21.0%)、发音(20.7%)、上学(19.1%)、做家务(6.1%),见表 2-35。

表 2-35　浙江省 12～15 岁年龄组自我评价口腔问题的影响

影响因素	合计(%)	城乡(%)		性别(%)		地区(%)					
		城	乡	男	女	杭州市江干区	宁波市余姚市	金华市武义县	台州市路桥区	台州市温岭市	丽水市莲都区
吃东西	59.0	55.0	60.5	56.7	61.3	52.8	54.1	61.8	58.2	65.6	61.2
发音	20.7	18.4	21.5	20.9	20.4	18.4	18.0	21.1	19.8	24.5	22.0
刷牙或漱口	39.5	39.2	39.7	36.7	42.4	37.5	37.1	42.1	38.3	44.3	38.2
做家务	6.1	6.3	6.1	7.1	5.2	8.1	5.4	3.9	6.5	7.6	5.2
上学	19.1	16.3	20.1	18.9	19.2	16.6	16.0	18.6	19.9	25.8	17.3
睡眠	25.3	21.4	26.8	23.0	27.6	19.7	24.4	26.9	22.8	30.2	24.9
露牙微笑	32.9	31.6	33.5	28.7	37.2	31.4	29.1	35.1	31.8	38.4	32.0
容易烦恼	30.3	27.2	31.5	27.4	33.2	25.6	29.5	32.8	29.2	25.3	30.1
人际交往	21.0	20.0	21.4	20.8	21.2	20.2	19.2	23.3	20.1	24.2	19.3

11. 影响学生口腔健康状况的相关因素

青少年学生患龋的影响因素是多方面的。本次调查发现,青少年学生的患龋状况与其饮食习惯,尤其进食含糖食物的行为有一定的联系。良好的口腔卫生习惯和窝沟封闭的应用都会对降低青少年学生患龋风险产生积极的作用。同时,普及口腔健康知识、定期进行口腔保健宣教,对改善当地的口腔健康状况也是十分必要的。

(三)中老年人群口腔健康问卷调查状况

1. 35～44 岁组

(1) 口腔卫生行为

浙江省 35～44 岁中年人中,99.5％的人每天刷牙,其中 66.5％的人每天至少刷牙 2 次。35～44 岁中年人每天刷牙的人群占比,城、乡分别为 98.7％和 100.0％,城市低于农村;男、女分别为 98.9％和 100.0％,男性低于女性;杭州市江干区、宁波市余姚市、金华市武义县、台州市路桥区、台州市温岭市和丽水市莲都区分别为 100.0％、98.3％、100.0％、100.0％、100.0％和 98.3％(见图 2-27)。每天使用牙签的有 14.9％,城、乡分别为 8.8％和 19.2％,城市低于农村;男、女分别为 17.7％和 12.0％,男性高于女性;杭州市江干区、宁波市余姚市、金华市武义县、台州市路桥区、台州市温岭市和丽水市莲都区分别为 5.3％、18.0％、15.0％、16.7％、16.4％和 17.2％,杭州市江干区最低。93％的 35～44 岁中年人很少甚至从不使用牙线;每天使用牙线的人的占比,城、乡分别为 4.0％和 2.9％,城市高于农村;男、女分别为 5.7％和 1.1％,男性高于女性;杭州市江干区、宁波市余姚市、金华市武义县、台州市路桥区、台州市温岭市和丽水市莲都区分别为 8.6％、18.0％、15.0％、5.0％、3.3％和 3.5％。此外,29.4％的 35～44 岁中年人会使用含氟牙膏;城、乡分别为 40.9％和 21.2％,城市高于农村;男、女分别为 33.7％和 25.3％,男性高于女性;杭州市江干区、宁波市余姚市、金华市武义县、台州市路桥区、台州市温岭市和丽水市莲都区分别为 39.7％、27.9％、16.7％、25.0％、26.7％和 41.4％。

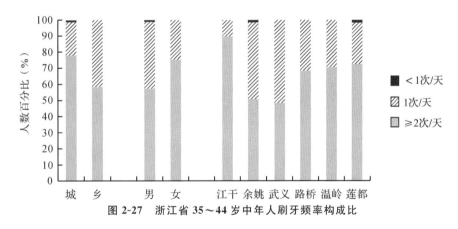

图 2-27　浙江省 35～44 岁中年人刷牙频率构成比

(2) 饮食习惯

浙江省 35～44 岁中年人每天进食甜点心及糖果(包括饼干、蛋糕、面包、巧克力、含糖口香糖)的占比为 8.4％;城、乡分别为 9.4％和 7.7％,城市高于农村;男、女分别为 8.5％和 8.2％;杭州市江干区、宁波市余姚市、金华市武义县、台州市路桥区、台州市温岭市和丽水市莲都区分别为 5.2％、21.3％、8.3％、1.7％、8.2％和 5.2％(见表 2-36)。35～44 岁中年人每天进食甜饮料(包括糖水,可乐等碳酸饮料,橙汁、苹果汁等果汁,柠檬水等非鲜榨果汁)的占比为 4.2％;城、乡分别为 4.1％和 4.3％;男、女分别为 6.8％和 1.7％,男性高于女性;杭州市江干区、宁波市余姚市、金华市武义县、台州市路桥区、台州市温岭市和丽水市莲都区分别为 0.0％、6.7％、3.3％、1.7％、6.6％和 6.9％。35～44 岁中年人每天进食加糖的牛奶、酸奶、奶粉、茶、豆浆、咖啡的占比为 16.0％;城、乡分别为 23.0％和 11.1％,城市高于乡村;男、女分别为 18.3％和 13.8％,男性高于女性;杭州市江干区、宁波市余姚市、金华市武义县、台州市路桥区、台州市温岭市和丽水市莲都区分别为36.8%、21.7%、8.3%、8.3%、9.8%和12.1%,杭州市江干区和宁波市余姚市较高。

表2-36　浙江省35～44岁中年人每天进食含糖食品的人数百分比(%)

含糖食品	城乡(%)		性别(%)		地区(%)					
	城	乡	男	女	杭州市江干区	宁波市余姚市	金华市武义县	台州市路桥区	台州市温岭市	丽水市莲都区
进食甜点心及糖果	9.4	7.7	8.5	8.2	5.2	21.3	8.3	1.7	8.2	5.2
进食甜饮料	4.1	4.3	6.8	1.7	0.0	6.7	3.3	1.7	6.6	6.9
进食加糖的牛奶、酸奶、奶粉、茶、豆浆、咖啡等	23.0	11.1	18.3	13.8	36.8	21.7	8.3	8.3	9.8	12.1

(3)烟酒行为和慢性病

浙江省35～44岁中年人中,有吸烟习惯的占比为23.5%;城、乡分别为24.8%和22.5%;男、女分别为44.9%和2.8%,男性高于女性;杭州市江干区、宁波市余姚市、金华市武义县、台州市路桥区、台州市温岭市和丽水市莲都区分别为29.3%、18.0%、30.0%、13.3%、24.6%和25.9%。35～44岁中年人每天吸烟量在20支以上的占比为7.1%;城、乡分别为8.1%和6.3%,城市高于农村;男、女分别为7.6%和0.0%,男性高于女性,女性未发现每日大量吸烟者;杭州市江干区、宁波市余姚市、金华市武义县、台州市路桥区、台州市温岭市和丽水市莲都区分别为11.8%、8.3%、0.0%、0.0%、6.7%和13.3%,金华市武义县和台州市路桥区受调查人群未发现每日大量吸烟者。每天喝酒的有6.5%;城、乡分别为4.7%和7.8%,城市低于农村;男、女分别为12.6%和0.6%,男性高于女性;杭州市江干区、宁波市余姚市、金华市武义县、台州市路桥区、台州市温岭市和丽水市莲都区分别为8.8%、14.8%、5.0%、3.5%、0.0%和6.9%,宁波市余姚市受调查人群每日饮酒率最高,台州市温岭市受调查人群未发现每日饮酒者。

35～44岁中年人有高血压、糖尿病和心脏病的占比分别为4.5%、1.1%和0.6%;没有或不知道有慢性疾病的为92.4%。

(4)口腔卫生知识及来源

浙江省35～44岁中年人知道细菌可以引起牙龈发炎、吃糖可以导致龋齿、口腔疾病可能影响全身健康、细菌可以引起龋齿、刷牙时牙龈出血是不正常的和刷牙对预防牙龈出血有用的人群比例分别为88.0%、87.7%、86.8%、83.8%、78.4%和56.6%。知道氟化物对保护牙齿有用的为38.1%;城、乡分别为56.1%和25.4%,城市高于农村;男、女分别为44.3%和32.0%,男性高于女性;杭州市江干区、宁波市余姚市、金华市武义县、台州市路桥区、台州市温岭市和丽水市莲都区分别为55.2%、21.3%、33.3%、30.0%、38.3%和51.7%。知道窝沟封闭对保护牙齿有用的为32.9%;城、乡分别为52.0%和19.2%,城市高于农村;男、女分别为31.2%和34.4%,男性低于女性;杭州市江干区、宁波市余姚市、金华市武义县、台州市路桥区、台州市温岭市和丽水市莲都区分别为55.2%、21.3%、25.0%、20.3%、30.0%和46.6%。

(5)口腔科就医行为

浙江省35～44岁中年人近12个月口腔科就诊率为32.3%;城、乡分别为28.9%和35.2%,城市低于农村;男、女分别为32.5%和32.2%;杭州市江干区、宁波市余姚市、金华市武义县、台州市路桥区、台州市温岭市和丽水市莲都区分别为23.2%、50.0%、25.0%、37.2%、20.5%和35.9%(见表2-37)。从未至口腔科就诊过的有27.6%;城、乡分别为18.8%和34.0%,城市低于农村;男、女分别为33.9%和21.5%；杭州市江干区、宁波市余姚市、金华市武义县、台州市路桥区、台州市温岭市和丽水市莲都区分别为25.9%、31.7%、31.7%、31.0%、36.1%和8.6%，丽水市莲都区最低。末次口腔科就医原因是治疗、咨询检查和预防的分别为79.1%、15.4%和4.4%（见图2-28）。末次就医费用中，全部自费、城镇职工基本医疗保险、商业保险、新型农村合作医疗、城镇居民基本医疗保险和公费医疗的分别为48.0%、27.5%、7.8%、5.9%、4.9%和1.0%。

表2-37　浙江省35～44年龄组末次看牙距现在时间及原因

地区		性别	看牙（%）		末次看牙距现在时间（%）			末次看牙主要原因（%）			
			看过	从没看过牙	6个月以内	6～12个月	12个月以上	咨询检查	预防	治疗	不知道
浙江省	城	男	76.3	23.7	19.0	8.6	72.4	6.3	6.3	81.3	6.3
		女	86.3	13.7	20.6	9.5	69.8	25.0	5.0	70.0	0.0
		合计	81.2	18.8	19.8	9.1	71.1	16.7	5.6	75.0	2.8
	乡	男	58.2	41.8	22.0	15.3	62.7	15.4	3.8	80.8	0.0
		女	73.1	26.9	13.8	20.0	66.3	13.8	3.4	82.8	0.0
		合计	66.0	34.0	17.3	18.0	64.7	14.5	3.6	81.8	0.0
	合计	男	66.1	33.9	20.5	12.0	67.5	11.9	4.8	81.0	2.4
		女	78.5	21.5	16.8	15.4	67.8	18.4	4.1	77.6	0.0
		合计	72.4	27.6	18.5	13.8	67.7	15.4	4.4	79.1	1.1
杭州市江干区		男	73.3	26.7	18.2	4.6	77.3	20.0	0.0	80.0	0.0
		女	75.0	25.0	19.1	4.8	76.2	33.3	0.0	66.7	0.0
		合计	74.1	25.9	18.6	4.7	76.7	27.3	0.0	72.7	0.0
宁波市余姚市		男	57.1	42.9	38.9	11.1	50.0	20.0	0.0	70.0	10.0
		女	78.1	21.9	16.7	33.3	50.0	25.0	8.3	66.7	0.0
		合计	68.3	31.7	26.2	23.8	50.0	22.7	4.6	68.2	4.6
金华市武义县		男	51.7	48.3	7.1	28.6	64.3	20.0	0.0	80.0	0.0
		女	83.9	16.1	7.7	11.5	80.8	20.0	0.0	80.0	0.0
		合计	68.3	31.7	7.5	17.5	75.0	20.0	0.0	80.0	0.0
台州市路桥区		男	66.7	33.3	26.3	15.8	57.9	10.0	10.0	80.0	0.0
		女	71.0	29.0	16.7	16.7	66.7	10.0	0.0	90.0	0.0
		合计	69.0	31.0	20.9	16.3	62.8	10.0	5.0	85.0	0.0
台州市温岭市		男	58.1	41.9	22.2	0.0	77.8	0.0	0.0	100.0	0.0
		女	70.0	30.0	14.3	4.8	81.0	0.0	0.0	100.0	0.0
		合计	63.9	36.1	17.9	2.6	79.5	0.0	0.0	100.0	0.0
丽水市莲都区		男	89.7	10.3	15.4	19.2	65.4	11.1	11.1	77.8	0.0
		女	93.1	6.9	22.2	14.8	63.0	10.0	10.0	80.0	0.0
		合计	91.4	8.6	18.9	17.0	64.2	10.5	10.5	78.9	0.0

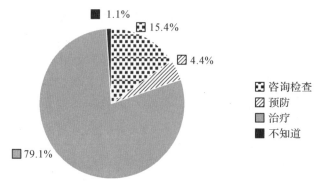

图2-28 浙江省35～44岁中年人末次口腔科就医原因构成比

浙江省35～44岁中年人中,近12个月内洗过牙的有5.6%;城、乡分别为6.1%和5.3%;男、女分别为7.4%和3.9%,男性高于女性;杭州市江干区、宁波市余姚市、金华市武义县、台州市路桥区、台州市温岭市和丽水市莲都区分别为5.3%、4.9%、6.7%、5.0%、4.9%和6.9%。在洗牙费用中,自费、城镇职工基本医疗保险、公费医疗和新型农村合作医疗的比例分别为54.2%、20.8%、12.5%和4.2%。

浙江省35～44岁中年人最近一年未至口腔科就医原因是认为牙齿没有问题、牙病不重和没有时间的占比分别为66.8%、23.6%和10.0%(见表2-38);因为经济困难、不能报销、附近没有牙医、害怕传染病、害怕看牙疼痛、很难找到信得过的牙医和挂号太难而没有就医的很少。

表2-38 浙江省35～44岁中年人一年内各种未至口腔科就医原因的人数百分比

就医原因	合计(%)	城乡(%)		性别(%)		地区(%)					
		城	乡	男	女	杭州市江干区	宁波市余姚市	金华市武义县	台州市路桥区	台州市温岭市	丽水市莲都区
牙齿没有问题	66.8	69.7	64.5	67.5	66.1	66.7	84.2	51.7	62.2	64.2	70.3
牙病不重	23.6	23.9	23.4	22.8	24.4	25.0	13.2	44.8	20.0	15.1	32.4
没有时间	10.0	11.9	8.5	12.2	7.9	8.3	5.3	0.0	13.3	17.0	5.4
经济困难,看不起牙	0.8	0.0	1.4	0.8	0.8	0.0	0.0	3.5	2.2	0.0	0.0
看牙不能报销	0.8	0.9	0.7	0.8	0.8	0.0	0.0	0.0	0.0	1.9	2.7
附近没有牙医	0.4	0.9	0.0	0.8	0.0	2.1	0.0	0.0	0.0	0.0	0.0
害怕传染病	0.4	0.9	0.0	0.8	0.0	2.1	0.0	0.0	0.0	0.0	0.0
害怕看牙疼痛	2.4	0.9	3.5	0.0	4.7	2.1	0.0	0.0	6.7	3.8	0.0
很难找到信得过的牙医	0.4	0.0	0.7	0.0	0.8	0.0	0.0	0.0	0.0	1.9	0.0
挂号太难	0.4	0.9	0.0	0.8	0.0	2.1	0.0	0.0	0.0	0.0	0.0
其他原因	8.4	8.3	8.5	10.6	6.3	2.1	7.9	20.7	4.4	13.2	5.4

浙江省35～44岁中年人医疗保障中,城镇职工医疗保险、城镇居民基本医疗保险、商业保险和公费医疗的占比分别为38.8%、12.3%、7.6%和1.3%,新型农村合作医疗占39.9%。

(6)口腔保健态度

浙江省35～44岁中年人认同"预防牙病首先靠自己""口腔健康对自己的生活很重要""有必要定期口腔检查"和"牙齿好坏不是天生"的分别占97.2%、96.1%、79.6%和79.3%,城市高于农村。

(7)口腔健康问题对生活的影响

浙江省35～44岁中年人对自己的牙齿和口腔状况满意的为38.3%。口腔问题中,选择"牙齿或牙龈对冷、热或甜刺激敏感""担心或关注牙齿、牙龈或义齿的问题""因牙齿或义齿原因限制食物的种类和数量""对牙齿、牙龈或义齿的外观感到不满意或不愉快"以及"咬或咀嚼食物时有困难"的占比分别为11.5%、9.0%、8.7%、7.5%和5.3%;口腔健康问题对吞咽、发音、自尊和社交活动的影响较小。其中,因牙齿或义齿原因限制食物的种类和数量在宁波市余姚市、金华市武义县占比最高,自我感觉"咬或咀嚼食物时有困难"在台州市温岭市表现最高,"对牙齿、牙龈或义齿的外观感到不满意或不愉快"的在台州市温岭市占比最高(见表2-39)。

表2-39　浙江省35～44岁中年人自我评价口腔问题的影响人数百分比

口腔保健态度	城乡(%)		性别(%)		地区(%)					
	城	乡	男	女	杭州市江干区	宁波市余姚市	金华市武义县	台州市路桥区	台州市温岭市	丽水市莲都区
因牙齿或义齿原因限制食物的种类和数量	6.7	10.0	9.1	8.2	6.9	11.5	11.7	15.0	1.6	5.2
咬或咀嚼食物时有困难	2.7	7.2	6.3	4.4	0.0	6.6	5.0	5.0	11.5	3.4
吞咽食物时经常感到不舒服或困难	0.0	3.3	2.3	1.6	0.0	0.0	0.0	3.3	8.2	0.0
牙齿或义齿妨碍说话	0.0	1.0	0.6	0.5	0.0	0.0	0.0	1.7	1.6	0.0
吃东西时感到口腔内不舒服	0.0	2.9	1.7	1.7	0.0	1.6	0.0	3.3	3.3	1.7
因牙齿或义齿原因限制与他人的交往	0.0	0.5	0.6	0.0	0.0	0.0	0.0	1.7	0.0	0.0
对牙齿、牙龈或义齿的外观感到不满意或不愉快	9.4	6.2	8.0	7.1	8.6	0.0	8.3	10.0	13.1	5.2
用药物缓解口腔的疼痛或不适	0.7	2.4	1.7	1.7	0.0	0.0	0.0	3.3	6.7	0.0
担心或关注牙齿、牙龈或义齿的问题	13.4	5.8	7.4	10.5	17.2	8.2	8.5	6.7	15.0	5.2
因牙齿、牙龈或义齿问题在别人面前感到紧张或不自在	0.0	1.0	1.1	0.0	0.0	0.0	1.7	1.7	1.6	0.0
因牙齿或义齿问题在别人面前吃东西时感到不舒服	0.7	1.0	1.7	0.0	1.7	0.0	1.7	1.7	1.7	0.0
牙齿或牙龈对冷、热或甜刺激敏感	12.2	11.0	10.3	12.6	12.1	9.8	11.9	15.0	16.7	8.6

2.55～64岁组

(1)口腔卫生行为

在浙江省55～64岁中年人中,能做到每天刷牙的有96.7%,其中每天至少刷牙2次的有41.1%。55～64岁中年人每天刷牙的人群比例,城、乡分别为100.0%和94.4%,城市高于农村;男、女分别为94.4%和98.9%,男性低于女性;杭州市江干区、宁波市余姚市、金华市武义县、台州市路桥区、台州市温岭市和丽水市莲都区分别为100.0%、98.4%、86.9%、98.3%、100.0%和96.8%,杭州市江干区和台州市温岭市所调查人群都能保证每天刷牙,金华市武义县每天刷牙人群比例最低(见图2-29)。每天会使用牙签的有25.6%;城、乡分别为27.2%和24.4%,城市高于农村;男、女分别为34.6%和16.8%,男性高于女性;杭州市江干区、宁波市余姚市、金华市武义县、台州市路桥区、台州市温岭市和丽水市莲都区分别为28.3%、35.5%、16.4%、18.6%、31.7%和22.6%。每天使用牙线的人仅有1.1%;城、乡分别为2.0%和0.5%,城市高于农村;男、女分别为1.7%和0.5%,男性高于女性;杭州市江干区、宁波市余姚市、金华市武义县、台州市路桥区、台州市温岭市和丽水市莲都区分别为0.0%、0.0%、1.6%、1.7%、1.7%和1.6%,杭州市江干区和宁波市余姚市所调查人群没有使用牙线的习惯。此外,会使用含氟牙膏的人有12.6%;城、乡分别为18.9%和8.1%,城市高于农村;男、女分别为15.4%和9.8%,男性高于女性;杭州市江干区、宁波市余姚市、金华市武义县、台州市路桥区、台州市温岭市和丽水市莲都区分别为18.3%、5.0%、5.1%、11.7%、15.0%和20.3%。

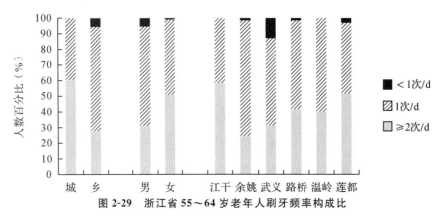

图2-29 浙江省55～64岁老年人刷牙频率构成比

（2）饮食习惯

浙江省55～64岁中年人中,每天进食甜点心及糖果(包括饼干、蛋糕、面包、巧克力、含糖口香糖)的人有6.0%;城、乡分别为9.9%和3.3%,城市高于农村;男、女分别为5.0%和7.0%,男性低于女性;杭州市江干区、宁波市余姚市、金华市武义县、台州市路桥区、台州市温岭市和丽水市莲都区分别为1.7%、6.5%、6.6%、5.0%、1.7%和14.5%,丽水市莲都区最高(见表2-40)。每天进食甜饮料(包括糖水,可乐等碳酸饮料,橙汁、苹果汁等果汁,柠檬水等非鲜榨果汁)的有1.9%;城、乡分别为1.3%和2.3%;男、女分别为1.7%和2.2%,男性低于女性;宁波市余姚市和金华市武义县分别为1.6%和6.6%,杭州市江干区、台州市路桥区、台州市温岭市和丽水市莲都区所调查人群没有每天进食甜饮料的习惯。55～64岁中年人每天进食加糖的牛奶、酸奶、奶粉、茶、豆浆、咖啡等的人群比例为14.3%;城、乡分别为29.1%和3.7%,城市高于乡村;男、女分别为15.6%和13.0%,男性高于女性;杭州市江干区、宁波市余姚市、金华市武义县、台州市路桥区、台州市温岭市和丽水市莲都区分别为46.7%、3.2%、13.1%、3.3%、5.0%和14.5%,杭州市江干区最高。

表2-40 浙江省55～64岁老年人每天进食含糖食品的人数百分比

	城乡（%）		性别（%）		地区（%）					
	城	乡	男	女	杭州市江干区	宁波市余姚市	金华市武义县	台州市路桥区	台州市温岭市	丽水市莲都区
进食甜点心及糖果	9.9	3.3	5.0	7.0	1.7	6.5	6.6	5.0	1.7	14.5
进食甜饮料	1.3	2.3	1.7	2.2	0.0	1.6	6.6	0.0	0.0	0.0
进食加糖的牛奶、酸奶、奶粉、茶、豆浆、咖啡等	29.1	3.7	15.6	13.0	46.7	3.2	13.1	3.3	5.0	14.5

（3）烟酒行为和慢性病

浙江省55～64岁中年人中，有吸烟习惯的有29.6%；城、乡分别为28.9%和30.2%；男、女分别为58.7%和1.1%，男性高于女性；杭州市江干区、宁波市余姚市、金华市武义县、台州市路桥区、台州市温岭市和丽水市莲都区分别为35.0%、28.3%、26.2%、29.3%、36.7%和22.6%。其中，每天吸烟量在20支以上的有22.6%；城、乡分别为18.6%和25.4%，城市低于农村；男、女分别为22.9%和0.0%，男性高于女性，女性中没有每天大量抽烟者；杭州市江干区、宁波市余姚市、金华市武义县、台州市路桥区、台州市温岭市和丽水市莲都区分别为15.0%、17.7%、18.8%、23.5%、40.9%和14.3%，台州市温岭市最高。55～64岁中年人中，每天喝酒的有17.7%；城、乡分别为21.5%和15.0%，城市高于农村；男、女分别为32.4%和3.3%，男性高于女性；杭州市江干区、宁波市余姚市、金华市武义县、台州市路桥区、台州市温岭市和丽水市莲都区分别为28.8%、32.8%、11.5%、10.2%、3.3%和19.4%。

浙江省55～64岁中年人中，有高血压、糖尿病、心脏病、脑卒中和慢性阻塞性肺部疾病的分别占27.1%、11.9%、4.4%、2.5%和0.8%；没有或不知道有慢性疾病的有54.2%。

（4）口腔卫生知识及来源

浙江省55～64岁中年人知道"吃糖可以导致龋齿""口腔疾病可能影响全身健康""细菌可以引起龋齿""细菌可以引起牙龈发炎""刷牙时牙龈出血是不正常的"及"刷牙对预防牙龈出血有用"的人群的占比分别为77.4%、73.7%、65.1%、65.0%、56.3%和36.8%。知道"氟化物对保护牙齿有用"的人群的占比为8.2%；城、乡分别为12.7%和5.1%，城市高于农村；男、女分别为10.1%和6.5%，男性高于女性；杭州市江干区、宁波市余姚市、金华市武义县、台州市路桥区、台州市温岭市和丽水市莲都区分别为13.3%、3.3%、4.9%、3.3%、8.3%和16.1%。55～64岁中年人知道"窝沟封闭对保护牙齿有用"的人群的占比为9.4%；城、乡分别为10.0%和9.0%；男、女分别为7.9%和10.8%，男性低于女性；杭州市江干区、宁波市余姚市、金华市武义县、台州市路桥区、台州市温岭市和丽水市莲都区分别为10.0%、1.7%、11.5%、11.7%、0.0%和21.0%，台州市温岭市所调查人群对窝沟封闭没有认知。

（5）口腔科就医行为

浙江省55～64岁中年人近12个月的口腔科就诊率为31.6%；城、乡分别为27.7%和34.9%，城市低于农村；男、女分别为30.4%和32.6%；杭州市江干区、宁波市余姚市、金华市武义县、台州市路桥区、台州市温岭市和丽水市莲都区分别为17.8%、38.3%、26.1%、43.7%、38.9%和26.0%，台州市路桥区最高（见表2-41）。55～64岁中年人中，从没至口腔科就诊过的人群比例为24.1%；城、乡分别为17.3%和28.9%，城市低于农村；男、女分别为28.1%和20.2%；杭州市江干区、宁波市余姚市、金华市武义县、台州市路桥区、台州市温岭市和丽水市莲都区分别为25.0%、19.7%、24.6%、18.6%、37.9%和19.4%，台州市温岭市最高。55～64岁中年人末次到口腔科就诊原因是治疗、咨询检查和预防的分别为96.8%、2.2%和1.1%（见表2-41）。末次就医费用里，全部自费、城镇职工基本医疗保险、新型农村合作医疗和城镇居民基本医疗保险的比例分别为70.0%、15.6%、5.6%和4.4%（见表2-42）。末次口腔科就医原因的人数百分比（见表4-38）。

表 2-41　浙江省 55～64 年龄组末次口腔科就诊距现在时间及原因

地区		性别	口腔科就诊（%）		末次口腔科就诊距现在的时间（%）			末次口腔科就诊的主要原因（%）			
			至口腔科就诊过	从没至口腔科就诊过	6个月以内	6～12个月	12个月以上	咨询检查	预防	治疗	不知道
浙江省	城	男	74.7	25.3	12.5	14.3	73.2	0.0	0.0	100.0	0.0
		女	90.7	9.3	19.4	9.0	71.6	5.6	5.6	88.9	0.0
		合计	82.7	17.3	16.3	11.4	72.4	3.0	3.0	93.9	0.0
	乡	男	69.9	30.1	17.4	15.9	66.7	0.0	0.0	100.0	0.0
		女	72.2	27.8	20.0	16.3	63.8	3.0	0.0	97.0	0.0
		合计	71.1	28.9	18.8	16.1	65.1	1.7	0.0	98.3	0.0
	合计	男	71.9	28.1	15.2	15.2	69.6	0.0	0.0	100.0	0.0
		女	79.8	20.2	19.7	12.9	67.3	3.9	2.0	94.1	0.0
		合计	75.9	24.1	17.6	14.0	68.4	2.2	1.1	96.8	0.0
杭州市江干区		男	66.7	33.3	0.0	15.0	85.0	0.0	0.0	100.0	0.0
		女	83.3	16.7	12.0	8.0	80.0	25.0	0.0	75.0	0.0
		合计	75.0	25.0	6.7	11.1	82.2	14.3	0.0	85.7	0.0
宁波市余姚市		男	75.9	24.1	14.3	14.3	71.4	0.0	0.0	100.0	0.0
		女	84.4	15.6	34.6	11.5	53.9	0.0	0.0	100.0	0.0
		合计	80.3	19.7	25.5	12.8	61.7	0.0	0.0	100.0	0.0
金华市武义县		男	73.3	26.7	18.2	9.1	72.7	0.0	0.0	100.0	0.0
		女	77.4	22.6	16.7	8.3	75.0	0.0	0.0	100.0	0.0
		合计	75.4	24.6	17.4	8.7	73.9	0.0	0.0	100.0	0.0
台州市路桥区		男	76.7	23.3	13.6	18.2	68.2	0.0	0.0	100.0	0.0
		女	86.2	13.8	26.9	26.9	46.2	0.0	0.0	100.0	0.0
		合计	81.4	18.6	20.8	22.9	56.3	0.0	0.0	100.0	0.0
台州市温岭市		男	71.4	28.6	26.3	26.3	47.4	0.0	0.0	100.0	0.0
		女	53.3	46.7	17.6	5.9	76.5	20.0	0.0	80.0	0.0
		合计	62.1	37.9	22.2	16.7	61.1	6.3	0.0	93.8	0.0
丽水市莲都区		男	67.7	32.3	19.0	9.5	71.4	0.0	0.0	100.0	0.0
		女	93.5	6.5	10.3	13.8	75.9	0.0	14.3	85.7	0.0
		合计	80.6	19.4	14.0	12.0	74.0	0.0	7.7	92.3	0.0

表 2-42　浙江省 55～64 年龄组末次看牙费用

地区		性别	末次就医费用(%)						
			城镇职工基本医疗保险	城镇居民基本医疗保险	新型农村合作医疗	商业保险	公费医疗	其他途径报销	全部自费（没有报销）
浙江省	城	男	40.0	0.0	6.7	0.0	0.0	0.0	53.3
		女	29.4	17.6	0.0	0.0	0.0	11.8	41.2
		合计	34.4	9.4	3.1	0.0	0.0	6.3	46.9
	乡	男	7.7	3.8	11.5	0.0	0.0	0.0	76.9
		女	3.1	0.0	3.1	0.0	0.0	6.3	87.5
		合计	5.2	1.7	6.9	0.0	0.0	3.4	82.8
	合计	男	19.5	2.4	9.8	0.0	0.0	0.0	68.3
		女	12.2	6.1	2.0	0.0	0.0	8.2	71.4
		合计	15.6	4.4	5.6	0.0	0.0	4.4	70.0
杭州市江干区		男	33.3	0.0	33.3	0.0	0.0	0.0	33.3
		女	33.3	0.0	0.0	0.0	0.0	33.3	33.3
		合计	33.3	0.0	16.7	0.0	0.0	16.7	33.3
宁波市余姚市		男	28.6	14.3	0.0	0.0	0.0	0.0	57.1
		女	25.0	0.0	0.0	0.0	0.0	0.0	75.0
		合计	25.0	5.0	0.0	0.0	0.0	0.0	65.0
金华市武义县		男	16.7	0.0	33.3	0.0	0.0	0.0	50.0
		女	16.7	0.0	0.0	0.0	0.0	0.0	83.3
		合计	16.7	0.0	16.7	0.0	0.0	0.0	66.7
台州市路桥区		男	0.0	0.0	11.1	0.0	0.0	0.0	88.9
		女	0.0	0.0	0.0	0.0	0.0	6.3	93.8
		合计	0.0	0.0	4.0	0.0	0.0	4.0	92.0
台州市温岭市		男	30.0	0.0	0.0	0.0	0.0	0.0	70.0
		女	0.0	0.0	20.0	0.0	0.0	40.0	40.0
		合计	20.0	0.0	6.7	0.0	0.0	13.3	60.0
丽水市莲都区		男	16.7	0.0	0.0	0.0	0.0	0.0	83.3
		女	14.3	42.9	0.0	0.0	0.0	0.0	42.9
		合计	15.4	23.1	0.0	0.0	0.0	0.0	61.5

　　浙江省 55～64 岁中年人近 12 个月内洗过牙的有 3.3%；城、乡分别为 5.4% 和 1.9%，城市高于农村；男、女分别为 3.4% 和 3.3%；杭州市江干区、宁波市余姚市、金华市武义县、台州市路桥区、台州市温岭市和丽水市莲都区分别为 6.8%、1.7%、3.3%、0.0%、0.0% 和 8.1%。在洗牙费用的报销方式中，自费、城镇职工基本医疗保险、新型农村合作医疗和公费医疗的比例分别为 25.0%、25.0%、25.0% 和 8.33%。

　　浙江省 55～64 岁中年人最近一年未至口腔科就诊的原因为牙齿没有问题、牙病不重和没有时间的分别占 50.8%、37.0% 和 8.4%;因为经济困难、不能报销、附近没有牙医、害怕传染病、害怕看牙疼痛、很难找到信得过的牙医和挂号太难而没有就医的很少(见表 2-43)。

表 2-43　浙江省 55～64 岁老年人近一年内未至口腔科就诊各种原因的人数百分比

	城乡(%)		性别(%)		地区(%)					
	城	乡	男	女	杭州市江干区	宁波市余姚市	金华市武义县	台州市路桥区	台州市温岭市	丽水市莲都区
牙齿没有问题	53.0	49.0	48.1	53.4	51.9	53.5	48.7	47.5	56.8	45.7
牙病不重	33.9	39.5	38.0	36.1	34.6	37.2	48.7	37.5	25.0	41.3
没有时间	10.4	6.8	11.6	5.3	3.8	9.3	0.0	7.5	11.4	17.4
经济困难,看不起牙	1.7	2.7	2.3	2.3	0.0	2.3	0.0	5.0	4.5	2.2
看牙不能报销	1.7	0.7	0.8	1.5	1.9	2.3	0.0	0.0	0.0	2.2
附近没有牙医	3.5	0.7	1.6	2.3	3.8	2.3	2.7	0.0	0.0	2.2
害怕传染病	0.9	0.0	0.0	0.0	0.0	0.0	0.0	0.0	0.0	2.2
害怕看牙疼痛	4.3	4.8	3.9	5.3	5.8	2.3	0.0	7.5	4.5	4.3
很难找到信得过的牙医	3.5	2.0	5.4	0.0	1.9	2.3	2.7	5.0	2.3	4.3
挂号太难	0.9	1.4	0.0	1.5	1.9	0.0	0.0	0.0	6.8	0.0
其他原因	7.0	6.1	7.8	5.3	11.5	9.3	8.1	5.0	4.5	13.0

浙江省 55～64 岁中年人医疗保障中,城镇职工医疗保险、城镇居民基本医疗保险、商业保险、公费医疗的比例分别为 31.4%、12.6%、3.8% 和 0.8%,新型农村合作医疗占 41.4%。

(6)口腔保健态度

浙江省 55～64 岁中年人认同"预防牙病首先靠自己""口腔健康对自己的生活很重要""有必要定期做口腔检查"和"牙齿好坏不是天生"的分别占 87.1%、89.8%、68.4% 和 55.8%,城市高于农村。

3.65～74 岁组

(1)口腔卫生行为

浙江省 65～74 岁老年人中,每天刷牙的有 94.6%,其中每天至少刷牙 2 次的有 39.7%(见图 2-30)。每天刷牙的人群比例,城、乡分别为 97.3% 和 92.6%,城市高于农村;男、女分别为 93.8% 和 95.5%,男性低于女性;杭州市江干区、宁波市余姚市、金华市武义县、台州市路桥区、台州市温岭市和丽水市莲都区分别为 96.5%、91.9%、93.3%、95.0%、96.6% 和 94.6%。65～74 岁老年人中,每天使用牙签的有 20.1%;城、乡分别为 26.2% 和 15.7%,城市高于农村;男、女分别为 27.5% 和 12.6%,男性高于女性;杭州市江干区、宁波市余姚市、金华市武义县、台州市路桥区、台州市温岭市和丽水市莲都区分别为 28.1%、22.6%、5.0%、13.3%、25.4% 和 27.3%,金华市武义县最低。每天使用牙线的仅有 0.6%;城、乡分别为 1.3% 和 0.0%,城市高于农村,农村所调查人群没有使用牙线的习惯;男、女分别为 1.1% 和 0.0%,男性高于女性,女性所调查人群没有使用牙线的习惯;杭州市江干区和丽水市莲都区均为 1.8%,宁波市余姚市、金华市武义县、台州市路桥区和台州市温岭市所调查人群均没有使用牙线进行清洁。此外,有 6.6% 的人使用含氟牙膏;城、乡分别为 8.3% 和 5.3%,城市高于农村;男、女分别为 7.1% 和 6.0%,男性高于女性;杭州市江干区、宁波市余姚市、金华市武义县、台州市路桥区、台州市温岭市和丽水市莲都区分别为 7.1%、0.0%、5.9%、1.7%、8.5% 和 17.7%,宁波市余姚市所调查人群没有使用含氟牙膏的习惯。

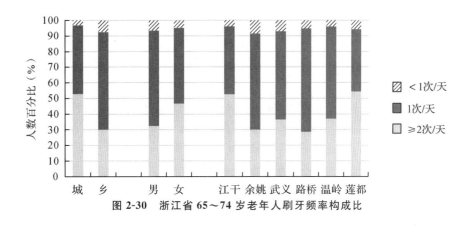

图 2-30 浙江省 65～74 岁老年人刷牙频率构成比

（2）饮食习惯

浙江省 65～74 岁老年人中，每天进食甜点心及糖果（包括饼干、蛋糕、面包、巧克力、含糖口香糖）的人有 9.4%；城、乡分别为 10.7% 和 8.3%，城市高于农村；男、女分别为 12.9% 和 5.7%，男性高于女性；杭州市江干区、宁波市余姚市、金华市武义县、台州市路桥区、台州市温岭市和丽水市莲都区分别为 14.0%、21.0%、5.0%、1.7%、5.1% 和 9.1%，宁波市余姚市最高（见表 2-44）。65～74 岁老年人中，每天进食甜饮料的有 1.4%，城、乡分别为 1.3% 和 1.5%；男、女分别为 2.2% 和 0.6%，男性高于女性；宁波市余姚市、台州市路桥区和丽水市莲都区分别为 4.8%、1.7% 和 1.8%，杭州市江干区、金华市武义县和台州市温岭市所调查人群未发现有每天进食甜饮料的习惯。此外，每天进食加糖的牛奶、酸奶、奶粉、茶、豆浆、咖啡的人有 15.0%；城、乡分别为 26.8% 和 6.4%，城市高于乡村；男、女分别为 17.4% 和 12.6%，男性高于女性；杭州市江干区、宁波市余姚市、金华市武义县、台州市路桥区、台州市温岭市和丽水市莲都区分别为 54.4%、11.3%、5.0%、1.7%、8.5% 和 10.9%，杭州市江干区最高。

表 2-44 浙江省 65～74 岁老年人每天进食含糖食品的人数百分比

	城乡（%）		性别（%）		地区（%）					
	城	乡	男	女	杭州市江干区	宁波市余姚市	金华市武义县	台州市路桥区	台州市温岭市	丽水市莲都区
进食甜点心及糖果	10.7	8.3	12.9	5.7	14.0	21.0	5.0	1.7	5.1	9.1
进食甜饮料	1.3	1.5	2.2	0.6	0.0	4.8	0.0	1.7	0.0	1.8
进食加糖的牛奶、酸奶、奶粉、茶、豆浆、咖啡等	26.8	6.4	17.4	12.6	54.4	11.3	5.0	1.7	8.5	10.9

（3）烟酒行为和慢性病

在浙江省 65～74 岁老年人中，有吸烟习惯的有 21.7%；城、乡分别为 20.4% 和 22.6%，城市低于农村；男、女分别为 39.2% 和 4.0%，男性高于女性；杭州市江干区、宁波市余姚市、金华市武义县、台州市路桥区、台州市温岭市和丽水市莲都区分别为 25.5%、27.4%、20.0%、25.0%、22.0% 和 9.1%，丽水市莲都区最低。在吸烟的人群中，每天吸烟量在 20 支以上的有 20.0%；城、乡分别为 19.2% 和 20.5%；男、女分别为 20.9% 和 0.0%，男性高于女性，女性所调查人群中未发现每天大量吸烟的人；杭州市江干区、宁波市余姚市、金华市武义县、台州市路桥区、台州市温岭市和丽水市莲都区分别为 8.3%、12.5%、0.0%、23.1%、38.5% 和 25.0%，金华市武义县最低，没有每天大量吸烟人群。此外，每天喝酒的有 17.2%，城、乡分别为 15.8% 和 18.2%，城市低于农村；男、女分别为 30.7% 和 3.5%，男性高于女性；杭州市江干区、宁波市余姚市、金华市武义县、台州市路桥区、台州市温岭市和丽水市莲都区分别为20.4%、25.8%、26.7%、8.3%、3.4%和18.2%。

浙江省65～74岁老年人中,有高血压、糖尿病、心脏病、慢性阻塞性肺疾病和脑卒中的分别占40.5%、14.5%、8.5%、1.4%和1.1%;没有或不知道有慢性疾病的有38.8%。

（4）口腔卫生知识及来源

在浙江省65～74岁老年人中,知道"吃糖可以导致龋齿""口腔疾病可能影响全身健康""细菌可以引起龋齿""细菌可以引起牙龈发炎""刷牙时牙龈出血是不正常的"及"刷牙对预防牙龈出血有用"的人群的占比分别为73.9%、69.1%、62.6%、59.5%、49.2%和30.0%。知道"氟化物对保护牙齿有用"的有7.4%,城、乡分别为11.4%和4.5%,城市高于农村;男、女分别为8.5%和6.3%,男性高于女性;杭州市江干区、宁波市余姚市、金华市武义县、台州市路桥区、台州市温岭市和丽水市莲都区分别为3.5%、1.6%、5.0%、0.0%、10.2%和25.5%,台州市路桥区所调查人群对氟化物的保护作用缺乏认知。知道"窝沟封闭对保护牙齿有用"的有6.6%,城、乡分别为8.1%和5.4%,城市高于农村;男、女分别为6.2%和7.0%,男性低于女性;杭州市江干区、宁波市余姚市、金华市武义县、台州市路桥区、台州市温岭市和丽水市莲都区分别为5.3%、0.0%、15.0%、5.0%、3.5%和10.9%,宁波市余姚市所调查人群对窝沟封闭缺乏认知。

（5）口腔科就医行为

浙江省65～74岁老年人近12个月的口腔科就诊率为32.0%;城、乡分别为41.6%和24.4%,城市高于农村;男、女分别为23.8%和39.7%,男性低于女性;杭州市江干区、宁波市余姚市、金华市武义县、台州市路桥区、台州市温岭市和丽水市莲都区分别为44.7%、23.5%、28.3%、25.0%、33.4%和38.0%（见表2-45）。65～74岁老年人中,从没有至口腔科就诊过的人群占比为18.0%;城、乡分别为12.8%和21.8%,城市低于农村;男、女分别为20.2%和15.6%;杭州市江干区、宁波市余姚市、金华市武义县、台州市路桥区、台州市温岭市和丽水市莲都区分别为17.5%、16.4%、23.3%、15.0%、25.9%和9.1%。65～74岁老年人中,末次至口腔科就诊的原因为治疗、咨询检查和预防的分别占96.0%、3.0%和0.0%（见图2-31和图2-32）。在末次就医费用里,全部自费、城镇职工基本医疗保险、新型农村合作医疗、城镇居民基本医疗保险、商业保险和公费医疗的分别为64.2%、20.8%、3.8%、2.8%、0.9%和0.9%（见表2-46）。

表 2-45　浙江省65～74年龄组末次口腔科就诊距现在时间及原因

地区		性别	口腔科就诊（%）		末次口腔科就诊距现在时间（%）			末次口腔科就诊主要原因（%）			
			至口腔科就诊过	从没至口腔科就诊过	6个月以内	6～12个月	12个月以上	咨询检查	预防	治疗	不知道
浙江省	城	男	88.0	12.0	19.7	9.1	71.2	5.3	0.0	94.7	0.0
		女	86.5	13.5	32.8	21.9	45.3	3.0	0.0	97.0	0.0
		合计	87.2	12.8	26.2	15.4	58.5	3.8	0.0	96.2	0.0
	乡	男	73.8	26.2	9.1	10.4	80.5	0.0	0.0	100.0	0.0
		女	82.8	17.2	14.9	13.8	71.3	3.6	0.0	92.9	3.6
		合计	78.2	21.8	12.2	12.2	75.6	2.0	0.0	95.9	2.0
	合计	男	79.8	20.2	14.0	9.8	76.2	2.5	0.0	97.5	0.0
		女	84.4	15.6	22.5	17.2	60.3	3.3	0.0	95.1	1.6
		合计	82.1	17.9	18.4	13.6	68.0	3.0	0.0	96.0	1.0

续表

地区	性别	口腔科就诊（%）		末次口腔科就诊距现在时间（%）			末次口腔科就诊主要原因（%）			
		至口腔科就诊过	从没至口腔科就诊过	6个月以内	6～12个月	12个月以上	咨询检查	预防	治疗	不知道
杭州市江干区	男	75.9	24.1	22.7	4.6	72.7	0.0	0.0	100.0	0.0
	女	89.3	10.7	36.0	24.0	40.0	0.0	0.0	100.0	0.0
	合计	82.5	17.5	29.8	14.9	55.3	0.0	0.0	100.0	0.0
宁波市余姚市	男	83.3	16.7	8.3	12.5	79.2	0.0	0.0	100.0	0.0
	女	83.9	16.1	11.1	14.8	74.1	0.0	0.0	100.0	0.0
	合计	83.6	16.4	9.8	13.7	76.5	0.0	0.0	100.0	0.0
金华市武义县	男	67.7	32.3	28.6	0.0	71.4	0.0	0.0	100.0	0.0
	女	86.2	13.8	12.0	16.0	72.0	0.0	0.0	85.7	14.3
	合计	76.7	23.3	19.6	8.7	71.7	0.0	0.0	92.3	7.7
台州市路桥区	男	86.7	13.3	3.7	14.8	81.5	0.0	0.0	100.0	0.0
	女	83.3	16.7	16.0	16.0	68.0	0.0	0.0	100.0	0.0
	合计	85.0	15.0	9.6	15.4	75.0	0.0	0.0	100.0	0.0
台州市温岭市	男	75.0	25.0	13.6	18.2	68.2	0.0	0.0	100.0	0.0
	女	73.3	26.7	19.2	15.4	65.4	0.0	0.0	100.0	0.0
	合计	74.1	25.9	16.7	16.7	66.7	0.0	0.0	100.0	0.0
丽水市莲都区	男	90.0	10.0	11.1	7.4	81.5	20.0	0.0	80.0	0.0
	女	92.0	8.0	43.5	17.4	39.1	15.4	0.0	84.6	0.0
	合计	90.9	9.1	26.0	12.0	62.0	16.7	0.0	83.3	0.0

表 2-46　浙江省 65～74 年龄组末次看牙费用

地区		性别	末次就医费用（%）						
			城镇职工基本医疗保险	城镇居民基本医疗保险	新型农村合作医疗	商业保险	公费医疗	其他途径报销	全部自费（没有报销）
浙江省	城	男	38.9	0.0	0.0	0.0	0.0	16.7	44.4
		女	37.1	2.9	2.9	0.0	2.9	8.6	45.7
		合计	37.7	1.9	1.9	0.0	1.9	11.3	45.3
	乡	男	4.5	9.1	0.0	4.5	0.0	4.5	77.3
		女	3.2	0.0	9.7	0.0	0.0	0.0	87.1
		合计	3.8	3.8	5.7	1.9	0.0	1.9	83.0
	合计	男	20.0	5.0	0.0	2.5	0.0	10.0	62.5
		女	21.2	1.5	6.1	0.0	1.5	4.5	65.2
		合计	20.8	2.8	3.8	0.9	0.9	6.6	64.2

地区	性别	末次就医费用（%）						
		城镇职工基本医疗保险	城镇居民基本医疗保险	新型农村合作医疗	商业保险	公费医疗	其他途径报销	全部自费（没有报销）
杭州市江干区	男	50.0	0.0	0.0	0.0	0.0	33.3	16.7
	女	40.0	6.7	6.7	0.0	0.0	6.7	40.0
	合计	42.9	4.8	4.8	0.0	0.0	14.3	33.3
宁波市余姚市	男	16.7	16.7	0.0	0.0	0.0	16.7	66.7
	女	37.5	0.0	0.0	0.0	0.0	12.5	62.5
	合计	28.6	7.1	0.0	0.0	0.0	14.3	64.3
金华市武义县	男	40.0	0.0	0.0	0.0	0.0	0.0	60.0
	女	14.3	0.0	42.9	0.0	0.0	0.0	42.9
	合计	25.0	0.0	25.0	0.0	0.0	0.0	50.0
台州市路桥区	男	0.0	0.0	0.0	10.0	0.0	0.0	90.0
	女	0.0	0.0	0.0	0.0	0.0	0.0	100.0
	合计	0.0	0.0	0.0	4.5	0.0	0.0	95.5
台州市温岭市	男	14.3	14.3	0.0	0.0	0.0	0.0	71.4
	女	10.0	0.0	0.0	0.0	0.0	0.0	90.0
	合计	11.8	5.9	0.0	0.0	0.0	0.0	82.4
丽水市莲都区	男	20.0	0.0	0.0	0.0	0.0	20.0	60.0
	女	23.1	0.0	0.0	0.0	7.7	7.7	61.5
	合计	22.2	0.0	0.0	0.0	5.6	11.1	61.1

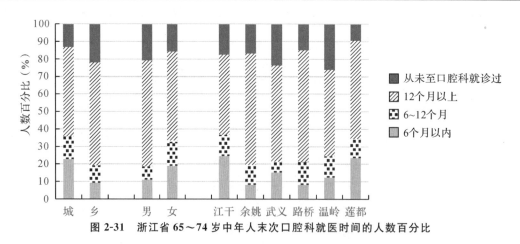

图2-31 浙江省65～74岁中年人末次口腔科就医时间的人数百分比

浙江省65～74岁老年人中,近12个月内洗过牙的人群比例为2.3%,城、乡分别为2.7%和2.0%;男、女分别为3.4%和1.2%;杭州市江干区、宁波市余姚市、金华市武义县、台州市路桥区、台州市温岭市和丽水市莲都区分别为1.8%、0.0%、6.7%、3.3%、0.0%和1.8%,宁波市余姚市和台州市温岭市所调查人群未发现在一年内有洗过牙。在洗牙费用的报销方式中,自费、城镇职工基本医疗保险、新型农村合作医疗和公费医疗的比例分别为41.7%、25.0%、25.0%和8.3%。

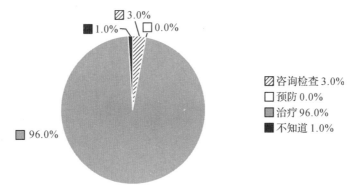

图例：
- 咨询检查 3.0%
- 预防 0.0%
- 治疗 96.0%
- 不知道 1.0%

图 2-32　浙江省 65～74 岁老年人末次口腔科就医原因构成比

浙江省 65～74 岁老年人中，最近一年未至口腔科就诊的原因为牙齿没有问题、牙病不重的分别占 54.0% 和 32.9%；因为没有时间、经济困难、不能报销、附近没有牙医、害怕传染病、害怕看牙疼痛、很难找到信得过的牙医和挂号太难而没有就医的很少（见表 2-47）。

表 2-47　浙江省 65～74 岁老年人一年内各种未至口腔科就医原因的人数百分比

城乡/性别 未就医原因	城乡(%)		性别(%)		地区(%)					
	城	乡	男	女	杭州市江干区	宁波市余姚市	金华市武义县	台州市路桥区	台州市温岭市	丽水市莲都区
牙齿没有问题	47.8	57.8	59.7	47.2	51.4	51.1	56.1	57.1	63.4	41.9
牙病不重	40.0	28.6	30.2	36.1	40.0	40.4	26.8	21.4	26.8	45.2
没有时间	4.4	0.7	3.1	0.9	0.0	0.0	0.0	0.0	2.4	12.9
经济困难	1.1	0.7	0.0	1.9	0.0	0.0	2.4	0.0	2.4	0.0
不能报销	0.0	0.7	0.0	0.0	0.0	0.0	0.0	2.4	0.0	0.0
附近没有牙医	1.1	1.4	0.8	1.9	2.9	0.0	0.0	4.8	0.0	0.0
害怕传染病	0.0	0.0	0.0	0.0	0.0	0.0	0.0	0.0	0.0	0.0
害怕看牙疼痛	2.2	2.0	0.8	3.7	0.0	0.0	2.4	7.1	0.0	0.0
很难找到信得过的牙医	1.1	1.4	0.8	1.9	2.9	2.1	0.0	0.0	0.0	0.0
挂号太难	1.1	0.7	0.0	1.9	2.9	0.0	0.0	2.4	0.0	0.0
其他原因	14.4	13.6	11.6	16.7	2.9	8.5	24.4	11.9	12.2	22.6

浙江省 65～74 岁老年人医疗保障中，城镇职工医疗保险、城镇居民基本医疗保险、商业保险、公费医疗的比例分别为 31.7%、14.4%、1.1%、0.6%，新型农村合作医疗占 52.2%。

（6）口腔保健态度

浙江省 65～74 岁老年人中，87.5% 的人认同"口腔健康对自己的生活很重要"，83.3% 的人认同"预防牙病首先靠自己"，67.4% 的人认为"有必要定期进行口腔检查"，48.6% 的人认为"牙齿好坏不是天生的"。具备正确口腔健康态度的比例，城市高于农村。

（7）口腔健康问题对生活的影响

浙江省 65～74 岁老年人对自己的牙齿和口腔状况满意的有 23.6%。口腔问题中，因"牙齿或义齿原因限制食物的种类和数量""咬或咀嚼食物时有困难""牙齿或牙龈对冷、热或甜刺激敏感""担心或关注牙齿、牙龈或义齿的问题"以及"吞咽食物时经常感到不舒服或困难"的比例分别为 30.7%、25.8%、17.0%、9.5% 和 6.7%；其对发音、美观、自尊和社交活动的影响较小（见表 2-48）。

表 2-48 浙江省 65～74 岁老年人自我评价口腔问题的影响

城乡/性别/分区 影响因素	城乡（%）		性别（%）		地区（%）					
	城	乡	男	女	杭州市江干区	宁波市余姚市	金华市武义县	台州市路桥区	台州市温岭市	丽水市莲都区
因牙齿或义齿原因限制食物的种类和数量	31.8	29.9	28.2	33.1	29.8	29.0	33.9	30.0	35.7	25.5
咬或咀嚼食物时有困难	23.6	27.4	22.6	29.1	24.6	25.8	33.9	28.3	32.1	9.1
吞咽食物时经常感到不舒服或困难	5.4	7.5	6.3	7.0	0.0	3.2	8.5	10.3	17.9	0.0
牙齿或义齿妨碍说话	2.7	5.0	2.8	5.2	5.3	4.8	1.7	6.7	3.6	1.9
吃东西时感到口腔内不舒服	4.1	6.5	4.5	6.4	8.8	1.6	3.4	10.0	7.1	1.9
因牙齿或义齿原因限制与他人的交往	0.0	4.0	2.3	2.3	0.0	1.6	1.7	5.0	5.4	0.0
对牙齿、牙龈或义齿的外观感到不满意或不愉快	2.0	4.5	4.0	2.9	1.8	3.3	1.7	8.3	5.4	0.0
用药物缓解口腔的疼痛或不适	2.0	6.5	4.5	4.7	1.8	4.8	5.1	6.7	8.9	0.0
担心或关注牙齿、牙龈或义齿的问题	14.3	6.0	7.4	11.6	24.6	1.6	8.5	6.7	16.1	0.0
因牙齿、牙龈或义齿问题在别人面前感到紧张或不自在	0.7	2.0	1.1	1.8	10.5	0.0	1.7	3.4	1.8	0.0
因牙齿或义齿问题在别人面前吃东西时感到不舒服	0.7	4.0	2.3	2.9	1.8	0.0	1.7	6.7	3.6	1.9
牙齿或牙龈对冷、热或甜刺激敏感	17.1	16.9	11.9	22.2	12.3	21.3	11.9	15.0	28.6	13.0

三、浙江省口腔人力资源调查

(一)浙江省各级各类口腔卫生机构情况

截至 2015 年 12 月 31 日,浙江省共有口腔卫生机构 4167 个,其中公立机构 1370 个,民营机构 2797 个。民营机构较多,占 67.12%。在口腔医疗机构的分级上,有专科医院 58 个,医院口腔科 547 个,基层医疗卫生机构中社区卫生服务中心(站)口腔科 439 个,乡镇(街道)卫生院口腔科 540 个,口腔门诊部(诊所)2078 个。口腔卫生机构分布呈金字塔模式。其中,基层医疗卫生机构口腔科和口腔门诊部最多,口腔专科医院最少。

(二)浙江省口腔人力资源结构层次状况

浙江省口腔卫生人员总共有 14843 人。其中,医生 10951 人,护士 3409 人,技师(士)483 人,医护技比为 23∶7∶1。欧美发达国家一般将口腔卫生人力资源分为牙医和牙科辅助人员两个层次,后者又可分为牙科助手、牙科治疗师、牙科卫生士、牙科技师和牙科护士。目前,浙江省口腔人力资源配置体系还不完善,缺乏能处理大量医疗相关事宜的牙科辅助人士。浙江省口腔医护比为 3.2∶1,未达到 2011 年卫生部三级口腔医疗机构医护比 1∶1.5 的标准,距一些中等发达国家 1∶2 的医护比还相差甚远,远不能满足四手操作需要。

(三)浙江省口腔医生与人口的比例

截至 2015 年年底,浙江省常住人口达到 5539 万人。本次调查统计,浙江省口腔医生 10951 人,口腔医生人口比为 1∶5058,基本达到世界卫生组织所建议的 1∶5000 要求。浙江省口腔医生人口密度为 19.77/10 万人口。11 个城市口腔医生人口密度分布差异明显,最高的为杭州(30.47/10 万人口),最低的为嘉兴(11.01/10 万人口),见图 2-33。

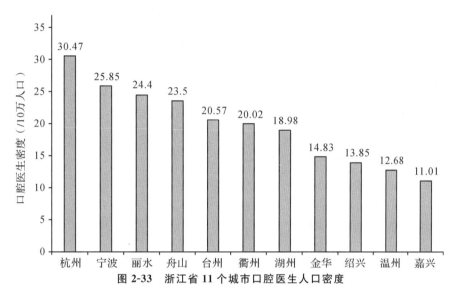

图 2-33　浙江省 11 个城市口腔医生人口密度

第三部分 主要发现

第四次全国口腔健康流行病学调查和第三次全国口腔健康流行病学调查都采用世界卫生组织建议的方法。第三次全国口腔健康流行病学调查距离第四次全国口腔健康流行病学调查已经过去10年了。10年的时间里,全国社会经济都经历了快速的发展,人民生活水平和健康意识也不断提高,口腔预防和医疗水平也不断提高,因此城乡居民口腔健康状况和相关治疗、态度、行为都有所变化。本次调查客观描述了我省居民口腔健康状况。为呈现过去10年我省居民口腔健康状况的变化趋势,将第四次浙江省口腔健康流行病学调查的部分数据与第三次浙江省口腔健康流行病学调查结果进行比较,现将主要发现凝练为以下七点。

一、部分年龄段龋病呈下降趋势,龋补充填比增加

在过去的10年,我省35～44岁、65～74岁组患龋率水平呈现下降的趋势,分别90.4%、99.2%降低到72.9%和80.7%,5岁儿童和12岁学生患龋率变化差异不明显。体现平均每人龋病牙数的指标龋均值,在35～44岁、65～74岁组有下降,尤其是65～74岁组从17.9降到了13.2,下降明显。这表明,随着社会经济快速地发展,浙江省口腔预防和医疗水平不断提高,口腔卫生宣教进一步深入,防龋工作实施有成效。然而,5岁组儿童和12岁组中学生的龋均有抬升趋势,尤其是5岁组从5.0上升到5.6。各年龄组的龋补充填比均有了比较大的上升,说明有更多的居民选择对龋齿进行充填治疗,但是仍有一半以上的龋齿未进行有效充填,以5岁组代表的乳牙龋的充填比仅占5.1%,表明居民对乳牙龋普遍未进行充填治疗。

表3-1 2005—2016年各年龄组龋病状况比较

	患龋率(%)		龋均		龋补充填比(%)	
	2005年	2016年	2005年	2016年	2005年	2016年
5岁	80.4	79.6	5.0	5.6	2.5	5.1
12岁	39.3	40.9	0.8	1.0	18.4	32.7
35～44岁	90.4	72.9	5.6	5.3	30.0	47.1
65～74岁	99.2	80.7	17.9	13.2	10.0	30.7

注:1.35～44岁、65～74岁两个年龄组不包括第三磨牙。

2.65～74岁年龄组患龋率和龋均的计算只包括龋坏(D)和充填(F),不包括失牙(M)。

3.龋补充填比=FT/DFT×100%。

从全球范围来看,各国龋病患病率差别很大。为了衡量各国或各地居民患龋情况,世界卫生组织(World Health Organization,WHO)规定,龋病的患病水平以12岁恒牙龋作为衡量标准,将龋病状况分为4个等级(见表3-2)。在我省第一、二、三和四次口腔健康流行病学调查中,12岁学生的龋均值分

别为1.44、1.29和0.83和0.98,说明我省12岁组龋均在近10年仍处于很低水平。此外,WHO还将35～44岁年龄组的龋齿患病情况也分为4个等级(见表3-3)。本次调查我省35～44岁年龄组的龋均为5.34,在全球属于低水平,其中台州温岭市的龋均为4.80(低于很低水平),丽水市莲都区则以6.40为本次调查最高水平。

表3-2　WHO龋病流行程度评价指标(12岁)

龋均(DMFT均数)	等级
<1.2	很低
1.2～2.6	低
2.7～4.4	高
>4.4	很高

表3-3　WHO龋病流行程度评价指标(35～44岁)

龋均(DMFT均数)	等级
<5.0	很低
5.0～8.9	低
9.0～13.9	高
>13.9	很高

调查中发现,龋病最好发的牙位为第一恒磨牙。该特点提示尽快对适龄儿童的初萌恒牙行窝沟封闭的必要性和重要性。在本次调查中,第一次对儿童和中小学生的龋病状况分年龄进行调查。调查发现,儿童和中小学生的患龋率和龋均随着年龄的增加而增加,从3岁到5岁,患龋率从58.6%增加到79.6%,龋均从2.94增加到5.60;从12岁到15岁,患龋率从40.9%增加到46.9%,每年增加幅度为1.5%,12～15岁组龋均从0.98增加到1.39,每年增加幅度约为0.1。

中老年人由于牙根暴露,所以容易发生根面龋。本次调查显示,35～44岁组、55～64岁组和65～74岁组根龋患龋率分别为13.4%、37.3%和45%,根龋龋均为0.23、0.76和1.01,根龋患龋率和龋均亦随着年龄的增加而增加(见表3-4)。相比于第三次调查,本次调查中老年组根龋患龋率显著下降,人均患龋牙数减少,龋齿充填比增加。由于55～64岁组是本次调查新增人群,所以与第三次调查暂无数据可比较。

表3-4　2005—2016年中老年组根面龋状况比较

	患龋率(%)		龋均		龋补充填比(%)	
	2005年	2016年	2005年	2016年	2005年	2016年
35～44岁	48.5	13.4	1.32	0.23	11.0	19.8
65～74岁	76.8	45.0	4.42	1.01	5.1	12.4

二、中小学生牙周健康状况改善,中老年组牙周状况较差

本次调查显示,中小学生牙龈出血的检出率为26.2%,人均牙龈出血牙数为2.15,牙石的检出率为31.0%,人均有牙石的牙数为2.19,这些数据相比2005年的调查结果47.7%、2.63、51.8%和2.95都有所降低。35～44岁、55～64岁和65～74岁组牙周状况较差,牙龈出血和牙石的检出率都超过80%,甚至达到90%以上。浅牙周袋(≥4mm)的检出率,在35～44岁组为35.8%,在55～64岁组为55.1%,在65～74岁组为53.0%。对比第三次全国流调数据,35～44岁组浅牙周袋检出率仅为26.7%,65～74岁组为39.0%,说明中老年人牙周健康的形势较10年前更为严峻,提示应加强对中老年人牙周病的防治。此外,调查还发现在中老年组中,男性牙周健康状况明显不如女性。这可能与男性的吸烟量较高等不良生活习惯有关。

三、龋病和口腔卫生状况存在地区、性别和年龄差异

本次调查显示,各年龄组患龋率和龋均,城市略低于农村;而龋补牙数,城市高于农村;牙周健康状况,城市优于农村,存在明显的地区差异。上述结果的原因可能是城市和农村经济发展水平有差异,及居民受教育程度和口腔保健意识不同。随着经济的发展和生活水平的提高,人们越来越重视口腔健康,这有利于建立更好的口腔卫生习惯,而对于经济欠发达地区,则需加强口腔卫生保健工作。

此外,本次调查发现在学龄前儿童组和中小学生组,女性的龋均和患龋率均略高于男性,而女性的龋补牙数和牙周健康状况优于男性,这提示不同性别口腔卫生状况的差异。值得注意的是,在各年龄组内,随着年龄的增长,龋均和患龋率都有所上升,提示应该针对各年龄段加强口腔卫生宣教和预防保健工作。

四、各年龄组口腔保健、知识、态度仍有待提高

本次调查显示,儿童进食甜点、糖果、甜饮料频率升高,刷牙次数和频率较低,其中,城市高于农村,地区差异明显,杭州市江干区高于金华市武义县、丽水市莲都区。儿童日常含氟牙膏使用率仅为7%,低于上一次调查的比例。相较于第三次调查,更多家长意识到口腔保健的重要性,父母帮助儿童刷牙的比率上升,认同定期口腔检查的必要性。然而,儿童家长对第一恒磨牙的重要性及氟化物的防龋作用认识不足,调查显示,仅有29.1%的家长认为氟化物能够保护牙齿。

中小学生的口腔知识相较第三次调查有所增加,但口腔态度和口腔卫生行为几乎没有改善。12~15岁年龄组每日刷牙率从90.7%减至80%,含氟牙膏使用率只有5.6%。

35~44岁、55~64岁和65~74岁年龄组基本能做到每天至少刷牙一次,较10年前有了明显提高。但每天刷牙两次的比例,男性低于女性。在中老年组中,牙签和牙线的使用率低,尤其牙线的使用率不足5%,这是该年龄组龋病患病率高和牙周情况较差的相关危险因素之一。35~44岁年龄组含氟牙膏的使用率为29.4%,65~74岁年龄组含氟牙膏的使用率仅为6.6%,较第三次流调时均下降了30%以上。在抽烟习惯上,35~44岁、55~64岁和65~74岁年龄组的吸烟率分别为44.9%、58.7%和39.2%,相比10年前略有下降。

五、口腔就医行为以治疗型为主

超过80%的儿童从未去医院做过常规口腔检查或治疗。84%的儿童超过1年未去医院就诊,该比例较上一次口腔流行病学调查结果有所下降。在中老年组中,超过80%的就医行为的目的是口腔治疗,而咨询和预防的比例较小,其中,城市明显好于农村地区。口腔医疗费用支出比率,城市也高于农村。这提示需要加强口腔预防及宣教工作,增强居民对口腔常规健康检查的意识。

六、中老年组对龋病和缺牙的治疗意识薄弱

在浙江省35~44岁、55~64岁、65~74岁三个年龄组中,冠龋龋失补构成比中,因龋导致缺失牙的占大多数(45%~70%);在根龋中,绝大部分(>80%)没有进行充填治疗。这表明,这部分人对龋

病的认识和治疗不足,导致牙齿的缺失。其中,65～74 岁年龄组在第三次流调时人均存留牙数为19.06,无牙颌率为 9.5%;而在本次调查中,人均存留牙数提高到了 22.88,无牙颌率降到了 0.4%。在义齿修复方面,固定义齿修复成为检出率最高的修复方式,35～44 岁年龄组固定义齿检出率为28.5%,较 10 年前增长了 15%;65～74 岁年龄组固定义齿检出率高达 48.2%,较 10 年前增长了 26%。本次调查还新增了对种植义齿修复、有缺失但未修复情况的检查,35～44 岁、55～64 岁、65～74 岁三个年龄组种植义齿检出率分别为 0.8%、0.5%、0.6%,相较其他修复方式较低,未来仍有很大的发展空间。55～64 岁、65～74 岁两个年龄组有缺失牙但未行修复情况的检出率均高于 35%,说明在当前的口腔医疗服务中,对老年人缺牙的治疗任务仍十分艰巨。同时,应加强口腔健康教育和健康促进工作,提高各年龄段的口腔健康意识,普及口腔卫生知识。

七、各年龄组口腔健康状况的相关危险因素

本次调查采用多因素分析方法对浙江省各年龄组的口腔健康状况相关危险因素进行了分析。学龄前儿童及中小学生进食甜食、饮料的频率较高,含氟牙膏的使用率、每日刷牙频率都会影响其龋病、牙周病的发生率。窝沟封闭预防龋齿、氟化物防龋等早期预防措施和早期治疗的理念不足。城乡、男女、地区、不同年龄段间差异明显。因此,就这些危险因素,应对不同年龄段的高风险人群加强口腔健康教育和口腔卫生服务工作,有针对性地宣传科学的口腔预防和保健知识,减少致龋性食物的摄入,这对预防龋病和牙周疾病都是积极有效的措施。

以上情况说明,在过去的 10 年中,我省在中老年组的口腔保健方面取得了一定的成绩,但是儿童及青少年口腔保健则没有得到明显的改善。这说明随着经济水平的提升,中老年人关注口腔健康和保护口腔的意识有提高,但是儿童及青少年组可能由于饮食结构变化,患龋率并未见明显下降。同时,对各个年龄组都要加强口腔卫生宣教和服务,提高龋齿充填比率,切实提高人群口腔健康水平。

第四部分 浙江省口腔健康调查结果统计表

表 4-1 浙江省口腔健康检查样本量

地区		性别	3～5 岁年龄组	12～15 岁年龄组	35～44 岁年龄组	55～64 岁年龄组	65～74 岁年龄组	合计
浙江省	城	男	424	943	76	76	75	1594
		女	408	835	73	75	74	1465
		合计	832	1778	149	151	149	3059
	乡	男	935	2257	100	104	103	3499
		女	943	2391	109	110	101	3654
		合计	1878	4648	209	214	204	7153
	合计	男	1359	3200	176	180	178	5093
		女	1351	3226	182	185	175	5119
		合计	2710	6426	358	365	353	10212
杭州市 江干区		男	225	509	30	30	29	823
		女	225	515	28	30	28	826
		合计	450	1024	58	60	57	1649
宁波市 余姚市		男	234	552	29	30	30	875
		女	226	544	32	32	32	866
		合计	460	1096	61	62	62	1741
金华市 武义县		男	244	533	29	30	31	867
		女	227	541	31	31	29	859
		合计	471	1074	60	61	60	1726
台州市 路桥区		男	227	537	28	30	30	852
		女	229	541	32	30	30	862
		合计	456	1078	60	60	60	1714
台州市 温岭市		男	224	532	31	29	28	844
		女	220	546	30	31	31	858
		合计	444	1078	61	60	59	1702
丽水市 莲都区		男	229	537	29	31	30	856
		女	223	539	29	31	25	847
		合计	452	1076	58	62	55	1703

表 4-2　浙江省 3～5 岁年龄组乳牙龋均构成比及患龋率

地区	年龄(岁)	性别	受检人数	dt $\overline{X}$	dt SD	dt 构成比(%)	mt $\overline{X}$	mt SD	mt 构成比(%)	ft $\overline{X}$	ft SD	ft 构成比(%)	dmft $\overline{X}$	dmft SD	患龋率(%)
浙江省	城	男	424	3.42	4.17	88.0	0	0.07	0.12	0.46	1.47	11.9	3.89	4.49	67.9
		女	408	3.62	4.53	92.2	0	0	0.00	0.31	1.05	7.8	3.93	4.64	67.6
		合计	832	3.52	4.35	90.1	0	0.049	0.06	0.39	1.28	9.9	3.91	4.56	67.8
	乡	男	935	4.47	4.7	98.1	0	0.03	0.02	0.08	0.53	1.9	4.56	4.74	73.3
		女	943	4.38	4.77	97.6	0	0.03	0.02	0.11	0.65	2.4	4.49	4.84	71.0
		合计	1878	4.42	4.74	97.8	0	0.033	0.02	0.1	0.59	2.1	4.52	4.79	71.7
	合计	男	1359	4.14	4.56	95.3	0	0.047	0.05	0.2	0.95	4.7	4.35	4.67	71.6
		女	1351	4.15	4.71	96.1	0	0.03	0.02	0.17	0.8	3.9	4.32	4.78	70.0
		合计	2710	4.15	4.64	95.7	0	0.04	0.03	0.19	0.88	4.3	4.33	4.73	70.8
杭州市江干区	3	男	75	2.20	3.76	85.1	0.01	0.12	0.5	0.37	1.30	14.4	2.59	4.03	54.7
		女	75	1.40	2.75	77.2	0.00	0.00	0.0	0.41	1.48	22.8	1.81	3.31	44.0
		合计	150	1.80	3.31	81.8	0.01	0.08	0.3	0.39	1.39	17.9	2.20	3.70	49.3
	4	男	75	2.64	3.26	72.3	0.01	0.12	0.4	1.00	2.16	27.4	3.65	4.08	66.7
		女	75	2.51	3.07	76.1	0.00	0.00	0.0	0.79	3.12	23.9	3.29	3.76	68.0
		合计	150	2.57	3.16	74.1	0.01	0.08	0.2	0.89	1.97	25.7	3.47	3.91	67.3
	5	男	75	2.99	3.46	70.9	0.00	0.00	0.0	1.23	1.98	29.1	4.21	4.46	69.3
		女	75	3.17	3.66	77.3	0.00	0.00	0.0	0.93	1.53	22.7	4.11	4.07	72.0
		合计	150	3.08	3.55	74.0	0.00	0.00	0.0	1.08	1.77	26.0	4.16	4.25	70.7
	合计	男	225	2.61	3.50	74.9	0.01	0.09	0.3	0.87	1.88	24.9	3.48	4.22	63.6
		女	225	2.36	3.25	76.8	0.00	0.00	0.0	0.71	1.60	23.2	3.07	3.83	61.3
		合计	450	2.48	3.37	75.8	0.00	0.07	0.1	0.79	1.75	24.1	3.28	4.03	62.4
宁波市余姚市	3	男	75	2.72	3.60	100.0	0.00	0.00	0.0	0.00	0.00	0.0	2.72	3.60	56.0
		女	75	2.72	3.18	99.0	0.00	0.00	0.0	0.03	0.16	1.0	2.75	3.21	64.0
		合计	150	2.72	3.38	99.5	0.00	0.00	0.0	0.01	0.12	0.5	2.73	3.40	60.0
	4	男	77	3.64	3.87	99.3	0.00	0.00	0.0	0.03	0.16	0.7	3.66	3.85	72.7
		女	75	4.24	4.76	96.1	0.00	0.00	0.0	0.17	0.99	3.9	4.41	4.81	70.7
		合计	152	3.93	4.33	97.6	0.00	0.00	0.0	0.10	0.71	2.4	4.03	4.35	71.7
	5	男	81	5.14	4.85	100.0	0.00	0.00	0.0	0.06	0.46	0.0	5.20	4.80	79.0
		女	76	5.55	4.86	98.6	0.00	0.00	0.0	0.08	0.32	1.4	5.63	4.84	78.9
		合计	157	5.34	4.84	98.7	0.00	0.00	0.0	0.07	0.39	1.3	5.41	4.85	79.0
	合计	男	233	3.86	4.26	99.2	0.00	0.00	0.0	0.03	0.29	0.8	3.89	4.27	69.5
		女	226	4.18	4.47	97.8	0.00	0.00	0.0	0.09	0.61	2.2	4.27	4.49	71.2
		合计	459	4.02	4.36	98.5	0.00	0.00	0.0	0.06	0.47	1.5	4.08	4.38	70.4
金华市武义县	3	男	74	2.89	3.80	100.0	0.00	0.00	0.0	0.00	0.00	0.0	2.89	3.80	62.2
		女	76	2.64	3.81	98.0	0.00	0.00	0.0	0.05	0.46	2.0	2.70	3.90	59.2
		合计	150	2.77	3.80	99.0	0.00	0.00	0.0	0.03	0.33	1.0	2.79	3.84	60.7
	4	男	74	4.23	4.23	100.0	0.00	0.00	0.0	0.00	0.00	0.0	4.23	4.23	75.7
		女	76	4.12	4.70	100.0	0.00	0.00	0.0	0.00	0.00	0.0	4.12	4.70	71.1
		合计	150	4.17	4.46	100.0	0.00	0.00	0.0	0.00	0.00	0.0	4.17	4.46	73.3

续表

地区	年龄（岁）	性别	受检人数	dt $\overline{X}$	dt SD	dt 构成比（%）	mt $\overline{X}$	mt SD	mt 构成比（%）	ft $\overline{X}$	ft SD	ft 构成比（%）	dmft $\overline{X}$	dmft SD	患龋率（%）
金华市武义县	5	男	76	4.18	4.18	99.4	0.00	0.00	0.0	0.03	0.16	0.0	4.21	4.22	73.7
		女	75	6.08	5.84	99.1	0.00	0.00	0.0	0.05	0.23	0.9	3.16	5.84	76.0
		合计	151	5.13	5.15	99.2	0.00	0.00	0.0	0.04	0.20	0.8	5.17	5.17	74.8
	合计	男	244	3.77	4.10	99.8	0.00	0.00	0.0	0.01	0.09	0.2	3.78	4.12	70.5
		女	227	4.27	5.03	99.2	0.00	0.00	0.0	0.04	0.30	0.8	4.31	5.06	68.7
		合计	451	4.02	4.60	99.5	0.00	0.00	0.0	0.02	0.22	0.5	4.05	4.62	69.6
台州市温岭市	3	男	75	3.36	3.89	99.6	0.00	0.00	0.0	0.01	0.12	0.4	3.37	3.90	66.7
		女	80	3.05	3.88	99.2	0.00	0.00	0.0	0.03	0.16	0.8	3.08	3.93	60.0
		合计	155	3.20	3.88	99.4	0.00	0.00	0.0	0.02	0.14	0.6	3.22	3.90	63.2
	4	男	75	5.41	5.43	99.3	0.00	0.00	0.0	0.04	0.26	0.7	5.45	5.45	82.7
		女	75	5.13	4.09	99.5	0.00	0.00	0.0	0.03	0.16	0.5	5.16	4.16	84.0
		合计	150	5.27	4.79	99.4	0.00	0.00	0.0	0.03	0.21	0.6	5.31	4.83	83.3
	5	男	76	7.21	5.44	96.6	0.00	0.00	0.0	0.25	0.84	3.4	7.46	5.46	89.5
		女	74	5.35	4.82	96.6	0.01	0.12	0.2	0.18	0.61	3.2	5.54	4.95	85.1
		合计	150	6.29	5.21	96.6	0.01	0.08	0.1	0.21	0.73	3.3	6.51	5.29	87.3
	合计	男	226	5.34	5.20	98.1	0.00	0.00	0.0	0.10	0.52	1.9	5.44	5.24	79.6
		女	229	4.48	4.38	98.3	0.00	0.07	0.1	0.07	0.37	1.6	4.55	4.47	76.0
		合计	455	4.90	4.82	98.2	0.00	0.05	0.0	0.09	0.45	1.8	4.99	4.89	77.8
丽水市莲都区	3	男	74	3.39	4.38	95.1	0.00	0.00	0.0	0.18	1.30	4.9	3.57	4.65	56.3
		女	76	2.74	4.24	100.0	0.00	0.00	0.0	0.00	0.00	0.0	2.74	4.24	51.3
		合计	150	3.06	4.31	97.2	0.00	0.00	0.0	0.09	0.91	2.8	3.15	4.46	54.7
	4	男	73	4.70	4.92	98.8	0.00	0.00	0.0	0.05	0.37	1.2	4.75	4.92	72.6
		女	67	4.63	5.41	99.4	0.00	0.00	0.0	0.03	0.24	0.6	4.66	5.42	71.6
		合计	140	4.66	5.14	99.1	0.00	0.00	0.0	0.04	0.31	0.9	4.71	5.15	72.1
	5	男	77	6.05	5.41	99.6	0.00	0.00	0.0	0.03	0.23	0.4	6.08	5.44	83.1
		女	77	6.08	5.62	99.8	0.00	0.00	0.0	0.01	0.11	0.2	6.09	5.63	81.8
		合计	154	6.06	5.50	99.7	0.00	0.00	0.0	0.02	0.18	0.3	6.08	5.51	82.5
	合计	男	224	4.73	5.03	98.2	0.00	0.00	0.0	0.08	0.79	1.8	4.82	5.11	71.4
		女	220	4.48	5.28	99.7	0.00	0.00	0.0	0.01	0.15	0.3	4.50	5.29	68.2
		合计	444	4.61	5.15	98.9	0.00	0.00	0.0	0.05	0.57	1.1	4.66	5.20	69.8
台州市路桥区	3	男	75	2.45	3.19	98.9	0.01	0.11	0.2	0.03	0.23	0.9	2.48	3.24	58.7
		女	76	4.62	5.66	99.7	0.00	0.00	0.0	0.01	0.11	0.3	4.63	5.66	68.4
		合计	151	3.54	4.71	99.4	0.00	0.00	0.1	0.02	0.18	0.5	3.56	4.72	63.6
	4	男	77	5.45	4.98	99.5	0.00	0.00	0.0	0.03	0.16	0.5	5.48	4.99	81.8
		女	73	4.47	4.49	97.0	0.00	0.00	0.0	0.14	0.75	3.0	4.60	4.60	72.6
		合计	150	4.97	4.76	98.4	0.00	0.00	0.0	0.08	0.54	1.6	5.05	4.81	77.3
	5	男	75	5.73	4.88	94.3	0.01	0.12	0.2	0.33	1.04	5.5	6.08	4.90	84.0
		女	75	6.31	5.09	98.5	0.00	0.00	0.0	0.09	0.44	1.5	6.40	5.13	82.7
		合计	150	6.02	4.97	96.5	0.01	0.08	0.1	0.21	0.81	3.4	6.24	5.00	83.3
	合计	男	227	4.56	4.65	97.2	0.00	0.07	0.1	0.13	0.63	2.7	4.69	4.71	74.7
		女	224	5.13	5.15	98.5	0.00	0.00	0.0	0.08	0.50	1.5	5.21	5.20	74.7
		合计	451	4.84	4.91	97.8	0.00	0.05	0.0	0.10	0.57	2.1	4.95	4.96	74.7

表 4-3 浙江省 3～5 岁年龄组出生体重及 6 个月内喂养情况

地区		年龄（岁）	性别	浙江省 3～5 岁年龄组孩子出生时体重		浙江省 3～5 岁年龄组出生后 6 个月内的喂养方式				
				$\overline{X}$（斤）	SD（斤）	完全母乳（%）	母乳为主（%）	完全人工（%）	人工喂养为主(%)	母乳和人工各半(%)
浙江省	城		男	6.81	0.93	32.54	21.93	14.86	9.43	21.23
			女	6.58	1.06	33.82	21.81	15.69	8.82	19.85
			合计	6.70	1.00	33.17	21.88	15.26	9.13	20.55
	乡		男	6.75	0.89	35.40	22.57	13.69	8.98	19.36
			女	6.62	0.88	37.18	23.94	10.81	8.47	19.60
			合计	6.68	0.89	36.32	23.22	12.25	8.73	19.49
	合计		男	6.77	0.90	34.51	22.37	14.05	9.12	19.94
			女	6.61	0.94	36.20	23.24	12.29	8.59	19.69
			合计	6.69	0.92	35.35	22.80	13.17	8.86	19.82
杭州市江干区		3	男	6.96	0.94	33.87	19.35	9.68	16.13	20.97
			女	6.62	0.92	44.62	18.46	10.77	6.15	20.00
			合计	6.78	0.94	39.37	18.90	10.24	11.02	20.47
		4	男	6.81	0.83	31.33	24.10	14.46	10.84	19.28
			女	6.63	0.76	31.65	20.25	11.39	8.86	27.85
			合计	6.72	0.79	31.48	22.22	12.96	9.88	23.47
		5	男	6.90	0.95	35.44	16.46	12.66	6.33	29.11
			女	6.58	0.80	44.44	23.46	9.88	3.70	18.52
			合计	6.73	0.89	40.00	20.00	11.25	5.00	23.75
宁波市余姚市		3	男	6.92	0.92	16.18	30.88	19.12	10.29	23.53
			女	6.62	0.88	29.23	29.23	9.23	15.38	16.92
			合计	6.77	0.91	22.56	30.08	14.29	12.78	20.30
		4	男	6.99	1.01	26.32	18.42	23.68	9.21	22.37
			女	6.81	1.32	35.62	23.29	13.20	8.22	19.18
			合计	6.90	1.17	30.87	20.81	18.79	8.73	20.81
		5	男	6.72	0.96	25.84	24.72	26.97	11.24	11.24
			女	6.92	1.52	37.50	29.55	12.50	6.82	13.64
			合计	6.82	1.27	31.64	27.12	19.77	9.04	12.43
台州市路桥区		3	男	6.67	0.91	28.79	27.73	4.55	7.58	36.36
			女	6.66	0.91	26.67	21.67	15.00	8.33	28.33
			合计	6.66	0.91	27.78	22.22	9.52	7.94	32.54
		4	男	6.91	0.81	26.67	20.00	12.00	10.67	30.67
			女	6.70	0.82	22.99	33.33	11.49	12.64	19.54
			合计	6.80	0.82	24.69	27.16	11.73	11.73	24.69

地区	年龄（岁）	性别	浙江省3～5岁年龄组孩子出生时体重		浙江省3～5岁年龄组出生后6个月内的喂养方式				
			$\overline{X}$（斤）	SD（斤）	完全母乳（%）	母乳为主（%）	完全人工（%）	人工喂养为主（%）	母乳和人工各半（%）
台州市路桥区	5	男	6.81	0.72	31.40	31.40	9.30	10.47	17.44
		女	6.66	0.75	29.87	25.97	9.09	14.29	20.78
		合计	6.74	0.73	30.67	28.83	9.20	12.27	19.02
台州市温岭市	3	男	6.69	0.81	19.85	12.50	5.15	7.35	6.62
		女	6.42	0.87	14.71	8.82	10.29	4.41	10.29
		合计	6.56	0.85	34.56	21.32	15.44	11.76	16.91
	4	男	6.88	0.81	13.82	12.50	7.89	3.95	9.21
		女	6.43	0.96	18.42	14.47	3.29	4.61	11.84
		合计	6.64	0.92	32.24	26.97	11.18	8.55	21.05
	5	男	6.53	0.78	19.16	11.98	8.98	2.99	7.19
		女	6.41	0.68	12.57	10.18	9.58	2.40	14.97
		合计	6.47	0.73	31.74	22.16	18.56	5.39	22.16
金华市武义县	3	男	6.73	1.14	44.29	22.86	4.29	8.57	20.00
		女	6.54	0.87	40.85	23.94	15.49	4.23	15.49
		合计	6.63	1.02	42.55	23.40	9.93	6.38	17.73
	4	男	6.68	0.84	52.78	22.22	13.89	2.78	8.33
		女	6.57	0.81	48.61	12.50	15.28	1.39	22.22
		合计	6.62	0.82	50.69	17.36	14.58	2.08	15.28
	5	男	6.74	1.04	55.56	16.05	7.41	1.23	19.75
		女	6.35	0.88	67.07	15.85	6.10	3.66	7.32
		合计	6.55	0.98	61.35	15.95	6.75	2.45	13.50
丽水市莲都区	3	男	6.63	0.83	25.93	27.78	9.26	11.11	25.93
		女	6.78	0.92	27.27	25.45	16.36	9.09	21.82
		合计	6.70	0.88	26.61	26.61	12.84	10.09	23.85
	4	男	6.60	0.97	32.47	22.08	16.88	10.39	18.18
		女	6.53	0.84	35.06	20.78	10.39	18.18	15.58
		合计	6.56	0.90	33.77	21.43	13.64	14.29	16.88
	5	男	6.68	0.87	41.94	12.90	18.28	10.75	16.13
		女	6.62	0.82	35.23	25.00	11.36	11.36	17.05
		合计	6.65	0.85	38.67	18.78	14.92	11.05	16.57

表 4-4　浙江省 3～5 岁年龄组刷牙习惯

地区	年龄（岁）	性别	浙江省3～5岁年龄组刷牙情况构成比（%）		浙江省3～5岁年龄组开始刷牙年龄构成比（%）							浙江省3～5岁年龄组每天刷牙次数构成比（%）		
			刷牙	偶尔或从不刷	半岁	1岁	2岁	3岁	4岁	5岁	不记得	2次及以上	1次	不是每天刷
浙江省	城	男	66.75	33.25	0.94	6.13	13.44	30.66	10.38	2.36	36.08	29.95	29.25	40.80
		女	67.89	32.11	0.98	5.88	15.69	30.88	10.05	2.94	33.58	25.98	34.80	39.22
		合计	67.31	32.69	0.96	6.01	14.54	30.77	10.22	2.64	34.86	28.00	31.97	40.02
	乡	男	40.11	59.89	0.21	2.57	9.73	14.55	7.81	2.99	62.14	11.34	21.39	67.27
		女	40.36	59.64	0.21	1.80	10.38	17.90	6.57	2.12	61.02	14.94	19.81	65.25
		合计	40.26	59.74	0.21	2.18	10.06	16.24	7.19	2.56	61.55	13.15	20.61	66.24
	合计	男	48.42	51.58	0.44	3.68	10.89	19.57	8.61	2.80	54.01	17.14	23.84	59.01
		女	48.70	51.30	0.44	3.03	11.99	21.84	7.62	2.37	52.70	18.28	24.35	57.36
		合计	48.56	51.44	0.44	3.36	11.44	20.70	8.12	2.58	53.36	17.71	24.10	58.19
杭州市 江干区	3	男	85.48	14.52	0.00	12.90	24.19	46.77	0.79	0.00	14.52	29.03	45.16	25.81
		女	87.69	12.31	1.54	13.85	35.38	30.77	4.62	0.00	13.85	35.38	46.15	18.46
		合计	86.61	13.39	0.79	13.39	29.92	38.58	3.15	0.00	14.17	32.28	45.67	22.05
	4	男	92.77	7.23	1.20	4.82	16.87	43.37	16.87	1.20	15.66	42.17	39.76	18.07
		女	92.41	7.59	3.80	10.13	17.72	44.30	10.13	5.06	8.86	41.77	39.24	18.99
		合计	92.59	7.41	2.47	7.41	17.28	43.83	13.58	3.09	12.35	41.98	39.51	18.52
	5	男	96.20	3.80	2.53	11.39	16.46	40.51	16.46	6.33	6.33	67.09	26.58	6.33
		女	96.30	3.70	1.23	3.70	23.46	48.15	13.58	6.17	3.70	50.62	44.44	4.94
		合计	96.25	3.75	1.88	7.50	20.00	44.38	15.00	6.25	5.00	58.75	35.63	5.63
宁波市 余姚市	3	男	63.24	36.76	0.00	5.88	23.53	26.47	4.41	0.00	39.71	14.71	32.35	52.94
		女	61.54	38.46	0.00	3.08	12.31	38.46	4.62	0.00	41.54	12.31	35.38	52.31
		合计	62.41	37.59	0.00	4.51	18.05	32.33	4.51	0.00	40.60	13.53	33.83	52.63
	4	男	69.74	30.26	0.00	2.63	21.05	28.95	9.21	5.26	32.89	18.42	42.11	39.47
		女	63.01	36.99	0.00	1.37	15.07	26.03	17.81	1.37	38.36	27.40	27.40	45.21
		合计	66.44	33.56	0.00	2.01	18.12	27.52	13.42	3.36	35.57	22.82	34.90	42.28
	5	男	64.04	35.96	0.00	1.12	8.99	25.84	19.10	7.87	37.08	22.47	37.08	40.45
		女	64.77	35.23	0.00	0.00	12.50	23.86	19.32	7.95	36.36	18.18	43.18	38.64
		合计	64.41	35.59	0.00	0.56	10.73	24.86	19.21	7.91	36.72	20.34	40.11	39.55
台州市 路桥区	3	男	63.64	36.36	0.00	6.06	34.85	10.61	4.55	0.00	43.94	25.76	16.67	57.58
		女	55.00	45.00	0.00	11.67	10.00	30.00	0.00	1.67	46.67	31.67	18.33	50.00
		合计	59.52	40.48	0.00	8.73	23.02	19.84	2.38	0.79	45.24	28.57	17.46	53.97
	4	男	60.00	40.00	2.67	8.00	18.67	16.00	5.33	6.67	42.67	20.00	28.00	52.00
		女	50.57	49.43	0.00	1.15	14.94	20.69	10.34	3.45	49.43	19.54	22.99	57.47
		合计	54.94	45.06	1.23	4.32	16.67	18.52	8.02	4.94	46.91	19.75	25.31	54.94
	5	男	72.09	27.91	1.16	3.49	9.30	22.09	22.09	6.98	34.88	20.93	39.53	39.53
		女	63.64	36.36	0.00	2.60	16.88	27.27	12.99	0.00	40.26	29.87	24.68	45.45
		合计	68.10	31.90	0.61	3.07	12.88	24.54	17.79	3.68	37.42	25.15	32.52	42.33
台州市 温岭市	3	男	26.47	25.00	0.00	1.47	6.62	11.76	5.88	0.00	25.74	8.11	25.68	14.86
		女	27.94	20.59	0.00	2.21	11.03	12.50	1.47	0.00	21.32	10.81	27.03	13.51
		合计	54.41	45.59	0.00	3.68	17.65	24.26	7.35	0.00	47.06	18.92	52.70	28.38

地区	年龄（岁）	性别	浙江省3～5岁年龄组刷牙情况构成比（%）		浙江省3～5岁年龄组开始刷牙年龄构成比（%）							浙江省3～5岁年龄组每天刷牙次数构成比（%）		
			刷牙	偶尔或从不刷	半岁	1岁	2岁	3岁	4岁	5岁	不记得	2次及以上	1次	不是每天刷
台州市温岭市	4	男	28.29	19.08	0.00	1.32	3.95	16.45	4.61	0.66	20.39	3.13	32.29	9.38
		女	34.87	17.76	0.00	2.63	7.24	17.11	5.26	0.66	19.74	13.54	30.21	11.46
		合计	63.16	36.84	0.00	3.95	11.18	33.55	5.26	5.92	40.13	16.67	62.50	20.83
	5	男	30.54	19.76	0.00	1.20	2.99	10.78	10.18	4.79	20.36	15.32	24.32	6.31
		女	35.93	13.77	0.00	0.00	6.59	14.37	8.98	4.19	15.57	10.81	35.14	8.11
		合计	66.47	33.53	0.00	1.20	9.58	25.15	19.16	8.98	35.93	26.13	59.46	14.41
金华市武义县	3	男	0.00	100.00										
		女	0.00	100.00										
		合计	0.00	100.00										
	4	男	0.00	100.00										
		女	0.00	100.00										
		合计	0.00	100.00										
	5	男	0.00	100.00										
		女	0.00	100.00										
		合计	0.00	100.00										
丽水市莲都区	3	男	14.81	85.19	0.00	5.56	0.00	5.56	1.85	0.00	87.04	3.70	9.26	87.04
		女	23.64	76.36	1.82	0.00	7.27	10.91	0.00	0.00	80.00	10.91	9.09	80.00
		合计	19.27	80.73	0.92	2.75	3.67	8.26	0.92	0.00	83.49	7.34	9.17	83.49
	4	男	10.39	89.61	0.00	0.00	0.00	3.90	3.90	1.30	9.09	3.90	6.49	89.61
		女	20.78	79.22	0.00	0.00	3.90	7.79	3.90	3.90	80.52	7.79	10.39	81.82
		合计	15.58	84.42	0.00	0.00	1.95	5.84	3.90	2.60	85.71	5.84	8.44	85.71
	5	男	2.15	97.85	0.00	0.00	0.00	2.15	0.00	0.00	97.85	1.08	1.08	97.85
		女	2.27	97.73	0.00	1.14	0.00	0.00	0.00	0.00	98.86	2.27	0.00	97.73
		合计	2.21	97.79	0.00	0.55	0.00	1.10	0.55	0.00	97.79	1.66	0.55	97.79

表 4-5 浙江省 3～5 岁年龄组饮食习惯

地区	年龄（岁）	性别	浙江省 3～5 岁年龄组孩子平时进食甜饮料（糖水、可乐等碳酸饮料，橙汁、苹果汁等果汁，柠檬水等非鲜榨果汁）的频率（％）					
			很少/从不	每月 1～3 次	每周一次	每周 2～6 次	每天一次	每天≥2 次
浙江省	城	男	41.51	20.75	14.86	13.21	6.13	3.54
		女	39.22	25.49	12.01	15.69	5.64	1.96
		合计	40.38	23.08	13.46	14.42	5.89	2.76
	乡	男	29.41	19.14	15.61	19.14	11.34	5.35
		女	29.03	21.50	18.33	14.19	12.29	4.66
		合计	29.23	20.29	16.99	16.67	11.82	5.01
	合计	男	33.19	19.65	15.38	17.29	9.71	4.78
		女	32.12	22.65	16.43	14.66	10.29	3.85
		合计	32.66	21.14	15.90	15.98	10.00	4.32
杭州市江干区	3	男	54.84	17.74	11.29	8.06	6.45	1.61
		女	49.23	32.31	7.69	6.15	3.08	1.54
		合计	51.97	25.20	9.45	7.09	4.72	1.57
	4	男	45.78	22.89	14.46	12.05	2.41	2.41
		女	37.97	30.38	15.19	8.86	6.33	1.27
		合计	41.98	26.54	14.81	10.49	4.32	1.85
	5	男	46.84	34.18	7.59	5.06	5.06	1.27
		女	43.21	35.80	6.17	12.35	1.23	1.23
		合计	45.00	35.00	6.88	8.75	3.13	1.25
宁波市余姚市	3	男	30.88	13.24	20.59	17.65	11.76	5.88
		女	40.00	20.00	9.23	26.15	29.23	16.92
		合计	25.34	16.54	15.04	18.80	9.05	5.26
	4	男	23.68	19.74	15.79	23.68	13.16	3.95
		女	24.66	23.29	12.33	13.70	21.92	4.11
		合计	24.16	21.48	14.09	18.79	17.45	4.03
	5	男	13.48	23.60	20.22	16.85	14.61	11.24
		女	26.14	22.73	14.77	18.18	12.50	5.68
		合计	19.77	23.16	17.51	17.51	13.56	8.47
台州市路桥区	3	男	42.42	12.12	19.70	13.64	10.61	3.03
		女	26.67	15.00	30.00	21.67	3.33	3.33
		合计	34.92	13.49	23.81	17.46	7.14	3.17
	4	男	29.33	17.33	13.33	24.00	12.00	4.00
		女	12.64	21.84	32.18	9.20	20.69	3.45
		合计	20.37	19.75	23.46	16.05	16.67	3.70

地区	年龄（岁）	性别	浙江省3～5岁年龄组孩子平时进食甜饮料（糖水、可乐等碳酸饮料,橙汁、苹果汁等果汁,柠檬水等非鲜榨果汁）的频率（%）					
			很少/从不	每月1～3次	每周一次	每周2～6次	每天一次	每天≥2次
台州市路桥区	5	男	25.58	18.60	23.26	16.28	13.95	2.33
		女	24.68	24.68	22.08	19.48	7.79	1.30
		合计	25.15	21.47	22.70	17.79	11.04	1.84
台州市温岭市	3	男	17.65	7.35	8.82	8.82	5.15	3.68
		女	21.32	7.35	8.09	8.82	1.47	1.47
		合计	38.97	14.71	16.91	17.65	6.62	5.15
	4	男	17.76	8.55	3.29	7.89	6.58	3.29
		女	15.79	10.53	9.87	7.24	5.26	3.95
		合计	33.55	19.08	13.16	15.13	11.84	7.24
	5	男	15.57	8.98	10.18	8.98	2.99	3.59
		女	15.57	11.38	6.59	5.39	6.59	4.19
		合计	31.14	20.36	16.77	14.37	9.58	7.78
金华市武义县	3	男	32.86	21.43	7.14	24.29	8.57	5.71
		女	38.03	18.31	11.27	18.31	11.27	2.82
		合计	35.46	19.86	9.22	21.28	9.93	4.26
	4	男	27.78	19.44	16.67	22.22	5.56	8.33
		女	43.06	6.94	15.28	13.89	15.28	5.56
		合计	35.42	13.19	15.97	18.06	10.42	6.94
	5	男	22.22	18.52	17.28	19.75	14.81	7.41
		女	23.17	21.95	19.51	17.07	14.63	3.66
		合计	22.70	20.25	18.40	18.40	14.72	5.52
丽水市莲都区	3	男	42.59	18.52	16.67	16.67	3.70	1.85
		女	47.27	20.00	16.36	7.27	7.27	1.82
		合计	44.95	19.27	16.51	11.93	5.50	1.83
	4	男	33.77	19.48	18.18	24.68	18.18	5.19
		女	24.68	24.68	22.08	15.58	9.09	3.90
		合计	29.22	22.08	20.13	17.53	8.44	2.60
	5	男	33.33	22.58	10.75	18.28	11.83	3.23
		女	26.14	27.27	12.50	18.18	12.50	3.41
		合计	29.83	24.86	11.60	18.23	12.15	3.31

表 4-6 浙江省 3～5 岁年龄组饮食习惯

地区	年龄(岁)	性别	浙江省 3～5 岁年龄组孩子平时进食加糖的牛奶、酸奶、奶粉、茶、豆浆、咖啡的频率(%)					
			很少/从不	每月 1～3 次	每周一次	每周 2～6 次	每天一次	每天≥2 次
浙江省	城	男	20.05	11.08	10.14	21.93	27.83	8.96
		女	24.51	12.75	8.09	19.85	24.51	10.29
		合计	22.24	11.90	9.13	20.91	26.20	9.62
	乡	男	18.07	10.27	10.37	20.86	28.77	11.66
		女	15.89	12.82	11.02	22.35	28.07	9.85
		合计	16.99	11.55	10.70	21.62	28.38	10.76
	合计	男	18.69	10.52	10.30	21.19	28.48	10.82
		女	18.50	12.81	10.14	21.61	26.94	9.99
		合计	18.60	11.66	10.22	21.40	27.71	10.41
杭州市江干区	3	男	27.42	9.68	6.45	12.90	33.87	9.68
		女	20.00	18.46	6.15	13.85	26.15	15.38
		合计	23.62	14.17	6.30	13.39	29.92	12.60
	4	男	18.07	8.43	12.05	21.69	31.33	8.43
		女	21.52	11.39	5.06	22.78	27.85	11.39
		合计	19.75	9.88	8.64	22.22	29.63	9.88
	5	男	17.72	12.66	16.46	29.11	18.99	5.06
		女	22.22	9.88	16.05	14.81	33.33	3.70
		合计	20.00	11.25	15.63	21.88	26.25	4.38
宁波市余姚市	3	男	20.59	5.88	13.24	16.18	30.88	13.24
		女	23.08	10.77	7.69	16.92	30.77	10.77
		合计	21.80	8.27	10.53	16.54	30.83	12.03
	4	男	22.37	10.53	11.84	15.79	28.95	10.53
		女	26.03	8.22	4.11	23.29	27.40	10.96
		合计	24.16	9.40	8.05	19.46	28.19	10.74
	5	男	8.99	12.36	8.99	26.93	34.83	7.87
		女	19.32	15.91	11.36	15.91	29.55	7.95
		合计	14.12	14.12	10.16	21.47	32.20	7.91
台州市路桥区	3	男	34.85	7.58	15.15	13.64	24.24	4.55
		女	13.33	15.00	25.00	18.33	20.00	8.33
		合计	24.60	11.11	19.84	15.87	22.22	6.35
	4	男	13.33	14.67	16.00	18.67	26.67	10.67
		女	18.39	16.09	22.99	17.24	17.24	8.05
		合计	16.05	15.43	19.75	17.90	21.60	9.26

地区	年龄（岁）	性别	浙江省3~5岁年龄组孩子平时进食加糖的牛奶、酸奶、奶粉、茶、豆浆、咖啡的频率（%）					
			很少/从不	每月1~3次	每周一次	每周2~6次	每天一次	每天≥2次
台州市路桥区	5	男	20.93	17.44	20.93	22.09	12.79	5.81
		女	12.99	22.08	11.69	28.57	23.38	1.30
		合计	17.18	19.63	16.56	25.15	17.79	3.68
台州市温岭市	3	男	11.03	5.15	2.21	8.09	13.24	11.76
		女	15.44	4.41	2.94	12.50	8.09	5.15
		合计	26.47	9.56	5.15	20.59	21.32	16.91
	4	男	11.84	2.63	2.63	13.16	11.18	5.92
		女	7.89	5.92	7.24	12.50	10.53	8.55
		合计	19.74	8.55	9.87	25.66	21.71	14.47
	5	男	8.98	8.38	2.99	12.57	12.57	4.79
		女	7.19	6.59	5.99	8.98	13.17	7.78
		合计	16.17	14.97	8.98	21.56	25.75	12.57
金华市武义县	3	男	14.29	5.71	10.00	27.14	27.14	15.71
		女	28.17	7.04	9.86	23.94	22.54	8.45
		合计	21.28	6.38	9.93	25.53	24.82	12.06
	4	男	16.67	13.89	1.39	15.28	36.11	16.67
		女	9.72	11.11	1.39	29.17	41.67	6.94
		合计	13.19	12.50	1.39	22.22	38.89	11.81
	5	男	14.81	7.41	14.81	20.99	28.40	13.58
		女	7.32	9.76	6.10	31.71	39.02	6.10
		合计	11.04	8.59	10.43	26.38	33.74	9.82
丽水市莲都区	3	男	14.81	12.96	11.11	9.26	38.89	12.96
		女	20.00	10.91	3.64	9.09	36.36	20.00
		合计	17.43	11.93	7.34	9.17	37.61	16.51
	4	男	12.99	9.09	6.49	27.27	32.47	11.69
		女	23.38	10.39	9.09	27.27	19.48	10.39
		合计	18.18	9.74	7.79	27.27	25.97	11.04
	5	男	18.28	7.53	4.30	25.81	36.56	7.53
		女	11.36	18.18	7.95	23.86	27.27	11.36
		合计	14.92	12.71	6.08	24.86	32.04	9.39

表 4-7　浙江省 3～5 岁年龄组末次就医时间及原因

地区		性别	最近一次看牙距今时间（%）			最近一次看牙主要原因（%）			
			6个月以内	6～12个月	12个月以上	咨询检查	预防	治疗	不知道
浙江省	城	男	18.40	5.42	76.18	6.84	1.42	14.62	77.12
		女	14.71	10.05	75.25	6.86	0.74	15.93	76.47
		合计	16.59	7.69	75.70	6.85	1.08	15.26	76.80
	乡	男	8.02	3.10	88.88	3.74	0.75	6.63	88.88
		女	7.94	4.45	87.61	3.50	0.95	7.52	88.03
		合计	7.99	3.78	88.23	3.62	0.85	7.08	88.45
	合计	男	11.26	3.83	84.91	4.71	0.96	9.12	85.21
		女	9.99	6.14	83.86	4.52	0.89	10.07	84.53
		合计	10.63	4.98	84.39	4.61	0.92	9.59	84.87
杭州市 江干区	3	男	22.58	4.84	72.58	8.06	3.23	16.13	72.58
		女	12.31	7.69	80.00	6.15	0.00	13.85	80.00
		合计	17.32	6.30	76.38	7.09	1.57	14.96	76.38
	4	男	24.10	8.43	67.47	10.84	1.20	19.28	68.67
		女	21.52	10.13	68.35	10.13	0.00	21.52	68.35
		合计	22.84	9.26	67.90	10.49	0.62	20.37	68.52
	5	男	39.24	7.59	53.16	6.33	0.00	39.24	54.43
		女	33.33	16.05	50.62	4.94	1.23	39.51	54.32
		合计	36.25	11.88	51.88	5.63	0.63	39.28	54.38
宁波市 余姚市	3	男	2.94	5.88	91.18	5.88	1.47	1.47	91.18
		女	4.62	3.08	92.31	1.54	0.00	4.62	93.85
		合计	3.76	4.51	91.73	3.76	0.75	3.01	92.48
	4	男	7.89	2.63	89.47	2.63	0.00	6.58	90.79
		女	12.33	6.85	80.82	6.85	0.00	10.96	82.19
		合计	10.07	4.70	85.23	4.70	0.00	8.72	86.58
	5	男	13.48	4.49	82.02	4.49	0.00	12.36	83.15
		女	14.77	13.64	71.59	5.68	1.14	20.45	72.73
		合计	14.12	9.04	76.84	5.08	0.56	16.38	77.97
台州市 路桥区	3	男	6.06	4.55	89.39	4.55	1.52	4.55	89.39
		女	3.33	16.67	80.00	5.00	5.00	8.33	81.67
		合计	4.76	10.32	84.92	4.76	3.17	6.35	85.71
	4	男	2.67	4.00	93.33	1.33	0.00	5.33	93.33
		女	17.24	6.90	75.86	4.60	1.15	18.39	75.86
		合计	10.49	5.56	83.95	3.09	0.62	12.35	83.95

续表

地区	年龄（岁）	性别	最近一次看牙距今时间（%）			最近一次看牙主要原因（%）			
			6个月以内	6~12个月	12个月以上	咨询检查	预防	治疗	不知道
台州市路桥区	5	男	20.93	4.65	74.42	5.81	3.49	16.28	74.42
		女	15.58	3.90	80.52	9.09	0.00	10.39	80.52
		合计	18.40	4.29	77.30	7.36	1.84	13.50	77.30
台州市温岭市	3	男	22.58	19.35	12.90	18.18	13.64	27.27	0.00
		女	16.13	12.90	16.13	27.27	9.09	4.55	0.00
		合计	38.71	32.26	29.03	45.45	22.73	31.82	0.00
	4	男	34.29	11.43	5.71	20.00	3.33	30.00	0.00
		女	20.00	20.00	8.57	20.00	3.33	20.00	3.33
		合计	54.29	31.43	14.29	40.00	6.67	50.00	3.33
	5	男	35.59	8.47	1.69	28.26	2.17	26.09	0.00
		女	22.03	11.86	20.34	10.87	4.35	26.09	2.17
		合计	57.63	20.34	22.03	39.13	6.52	52.17	2.17
金华市武义县	3	男	0.00						
		女	0.00						
		合计	0.00						
	4	男	0.00						
		女	0.00						
		合计	0.00						
	5	男	0.00						
		女	0.00						
		合计	0.00						
丽水市莲都区	3	男	0.00						
		女	3.64	1.82	94.55	1.82	1.82	1.82	94.55
		合计	1.83	0.92	97.25	0.92	0.92	0.92	97.25
	4	男	2.60	1.30	96.10	2.60	0.00	1.30	96.10
		女	1.30	0.00	98.70	1.30	0.00	0.00	98.70
		合计	1.95	0.65	97.40	1.95	0.00	0.65	97.40
	5	男	1.08	0.00	98.92	1.08	0.00	0.00	98.92
		女	1.14	0.00	98.86	1.14	0.00	0.00	98.86
		合计	1.10	0.00	98.90	1.10	0.00	0.00	98.90

表 4-8　浙江省 3～5 岁年龄组在过去 12 个月内没有就医的原因

地区	年龄（岁）	性别	孩子的牙没问题	孩子的牙坏得不严重	乳牙需要替换，不需要看	经济困难，看不起牙	看牙不方便	太忙，没时间	孩子害怕看牙疼痛	附近没有牙医	害怕传染病	很难找到信得过的牙医	挂号太难	在幼儿园看牙	其他原因
浙江省	城	男	65.31	22.50	16.56	2.50	6.87	9.06	7.50	2.19	2.19	3.75	1.25	2.81	10.94
		女	66.01	19.93	22.55	0.98	7.52	6.54	6.86	0.33	0.65	2.29	0.00	1.96	12.75
		合计	65.66	21.25	19.49	1.76	7.19	7.83	7.19	1.28	1.44	3.03	0.64	2.40	11.82
	乡	男	59.54	20.05	25.24	3.74	8.45	9.30	4.59	0.24	0.24	1.45	0.24	2.29	16.55
		女	59.49	21.29	25.30	4.14	8.15	9.98	4.74	0.85	0.61	2.19	0.36	1.46	16.79
		合计	59.52	20.67	25.27	3.94	8.30	9.64	4.67	0.55	0.43	1.82	0.30	1.88	16.67
	合计	男	61.15	20.73	22.82	3.40	8.01	9.23	5.40	0.78	0.78	2.09	0.52	2.44	15.07
		女	61.22	20.94	24.58	3.28	7.99	9.05	5.32	0.71	0.62	2.22	0.18	1.33	14.73
		合计	61.19	20.84	23.69	3.34	8.00	9.14	5.36	0.75	0.70	2.15	0.35	1.89	14.90
杭州市江干区	3	男	56.45	9.68	6.45	0.00	3.23	6.45	3.23	4.84	1.61	1.61	3.23	1.61	35.48
		女	64.62	7.69	7.69	0.00	1.54	3.08	4.62	1.54	0.00	3.08	0.00	4.62	26.15
		合计	59.84	8.66	7.09	0.00	3.94	3.94	3.94	3.15	0.79	2.36	1.57	3.15	30.71
	4	男	38.55	15.66	7.23	1.20	3.61	6.02	8.43	1.20	2.41	2.41	1.20	0.00	42.17
		女	48.10	15.19	10.13	2.53	5.06	5.06	1.27	2.53	0.00	0.00			43.04
		合计	43.21	15.43	8.64	0.62	3.09	5.56	6.79	0.62	1.85	2.47	0.62	0.00	42.59
	5	男	43.21	3.70	7.41	0.00	1.23	2.50	1.23	0.00	0.00	0.00	1.23	3.70	6.17
		女	38.27	4.94	8.64	1.23	1.23	4.94	3.70	0.00	0.00	1.23	0.00	1.23	1.23
		合计	40.74	4.32	8.02	0.62	1.23	3.70	2.50	0.00	0.00	0.62	0.62	2.50	3.70
宁波市余姚市	3	男	60.29	16.18	14.71	0.00	1.47	8.82	4.41	0.00	0.00	1.47	0.00	4.41	20.59
		女	64.62	15.38	3.08	0.00	1.54	4.62	3.08	0.00	0.00	3.08	0.00	0.00	21.54
		合计	62.41	15.79	9.02	0.00	1.50	6.77	3.76	0.00	0.00	2.26	0.00	2.26	21.05
	4	男	63.16	18.42	18.42	1.32	1.32	6.58	0.00	0.00	0.00	2.63	0.00	0.00	21.05
		女	50.68	10.96	10.96	0.00	1.37	8.22	5.48	0.00	1.37	1.37	0.00	0.00	31.51
		合计	57.05	14.77	14.77	0.67	1.34	7.38	2.68	0.00	0.67	2.01	0.00	0.00	26.17
	5	男	49.44	20.22	15.73	0.00	10.11	6.74	0.00	1.12	2.25	1.14	0.00	3.37	24.72
		女	45.45	13.64	19.32	0.00	0.00	4.55	4.55	2.27	1.14	1.14	0.00	2.27	34.09
		合计	47.46	16.95	17.51	0.00	0.00	7.34	5.65	1.13	1.13	1.69	0.00	2.82	29.38
台州市路桥区	3	男	57.58	30.30	6.06	0.00	3.03	9.09	9.09	1.52	1.52	4.55	0.00	1.52	18.18
		女	45.00	26.67	23.33	0.00	6.67	13.33	6.67	0.00	0.00	1.67	1.67	0.00	30.00
		合计	51.59	28.57	14.29	0.00	4.76	11.11	7.94	0.79	0.79	3.17	0.79	0.79	23.81
	4	男	45.61	35.09	42.11	0.00	1.75	5.26	8.77	0.00	0.00	1.75	0.00	0.00	17.54
		女	37.14	14.29	14.29	0.95	1.90	3.81	6.67	0.95	0.95	1.90	0.95	0.00	25.71
		合计	40.12	21.60	24.07	0.62	1.85	4.32	7.41	0.62	0.62	1.85	0.62	0.00	22.84
	5	男	45.35	20.93	18.60	1.16	2.33	5.81	6.98	0.00	0.00	0.00	1.16	0.00	37.21
		女	31.17	24.68	22.08	2.60	3.90	7.79	11.69	0.00	0.00	2.60	1.30	0.00	27.27
		合计	38.65	22.70	20.25	1.84	3.07	6.75	9.20	0.00	0.00	1.23	1.23	0.00	32.52

地区	年龄(岁)	性别	浙江省3~5岁年龄组孩子在过去的12个月内没有去医院看牙的原因构成比(%)												
			孩子的牙没问题	孩子的牙坏得不严重	乳牙需要替换,不需要看	经济困难,看不起牙	看牙不方便	太忙,没时间	孩子害怕看牙疼痛	附近没有牙医	害怕传染病	很难找到信得过的牙医	挂号太难	在幼儿园看牙	其他原因
台州市温岭市	3	男	55.71	7.14	8.57	0.00	2.86	10.00	5.71	1.43	0.00	0.00	0.00	1.43	28.57
		女	59.09	7.58	9.09	1.52	1.52	7.58	1.52	1.52	0.00	1.52	0.00	1.52	4.55
		合计	57.35	7.35	8.82	0.74	2.21	8.82	3.68	1.47	0.00	0.74	0.00	1.47	16.91
	4	男	37.50	4.17	5.56	5.56	5.56	8.33	2.78	2.78	2.78	2.78	0.00	1.39	41.67
		女	37.50	11.25	11.25	2.50	2.50	11.25	7.50	1.25	0.00	3.75	0.00	0.00	43.75
		合计	37.50	7.89	8.55	3.95	3.95	9.87	5.26	1.97	1.32	3.29	0.00	0.66	42.76
	5	男	40.48	8.33	2.38	3.57	2.38	5.95	3.57	0.00	0.00	0.00	1.19	0.00	46.43
		女	44.58	18.07	9.64	2.41	1.20	8.43	1.20	0.00	0.00	3.61	0.00	4.82	37.35
		合计	42.51	13.17	5.99	2.99	1.80	7.19	2.40	0.00	0.00	1.80	0.60	2.40	41.92
金华市武义县	3	男	81.43	2.86	48.57	0.00	1.43	34.29	0.00	0.00	0.00	1.43	0.00	0.00	15.71
		女	74.65	5.63	38.03	7.04	5.63	29.58	0.00	0.00	0.00	1.41	0.00	0.00	14.08
		合计	78.01	4.26	43.26	3.55	3.55	31.91	0.00	0.00	0.00	1.42	0.00	0.00	14.89
	4	男	65.28	11.11	23.61	4.17	5.56	5.56	1.39	1.39	0.00	2.78	0.00	2.78	25.00
		女	62.50	18.06	22.22	1.39	1.39	9.72	1.39	2.78	0.00	1.39	0.00	1.39	18.06
		合计	63.89	14.58	22.92	2.78	3.47	7.64	1.39	2.08	0.00	2.08	0.00	2.08	21.53
	5	男	56.79	35.80	43.21	32.10	32.10	1.23	1.23	0.00	1.23	2.47	0.00	0.00	40.74
		女	62.20	31.71	46.34	25.61	26.83	2.44	2.44	0.00	0.00	0.00	0.00	0.00	45.12
		合计	59.51	33.74	44.79	28.83	29.45	1.84	1.84	0.00	0.61	1.23	0.00	0.00	42.94
丽水市莲都区	3	男	64.81	24.07	24.07	0.00	12.96	7.41	3.70	0.00	0.00	0.00	0.00	5.56	7.41
		女	58.18	21.82	25.45	1.82	10.91	5.45	1.82	0.00	0.00	1.82	0.00	1.82	20.00
		合计	61.47	22.94	24.77	0.92	11.93	6.42	2.75	0.00	0.00	0.92	0.00	3.67	13.76
	4	男	48.05	27.27	27.27	0.00	18.18	9.09	6.49	0.00	1.30	5.19	0.00	6.49	15.58
		女	68.83	23.38	16.88	0.00	10.39	2.60	5.19	0.00	2.60	1.30	0.00	2.60	7.79
		合计	58.44	25.32	22.08	0.00	14.29	5.84	5.84	0.00	1.95	3.25	0.00	4.55	11.69
	5	男	46.24	27.96	34.41	0.00	20.43	3.23	8.60	0.00	0.00	1.08	0.00	5.38	10.75
		女	39.77	38.64	45.45	0.00	34.09	4.55	4.55	0.00	1.14	0.00	0.00	2.27	9.09
		合计	43.09	33.15	39.78	0.00	27.07	3.87	6.63	0.00	0.55	0.55	0.00	3.87	9.94

表4-9 浙江省3~5岁年龄儿童家长对孩子身体健康及口腔健康状况的评价

地区	年龄(岁)	性别	浙江省3~5岁年龄组父母对于"口腔健康对自己的生活很重要"这句话的看法(%)				浙江省3~5岁年龄组父母对于"定期口腔检查是十分必要的"这句话的看法(%)				浙江省3~5岁年龄组父母对于"牙齿的好坏是天生的，与自己的保护关系不大"这句话的看法(%)				浙江省3~5岁年龄组父母对于"预防牙病首先靠自己"这句话的看法(%)				浙江省3~5岁年龄组父母对于"保护孩子六龄牙很重要"这句话的看法(%)				浙江省3~5岁年龄组父母对于"母亲牙齿不好会影响孩子的牙齿"这句话的看法(%)			
			同意	不同意	无所谓	不知道	同意	不同意	无所谓	不知道	同意	不同意	无所谓	不知道	同意	不同意	无所谓	不知道	同意	不同意	无所谓	不知道	同意	不同意	无所谓	不知道
浙江省 城		男	99.29	0.00	0.24	0.47	88.92	0.00	5.19	5.90	8.25	88.44	0.24	3.07	95.52	2.59	0.24	1.65	81.37	0.94	0.24	17.45	35.14	33.49	0.47	30.90
浙江省 城		女	96.57	0.74	0.49	2.21	84.80	1.72	6.86	6.62	9.07	85.78	0.98	4.17	96.32	1.96	0.00	1.72	79.17	0.49	0.74	19.61	34.31	35.05	0.25	30.39
浙江省 城		合计	97.96	0.36	0.36	1.32	86.90	0.84	6.01	6.25	8.65	87.14	0.60	3.61	95.91	2.28	0.12	1.68	80.29	0.72	0.48	18.51	34.74	34.25	0.36	30.65
浙江省 乡		男	95.72	0.53	1.50	2.25	76.26	1.60	9.41	12.73	10.91	79.25	0.75	9.09	90.80	2.99	0.32	5.88	72.73	0.96	0.96	25.35	27.06	32.73	0.86	39.36
浙江省 乡		女	95.33	1.17	0.74	2.76	77.41	2.23	7.64	12.73	8.70	80.70	0.74	9.86	91.09	2.12	0.42	6.36	72.00	1.06	0.85	26.09	29.27	32.98	1.17	36.59
浙江省 乡		合计	95.53	0.85	1.12	2.50	76.84	1.92	8.52	12.73	9.80	79.98	0.75	9.48	90.95	2.56	0.37	6.12	72.36	1.01	0.91	25.72	28.17	32.85	1.01	37.97
浙江省 合计		男	96.84	0.37	1.10	1.69	80.21	1.10	8.09	10.60	10.08	82.12	0.59	7.21	92.27	2.87	0.29	4.56	75.42	0.96	0.74	22.88	29.58	32.97	0.74	36.72
浙江省 合计		女	95.71	1.04	0.67	2.59	79.64	2.07	7.40	10.88	8.81	82.24	0.81	8.14	92.67	2.07	0.30	4.96	74.17	0.89	0.81	24.13	30.79	33.60	0.89	34.72
浙江省 合计		合计	96.27	0.70	0.89	2.14	79.93	1.59	7.75	10.74	9.45	82.18	0.70	7.68	92.47	2.47	0.30	4.76	74.80	0.92	0.77	23.51	30.18	33.28	0.81	35.72
杭州市江干区	3	男	100.00	0.00	0.00	0.00	92.31	0.00	3.08	4.62	9.23	87.69	1.54	1.54	98.46	1.54	0.00	0.00	87.70	0.00	0.00	12.30	36.92	33.85	0.00	29.23
	3	女	96.88	0.00	0.00	3.12	81.25	3.12	9.38	6.25	4.69	92.19	0.00	3.12	96.88	1.56	0.00	1.56	81.20	0.00	3.10	15.60	34.38	32.81	0.00	32.81
	3	合计	98.45	0.00	0.00	1.55	86.82	1.55	6.20	5.43	6.98	89.92	0.78	2.33	97.67	1.55	0.00	0.78	84.50	0.00	1.60	14.00	35.66	33.33	0.00	31.01
	4	男	100.00	0.00	0.00	0.00	97.47	0.00	1.27	1.27	8.86	86.08	1.54	5.06	96.20	2.53	0.00	1.27	84.80	2.50	0.00	12.70	32.91	35.44	0.00	31.65
	4	女	98.72	1.28	0.00	0.00	89.74	1.28	3.85	4.58	14.10	83.33	0.00	2.56	94.66	2.56	0.00	2.78	87.20	0.00	0.00	12.80	46.15	30.77	0.00	23.08
	4	合计	99.36	0.64	0.00	0.00	93.63	0.64	2.55	3.18	11.46	84.71	0.64	3.18	91.89	1.91	0.00	6.20	86.00	1.30	0.00	12.70	39.49	33.12	0.00	27.39
	5	男	100.00	0.00	0.00	0.00	95.12	0.00	0.00	4.88	6.10	93.90	0.00	0.00	91.01	1.20	0.00	7.79	90.20	0.00	2.40	7.30	46.34	28.05	0.00	25.61
	5	女	97.59	0.00	1.20	1.20	90.36	1.20	4.82	3.61	4.82	85.54	3.61	6.02	96.39	0.00	0.00	3.61	83.10	0.00	0.00	16.90	31.33	38.55	1.20	28.92
	5	合计	98.79	0.00	0.61	0.61	92.73	0.61	2.42	4.24	5.45	89.70	1.82	3.03	95.76	1.82	0.00	2.42	86.70	1.20	0.00	12.10	38.79	33.33	0.61	27.27
宁波市余姚市	3	男	100.00	0.00	0.00	0.00	88.41	0.00	7.25	4.35	4.35	95.65	0.00	0.00	95.65	2.90	0.00	1.45	69.57	0.00	0.00	30.43	27.54	37.68	0.00	34.78
	3	女	100.00	0.00	0.00	0.00	80.65	1.61	12.90	4.84	6.45	91.94	0.00	1.61	93.55	4.84	0.00	1.61	58.06	0.00	0.00	41.94	22.58	38.71	1.61	37.10
	3	合计	100.00	0.00	0.00	0.00	84.73	0.76	9.92	4.58	5.34	93.89	0.00	0.76	94.66	3.82	0.00	1.53	64.12	0.00	0.00	35.88	25.19	38.17	0.76	35.88
	4	男	98.65	1.35	0.00	0.00	82.43	1.35	10.81	5.41	2.70	94.59	0.00	2.70	91.89	6.76	0.00	1.35	66.22	0.00	0.00	33.78	14.86	35.14	1.35	48.65
	4	女	100.00	0.00	0.00	0.00	89.33	1.33	2.67	6.67	8.00	89.33	0.00	2.67	96.00	1.33	0.00	2.67	66.67	0.00	0.00	33.33	32.00	33.33	1.33	33.33
	4	合计	99.33	0.67	0.00	0.00	85.91	1.34	6.71	6.04	5.37	91.95	0.00	2.68	93.96	4.03	0.00	2.01	66.44	0.00	0.00	33.56	23.49	34.23	1.34	40.94
	5	男	100.00	0.00	0.00	0.00	78.65	0.00	11.24	10.11	8.99	86.52	0.00	4.49	91.01	3.37	0.00	5.62	80.90	0.00	0.00	19.10	29.21	42.70	0.00	28.09
	5	女	96.67	0.00	0.00	3.33	81.11	1.11	4.44	13.33	5.56	84.44	1.11	8.89	96.67	0.00	0.00	3.33	67.78	0.00	0.00	32.22	26.67	38.89	2.22	32.22
	5	合计	98.32	0.00	0.00	1.68	79.89	0.56	7.82	11.73	7.26	85.47	0.56	6.70	93.85	1.68	0.00	4.47	74.30	0.00	0.00	25.70	27.93	40.78	1.12	30.17
台州市路桥区	3	男	99.57	0.43	0.00	0.00	82.76	0.43	9.91	6.90	5.60	91.81	0.00	2.59	92.67	4.31	0.00	3.02	72.84	0.00	0.00	27.16	24.14	38.79	0.43	36.64
	3	女	98.68	1.32	0.00	0.00	83.70	1.32	6.17	8.81	6.61	88.11	0.44	4.85	95.59	1.76	0.00	2.64	64.76	0.00	0.00	35.24	27.31	37.00	1.76	33.92
	3	合计	99.13	0.87	0.00	0.00	83.22	0.87	8.06	7.84	6.10	89.98	0.22	3.70	94.12	3.05	0.00	2.83	68.85	0.00	0.00	31.15	25.71	37.91	1.09	35.29

续表

地区	年龄（岁）	性别	浙江省3~5岁年龄组父母对于"口腔健康对自己的生活很重要"这句话的看法（%）				浙江省3~5岁年龄组父母对于"定期口腔检查是十分必要的"这句话的看法（%）				浙江省3~5岁年龄组父母对于"牙齿的好坏是天生的，与自己的保护关系不大"这句话的看法（%）				浙江省3~5岁年龄组父母对于"预防牙病"的看法（%）				浙江省3~5岁年龄组父母对于"口腔保护先靠自己"这句话的看法（%）				浙江省3~5岁年龄组"保护孩子六龄牙很重要"这句话的看法（%）				浙江省3~5岁年龄组父母对于"母亲牙齿不好会影响孩子的牙齿"这句话的看法（%）			
			同意	不同意	无所谓	不知道	同意	不同意	无所谓	不知道	同意	不同意	无所谓	不知道	同意	不同意	无所谓	不知道	同意	不同意	无所谓	不知道	同意	不同意	无所谓	不知道	同意	不同意	无所谓	不知道
台州市路桥区	4	男	93.22	1.69	5.08	0.00	79.66	5.08	11.86	3.39	23.73	67.80	3.39	5.08	79.66	15.25	0.00	5.08					54.41	3.39	3.39	28.81	28.81	22.03	1.69	47.46
台州市路桥区	4	女	90.57	3.77	1.89	3.77	67.92	16.98	9.43	5.66	13.21	79.25	3.77	3.77	81.13	7.55	7.55	3.77					54.15	3.77	7.55	24.53	45.28	22.64	1.89	30.19
台州市路桥区	4	合计	91.96	2.68	3.57	1.79	74.11	10.71	10.71	4.46	18.75	73.21	3.57	4.46	80.36	11.61	3.57	4.46					64.29	3.57	5.36	26.79	36.61	22.32	1.79	39.29
台州市路桥区	5	男	95.06	1.23	2.47	1.23	75.31	3.70	9.88	11.11	19.75	75.31	0.00	4.94	91.36	2.47	0.00	6.17					77.78	0.00	3.70	18.52	30.86	28.40	1.23	39.51
台州市路桥区	5	女	85.56	5.56	2.22	6.67	71.11	1.11	14.44	13.33	11.11	77.78	0.00	11.11	86.67	2.22	0.00	11.11					74.44	5.56	1.11	18.89	42.22	35.56	0.00	22.22
台州市路桥区	5	合计	90.06	3.51	2.34	4.09	73.10	2.34	12.28	12.28	15.20	76.61	0.00	8.19	88.89	2.34	0.00	8.77					76.02	2.92	2.34	18.71	36.84	32.16	0.58	30.41
台州市温岭市	3	男	90.80	2.30	4.60	2.30	71.26	2.30	16.09	10.34	6.90	80.46	4.60	8.05	90.80	1.15	2.30	5.75					62.07	4.60	4.60	28.74	45.98	20.69	1.15	32.18
台州市温岭市	3	女	90.12	4.94	2.47	2.47	75.31	2.47	4.94	17.28	11.11	82.72	1.23	4.94	90.12	4.94	1.23	4.94					72.84	1.23	2.47	23.46	46.91	27.16	2.47	23.46
台州市温岭市	3	合计	90.48	3.57	3.57	2.38	73.21	2.38	10.71	13.69	8.93	81.55	2.98	6.55	90.48	2.98	1.19	5.36					67.26	2.98	3.57	26.19	46.43	23.81	1.79	27.98
台州市温岭市	4	男	92.95	1.76	3.96	1.32	74.89	3.52	12.78	8.81	15.86	75.33	2.64	6.17	88.11	5.29	0.88	5.73					68.28	2.64	3.96	25.11	36.12	23.79	1.32	38.77
台州市温岭市	4	女	88.39	4.91	2.23	4.46	71.88	5.36	9.82	12.95	11.61	79.91	1.34	7.14	86.61	4.46	1.79	7.14					71.43	3.57	3.12	21.88	44.64	29.46	1.34	24.55
台州市温岭市	4	合计	90.69	3.33	3.10	2.88	73.39	4.43	11.31	10.86	13.75	77.61	2.00	6.65	87.36	4.88	1.33	6.43					69.84	3.10	3.55	23.50	40.35	26.61	1.33	31.71
台州市温岭市	5	男	98.63	0.00	0.00	1.37	73.97	0.00	6.85	19.18	10.96	76.71	0.00	12.33	94.52	1.37	0.00	4.11					82.19	2.74	0.00	15.07	31.51	34.25	0.00	34.25
台州市温岭市	5	女	98.55	0.00	1.45	0.00	88.41	0.00	5.80	5.80	10.14	82.61	0.00	7.25	97.10	0.00	0.00	2.90					84.06	0.00	0.00	15.94	28.99	36.23	0.00	34.78
台州市温岭市	5	合计	98.59	0.00	0.70	0.70	80.99	0.00	6.34	12.68	10.56	79.58	0.00	9.86	95.77	0.70	0.00	3.52					83.10	1.41	0.00	15.49	30.28	35.21	0.00	34.51
金华市武义县	3	男	95.83	1.39	1.39	1.39	79.17	0.00	8.33	12.50	11.11	80.56	0.00	8.33	90.28	1.39	0.00	8.33					76.39	0.00	0.00	23.61	22.22	38.89	0.00	38.89
金华市武义县	3	女	97.56	0.00	0.65	2.44	79.27	0.00	6.10	14.63	7.32	85.37	1.22	6.10	90.24	1.22	1.22	8.54					76.83	0.00	0.00	23.17	17.07	48.78	2.44	31.71
金华市武义县	3	合计	96.75	0.65	2.47	1.95	79.22	0.00	7.14	13.64	9.09	83.12	0.65	7.14	90.26	1.30	0.65	8.44					76.62	0.00	0.00	23.38	19.48	44.16	1.30	35.06
金华市武义县	4	男	95.06	0.00	2.47	2.47	69.14	2.47	11.11	17.28	7.41	80.25	0.00	12.35	91.36	0.00	1.23	7.41					76.54	0.00	1.23	22.22	32.10	29.63	1.23	37.04
金华市武义县	4	女	96.15	0.00	1.28	2.56	73.08	1.28	15.38	10.26	10.26	80.77	1.23	8.97	85.90	5.13	0.00	8.97					70.51	5.13	1.28	28.21	20.51	41.03	0.00	38.46
金华市武义县	4	合计	95.60	0.00	1.89	2.52	71.07	1.89	13.21	13.84	8.81	80.50	0.63	10.69	88.68	2.52	0.63	8.18					73.58	2.52	1.26	25.16	26.42	35.22	0.63	37.74
金华市武义县	5	男	96.46	0.44	1.33	1.77	73.89	0.88	8.85	16.37	9.73	79.20	0.44	11.06	92.04	0.88	0.44	6.64					78.32	0.88	0.44	20.35	28.76	34.07	0.44	36.73
金华市武义县	5	女	97.38	0.00	1.10	1.75	79.91	0.44	9.17	10.48	9.17	82.97	0.22	7.42	90.83	2.18	0.00	6.99					76.86	0.00	0.44	22.71	21.83	42.36	0.87	34.93
金华市武义县	5	合计	96.92	0.22	2.47	1.76	76.92	0.66	9.01	13.41	9.45	81.10	0.00	9.23	91.43	1.54	0.22	6.81					77.58	0.44	0.44	21.54	25.27	38.24	0.66	35.82
丽水市莲都区	3	男	98.51	0.00	0.00	1.49	70.15	0.00	13.43	16.42	17.91	71.64	0.00	10.45	89.55	2.99	0.00	7.46					52.24	0.00	0.00	47.76	19.40	32.84	1.49	46.27
丽水市莲都区	3	女	95.83	1.39	1.39	2.78	73.61	1.39	8.33	16.67	12.50	66.67	0.00	20.83	87.50	2.78	0.00	9.72					54.17	1.39	1.39	43.06	25.00	25.00	1.39	48.61
丽水市莲都区	3	合计	97.12	0.72	0.72	2.16	71.94	0.72	10.79	16.55	15.11	69.06	0.00	15.83	88.49	2.88	0.22	8.63					53.24	0.72	0.72	45.32	22.30	28.78	1.44	47.48
丽水市莲都区	4	男	93.15	0.00	0.00	6.85	63.01	2.74	9.59	24.66	8.22	69.86	1.37	20.55	84.93	2.74	0.00	12.33					78.08	2.74	0.00	21.92	23.29	20.55	2.74	53.42
丽水市莲都区	4	女	98.63	0.00	0.00	1.37	63.01	2.74	4.11	30.14	8.22	73.97	1.37	16.44	91.78	2.74	0.00	5.48					79.45	1.37	0.00	17.81	20.55	32.88	0.00	46.58
丽水市莲都区	4	合计	95.89	0.00	0.00	4.11	63.01	2.74	6.85	27.40	8.22	71.92	1.37	18.49	88.36	2.74	0.00	8.90					78.77	2.74	0.00	19.86	21.92	26.71	1.37	50.00
丽水市莲都区	5	男	95.24	0.00	1.19	3.57	65.48	0.00	14.29	20.24	9.52	78.57	0.00	11.90	91.67	1.19	0.00	7.14					73.81	1.19	0.00	26.19	14.29	39.29	2.38	44.05
丽水市莲都区	5	女	95.06	0.00	1.23	3.70	71.60	2.47	11.11	14.81	4.94	75.31	0.00	19.75	90.12	1.23	0.00	8.64					75.31	1.23	0.00	24.69	16.05	32.10	0.00	51.85
丽水市莲都区	5	合计	95.15	0.00	1.21	3.64	68.48	1.21	12.73	17.58	7.27	76.97	0.00	15.76	90.91	1.21	0.00	7.88					74.35	1.21	0.00	25.45	15.15	35.76	1.21	47.88

表 4-10 浙江省 3～5 岁年龄儿童家长口腔保健态度

地区	年龄(岁)	性别	刷牙时牙龈出血是正常的-正确	刷牙时牙龈出血是正常的-不正确	刷牙时牙龈出血是正常的-不知道	刷牙可以引起牙龈发炎-正确	刷牙可以引起牙龈发炎-不正确	刷牙可以引起牙龈发炎-不知道	预防牙龈出血没有用-正确	预防牙龈出血没有用-不正确	预防牙龈出血没有用-不知道	细菌可以引起龋齿-正确	细菌可以引起龋齿-不正确	细菌可以引起龋齿-不知道	吃糖可以引起龋齿-正确	吃糖可以引起龋齿-不正确	吃糖可以引起龋齿-不知道	乳牙坏了不用治疗-正确	乳牙坏了不用治疗-不正确	乳牙坏了不用治疗-不知道	窝沟封闭能预防儿童龋齿-正确	窝沟封闭能预防儿童龋齿-不正确	窝沟封闭能预防儿童龋齿-不知道
浙江省·城		男	9.91	80.42	9.67	89.15	3.30	7.55	11.32	68.87	19.81	79.48	5.90	14.62	87.74	6.37	5.90	7.08	79.72	13.21	35.85	6.13	58.02
浙江省·城		女	7.35	83.09	9.56	87.25	4.17	8.58	13.73	68.87	17.40	79.17	4.66	16.18	84.80	5.15	10.05	9.31	73.53	17.16	34.80	5.88	59.31
浙江省·城		合计	8.65	81.73	9.62	88.22	3.73	8.05	12.50	68.87	18.63	79.33	5.29	15.38	86.30	5.77	7.93	8.17	76.68	15.14	35.34	6.01	58.65
浙江省·乡		男	12.73	72.30	14.97	82.78	3.42	13.80	15.72	55.94	28.34	70.70	3.32	25.99	83.32	4.39	12.30	9.09	63.53	27.38	25.03	5.67	69.30
浙江省·乡		女	10.92	73.70	15.38	85.47	2.65	11.88	14.00	57.05	28.95	71.58	2.86	25.56	81.34	5.30	13.36	11.03	60.87	28.10	23.12	5.94	70.94
浙江省·乡		合计	11.82	73.00	15.18	84.13	3.04	12.83	14.86	56.50	28.65	71.14	3.09	25.77	82.32	4.85	12.83	10.06	62.19	27.74	24.07	5.80	70.13
浙江省·合计		男	11.85	74.83	13.32	84.77	3.38	11.85	14.35	59.97	25.68	73.44	4.12	22.44	84.69	5.00	10.30	8.46	68.58	22.96	28.40	5.81	65.78
浙江省·合计		女	9.84	76.54	13.62	86.01	3.11	10.88	13.92	60.62	25.46	73.87	3.40	22.72	82.38	5.26	12.36	10.51	64.69	24.80	26.65	5.92	67.43
浙江省·合计		合计	10.85	75.68	13.47	85.39	3.25	11.37	14.13	60.30	25.57	73.65	3.76	22.58	83.54	5.13	11.33	9.48	66.64	23.87	27.53	5.87	66.61
杭州市江干区	3	男	4.62	90.77	4.62	92.31	0.00	7.69	7.69	80.00	12.31	80.00	3.08	16.92	87.69	7.69	4.62	7.69	86.15	6.15	47.69	1.54	50.77
杭州市江干区	3	女	1.56	85.94	12.50	89.06	1.56	9.38	4.69	75.00	20.31	84.38	3.12	12.50	89.06	4.69	6.25	6.25	81.25	12.50	46.88	4.69	48.44
杭州市江干区	3	合计	3.10	88.37	8.53	90.70	0.78	8.53	6.20	77.52	16.28	82.17	3.10	14.73	88.37	6.20	5.43	6.98	83.72	9.30	47.29	3.10	49.61
杭州市江干区	4	男	11.39	81.01	7.59	88.61	2.53	8.86	13.92	70.89	15.19	83.54	6.33	10.13	91.14	6.33	2.53	8.86	84.81	6.33	44.30	3.80	51.90
杭州市江干区	4	女	12.82	80.77	6.41	88.46	5.13	6.41	15.38	69.23	15.38	80.77	5.13	14.10	87.18	5.13	7.69	11.54	80.77	7.69	42.31	7.69	50.00
杭州市江干区	4	合计	12.10	80.89	7.01	88.54	3.82	7.64	14.65	70.06	15.29	82.17	5.73	12.10	89.17	5.73	5.10	10.19	82.80	7.01	43.31	5.73	50.96
杭州市江干区	5	男	14.63	74.39	10.98	93.90	3.66	2.44	10.98	74.39	14.63	85.37	2.44	12.20	84.15	10.98	4.88	7.32	81.71	10.98	31.71	10.98	57.32
杭州市江干区	5	女	8.43	85.54	6.02	87.95	2.41	9.64	7.23	77.11	15.66	80.72	4.82	14.46	86.75	4.82	8.43	4.82	85.54	9.64	42.17	4.82	53.01
杭州市江干区	5	合计	11.52	80.00	8.48	90.91	3.03	6.06	9.09	75.76	15.15	83.03	3.64	13.33	85.45	7.88	6.67	6.06	83.64	10.30	36.97	7.88	55.15
宁波市余姚市	3	男	15.94	78.26	5.80	92.75	2.90	4.35	2.90	79.71	17.39	79.71	4.35	15.94	94.20	2.90	2.90	4.35	85.51	10.14	10.14	7.25	82.61
宁波市余姚市	3	女	11.29	79.03	9.68	95.16	3.23	1.61	20.97	54.84	24.19	77.42	6.45	16.13	91.94	6.45	1.61	16.13	62.90	20.97	24.19	4.84	70.97
宁波市余姚市	3	合计	13.74	78.63	7.63	93.89	3.05	3.05	11.45	67.94	20.61	78.63	5.34	16.03	93.13	4.58	2.29	9.92	74.81	15.27	16.79	6.11	77.10
宁波市余姚市	4	男	4.05	89.19	6.76	93.24	2.70	4.05	10.81	59.46	29.73	83.78	1.35	14.86	82.43	0.00	17.57	6.76	78.38	14.86	21.62	5.41	72.97
宁波市余姚市	4	女	6.67	85.33	8.00	92.00	1.33	6.67	13.33	74.67	12.00	84.00	2.67	13.33	89.33	4.00	6.67	9.33	73.33	17.33	18.67	6.67	74.67
宁波市余姚市	4	合计	5.37	87.25	7.38	92.62	2.01	5.37	12.08	67.11	20.81	83.89	2.01	14.09	85.91	2.01	12.08	8.05	75.84	16.11	20.13	6.04	73.83
宁波市余姚市	5	男	11.24	82.02	6.74	92.13	2.25	5.62	11.24	67.42	21.35	71.91	7.87	20.22	85.39	6.74	7.87	6.74	73.03	20.22	25.84	8.99	65.17
宁波市余姚市	5	女	6.67	80.00	13.33	88.89	4.44	6.67	6.67	62.22	31.11	77.78	3.33	18.89	77.78	10.00	12.22	5.56	63.33	31.11	13.33	4.44	82.22
宁波市余姚市	5	合计	8.94	81.01	10.06	90.50	3.35	6.15	8.94	64.80	26.26	74.86	5.59	19.55	81.56	8.38	10.06	6.15	68.16	25.70	19.55	6.70	73.74
台州市路桥区	3	男	10.34	83.19	6.47	92.67	2.59	4.74	8.62	68.53	22.84	78.02	4.74	17.24	87.07	3.45	9.48	6.03	78.45	15.52	19.83	7.33	72.84
台州市路桥区	3	女	7.93	81.50	10.57	91.63	3.08	5.29	12.78	64.32	22.91	79.74	3.96	16.30	85.46	7.05	7.49	9.69	66.52	23.79	18.06	5.29	76.65
台州市路桥区	3	合计	9.15	82.35	8.50	92.16	2.83	5.01	10.68	66.45	22.88	78.87	4.36	16.78	86.27	5.23	8.50	7.84	72.55	19.61	18.95	6.32	74.73
台州市路桥区	4	男	35.59	57.63	6.78	84.75	3.39	11.86	32.20	50.85	16.95	74.58	5.08	20.34	91.53	3.39	5.08	6.78	62.71	30.51	22.03	5.08	72.88
台州市路桥区	4	女	13.21	77.36	9.43	79.25	7.55	13.21	16.98	69.81	13.21	67.92	0.00	32.08	83.02	3.77	13.21	20.75	50.94	28.30	20.75	5.66	73.58
台州市路桥区	4	合计	25.00	66.96	8.04	82.14	5.36	12.50	25.00	59.82	15.18	71.43	2.68	25.89	87.50	3.57	8.93	13.39	57.14	29.46	21.43	5.36	73.21

续表

地区	年龄(岁)	性别	浙江省3~5岁年龄组父母对于"刷牙时牙龈出血是正常的"这句话的看法(%) 正确	不正确	不知道	浙江省3~5岁年龄组父母对于"刷牙可以引起牙龈发炎"这句话的看法(%) 正确	不正确	不知道	浙江省3~5岁年龄组父母对于"刷牙对预防牙龈出血没有用"这句话的看法(%) 正确	不正确	不知道	浙江省3~5岁年龄组父母对于"细菌可以引起龋齿"这句话的看法(%) 正确	不正确	不知道	浙江省3~5岁年龄组父母对于"吃糖可以引起龋齿"这句话的看法(%) 正确	不正确	不知道	浙江省3~5岁年龄组父母对于"乳牙坏了不用治疗"这句话的看法(%) 正确	不正确	不知道	浙江省3~5岁年龄组父母对于"窝沟封闭能预防儿童龋齿"这句话的看法(%) 正确	不正确	不知道
台州市路桥区	5	男	17.28	66.67	16.05	90.12	1.23	8.64	25.93	54.32	19.75	81.48	2.47	16.05	86.42	3.70	9.88	12.35	65.43	22.22	49.38	0.00	50.62
		女	8.89	84.44	6.67	83.33	4.44	12.22	21.11	58.89	20.00	77.78	5.56	16.67	80.00	6.67	13.33	17.78	53.33	28.89	32.22	10.00	57.78
		合计	12.87	76.02	11.11	86.55	2.92	10.53	23.39	56.73	19.88	79.53	4.09	16.37	83.04	5.26	11.70	15.20	59.06	25.73	40.35	5.26	54.39
台州市温岭市	3	男	13.79	68.97	17.24	72.41	1.15	26.44	16.09	48.28	35.63	68.97	8.05	22.99	85.06	5.75	9.20	11.49	59.77	28.74	41.38	3.45	55.17
		女	12.35	69.14	18.52	82.72	2.47	14.81	16.05	54.32	29.63	76.54	3.70	19.75	88.89	1.23	9.88	16.05	59.26	24.69	39.51	3.70	56.79
		合计	13.10	69.05	17.86	77.38	1.79	20.83	16.07	51.19	32.74	72.62	5.95	21.43	86.90	3.57	9.52	13.69	59.52	26.79	40.48	3.57	55.95
	4	男	20.70	65.20	14.10	81.94	1.76	16.30	23.79	51.10	25.11	74.89	5.29	19.82	87.22	4.41	8.37	10.57	62.56	26.87	39.21	2.64	58.15
		女	11.16	77.23	11.61	82.14	4.46	13.39	18.30	59.82	21.88	75.00	3.57	21.43	83.93	4.02	12.05	17.86	54.91	27.23	32.14	6.70	61.16
		合计	15.96	71.18	12.86	82.04	3.10	14.86	21.06	55.43	23.50	74.94	4.43	20.62	85.59	4.21	10.20	14.19	58.76	27.05	35.70	4.66	59.65
	5	男	8.22	68.49	23.29	83.56	1.37	15.07	12.33	56.16	31.51	72.60	1.37	26.03	83.56	2.74	13.70	8.22	65.75	26.03	23.29	4.11	72.60
		女	10.14	82.61	7.25	86.96	2.90	10.14	14.49	62.32	23.19	79.71	4.35	15.94	86.96	4.35	8.70	13.04	69.57	17.39	34.78	7.25	57.97
		合计	9.15	75.35	15.49	85.21	2.11	12.68	13.38	59.15	27.46	76.06	2.82	21.13	85.21	3.52	11.27	10.56	67.61	21.83	28.87	5.63	65.49
金华市武义县	3	男	8.33	73.61	18.06	83.33	4.17	12.50	19.44	52.78	27.78	69.44	4.17	26.39	77.78	5.56	16.67	8.33	59.72	31.94	19.44	8.33	72.22
		女	14.63	67.07	18.29	80.49	2.44	17.07	23.17	57.32	19.51	75.61	2.44	21.95	84.15	6.10	9.76	7.32	68.29	24.39	23.17	6.10	70.73
		合计	11.69	70.13	18.18	81.82	3.25	14.94	21.43	55.19	23.38	72.73	3.25	24.03	81.17	5.84	12.99	7.79	64.29	27.92	21.43	7.14	71.43
	4	男	9.88	70.37	19.75	81.48	6.17	12.35	14.81	60.49	24.69	79.01	1.23	19.75	86.42	2.47	11.11	6.17	66.67	27.16	30.86	4.94	64.20
		女	10.26	70.80	19.23	80.77	5.13	14.10	10.26	64.10	25.64	61.54	2.56	35.90	74.36	5.13	20.51	11.54	55.13	33.33	26.92	7.69	65.38
		合计	10.06	70.44	19.50	81.13	5.66	13.21	12.58	62.26	25.16	70.44	1.89	27.67	80.50	3.77	15.72	8.81	61.01	30.19	28.93	6.29	64.78
	5	男	8.85	70.64	20.35	82.74	3.98	13.27	15.49	56.64	27.88	73.89	2.21	23.89	82.74	3.54	13.72	7.52	64.16	28.32	24.78	5.75	69.47
		女	11.79	72.93	15.28	82.53	3.49	13.97	16.16	61.14	22.71	72.05	3.06	24.89	81.66	5.24	13.10	10.48	64.19	25.33	27.95	6.99	65.07
		合计	10.33	71.87	17.80	82.64	3.74	13.63	15.82	58.90	25.27	72.97	2.64	24.40	82.20	4.40	13.41	9.01	64.18	26.81	26.37	6.37	67.25
丽水市莲都区	3	男	16.42	76.12	7.46	80.60	7.46	11.94	8.96	58.21	32.84	59.70	4.48	35.82	85.07	2.99	11.94	1.49	73.13	25.37	17.91	8.96	73.13
		女	8.33	69.44	22.22	84.72	0.00	15.28	15.28	43.06	41.67	70.83	1.39	27.78	75.00	4.17	20.83	9.72	54.17	36.11	15.28	5.56	79.17
		合计	12.23	72.66	15.11	82.73	3.60	13.67	12.23	50.36	37.41	65.47	2.88	31.65	79.86	3.60	16.55	5.76	63.31	30.94	16.55	7.19	76.26
	4	男	8.22	61.64	30.14	72.60	2.74	24.66	19.18	39.73	41.10	56.16	1.37	42.47	78.08	6.85	15.07	12.33	52.05	35.62	13.70	4.11	82.19
		女	6.85	72.60	20.55	86.30	1.37	12.33	16.44	46.58	36.99	61.64	0.00	38.36	78.08	4.11	17.81	9.59	56.16	34.25	6.85	4.11	89.04
		合计	7.53	67.12	25.34	79.45	2.05	18.49	17.81	43.15	39.04	58.90	0.68	40.41	78.08	5.48	16.44	10.96	54.11	34.93	10.27	4.11	85.62
	5	男	15.48	65.48	19.05	82.14	1.19	16.67	8.33	51.19	40.48	55.95	3.57	40.48	83.33	2.38	14.29	15.48	41.67	42.86	11.90	5.95	82.14
		女	9.88	70.37	19.75	87.65	3.70	8.64	11.11	45.68	43.21	64.20	2.47	33.33	72.84	6.17	20.99	7.41	46.91	45.68	13.58	1.23	85.19
		合计	12.73	67.88	19.39	84.85	2.42	12.73	9.70	48.48	41.82	60.00	3.03	36.97	78.18	4.24	17.58	11.52	44.24	44.24	12.73	3.64	83.64

表 4-11 浙江省 3～5 岁年龄儿童家长对孩子身体健康及口腔健康状况的评价

地区		年龄（岁）	性别	浙江省 3～5 岁年龄组父母对孩子全身健康状况的评价（%）					浙江省 3～5 岁年龄组父母对孩子牙齿和口腔状况的评价（%）				
				很好	较好	一般	较差	很差	很好	较好	一般	较差	很差
浙江省	城		男	23.35	47.41	27.36	1.42	0.47	13.44	36.56	36.56	10.14	3.30
			女	23.28	50.74	25.00	0.98	0.00	15.93	37.75	31.86	12.01	2.45
			合计	23.32	49.04	26.20	1.20	0.24	14.66	37.14	34.25	11.06	2.88
	乡		男	20.86	42.99	33.05	2.57	0.53	14.44	32.09	37.54	11.02	4.92
			女	21.74	44.11	30.86	2.97	0.32	13.04	27.57	42.52	12.30	4.56
			合计	21.30	43.56	31.95	2.77	0.43	13.74	29.82	40.04	11.66	4.74
	合计		男	21.63	44.37	31.27	2.21	0.52	14.13	33.48	37.23	10.74	4.42
			女	22.21	46.11	29.09	2.37	0.22	13.92	30.64	39.30	12.21	3.92
			合计	21.92	45.24	30.18	2.29	0.37	14.02	32.07	38.27	11.48	4.17
杭州市江干区		3	男	18.46	53.85	26.15	1.54	0.00	9.23	40.00	38.46	10.77	1.54
			女	25.00	51.56	20.31	3.12	0.00	23.44	40.62	26.56	7.81	1.56
			合计	21.71	52.71	23.26	2.33	0.00	16.28	40.31	32.56	9.30	1.55
		4	男	27.85	41.77	27.85	2.53	0.00	13.92	31.65	44.30	7.59	2.53
			女	21.79	58.97	16.67	2.56	0.00	16.67	41.03	30.77	11.54	0.00
			合计	24.84	50.32	22.29	2.55	0.00	15.29	36.31	37.58	9.55	1.27
		5	男	25.61	58.54	14.63	0.00	1.22	14.63	40.24	26.83	13.41	4.88
			女	21.69	54.22	22.89	1.20	0.00	12.05	34.94	34.94	14.46	3.61
			合计	23.64	56.36	18.79	0.61	0.61	13.33	37.58	30.91	13.94	4.24
宁波市余姚市		3	男	31.88	42.03	23.19	2.90	0.00	14.49	37.68	39.13	5.80	2.90
			女	19.35	50.00	25.81	4.84	0.00	16.13	27.42	45.16	9.68	1.61
			合计	25.95	45.80	24.43	3.82	0.00	15.27	32.82	41.98	7.63	2.29
		4	男	21.62	52.70	24.32	1.35	0.00	16.22	40.54	32.43	8.11	2.70
			女	38.67	34.67	25.33	1.33	0.00	26.67	32.00	25.33	6.67	9.33
			合计	30.20	43.62	24.83	1.34	0.00	21.48	36.24	28.86	7.38	6.04
		5	男	34.83	35.96	24.72	4.49	0.00	22.47	21.35	37.08	13.48	5.62
			女	20.00	52.22	27.78	0.00	0.00	15.56	28.89	38.89	14.44	2.22
			合计	27.37	44.13	26.26	2.23	0.00	18.99	25.14	37.99	13.97	3.91
台州市路桥区		3	男	29.74	43.10	24.14	3.02	0.00	18.10	32.33	36.21	9.48	3.88
			女	25.99	45.81	26.43	1.76	0.00	19.38	29.52	36.12	10.57	4.41
			合计	27.89	44.44	25.27	2.40	0.00	18.74	30.94	36.17	10.02	4.14
		4	男	22.03	40.68	33.90	3.39	0.00	22.03	37.29	33.90	5.08	1.69
			女	20.75	47.17	24.53	7.55	0.00	11.32	22.64	56.60	7.55	1.89
			合计	21.43	43.75	29.46	5.36	0.00	16.96	30.36	44.64	6.25	1.79

续表

地区	年龄（岁）	性别	浙江省3～5岁年龄组父母对孩子全身健康状况的评价（%）					浙江省3～5岁年龄组父母对孩子牙齿和口腔状况的评价（%）				
			很好	较好	一般	较差	很差	很好	较好	一般	较差	很差
台州市路桥区	5	男	12.35	38.27	46.91	2.47	0.00	8.64	39.51	41.98	6.17	3.70
		女	24.44	37.78	37.78	0.00	0.00	6.67	32.22	44.44	12.22	4.44
		合计	18.71	38.01	42.11	1.17	0.00	7.60	35.67	43.27	9.36	4.09
台州市温岭市	3	男	20.69	49.43	28.74	1.15	0.00	13.79	29.89	40.23	12.64	3.45
		女	13.58	46.91	37.04	1.23	1.23	8.64	25.93	46.91	14.81	3.70
		合计	17.26	48.21	32.74	1.19	0.60	11.31	27.98	43.45	13.69	3.57
	4	男	18.06	43.17	36.56	2.20	0.00	14.10	35.24	39.21	8.37	3.08
		女	19.64	43.30	34.38	2.23	0.45	8.48	27.68	48.21	12.05	3.57
		合计	18.85	43.24	35.48	2.22	0.22	11.31	31.49	43.68	10.20	3.33
	5	男	27.40	35.62	32.88	4.11	0.00	15.07	39.73	28.77	10.96	5.48
		女	21.74	49.28	27.54	1.45	0.00	13.04	37.68	37.68	10.14	1.45
		合计	24.65	42.25	30.28	2.82	0.00	14.08	38.73	33.10	10.56	3.52
金华市武义县	3	男	15.28	34.72	43.06	5.56	1.39	6.94	33.33	43.06	13.89	2.78
		女	21.95	42.68	30.49	4.88	0.00	10.98	25.61	39.02	19.51	4.88
		合计	18.83	38.96	36.36	5.19	0.65	9.09	29.22	40.91	16.88	3.90
	4	男	16.05	41.98	34.57	4.94	2.47	13.58	23.46	37.04	18.52	7.41
		女	24.36	43.59	30.77	1.28	0.00	12.82	24.36	48.72	11.54	2.56
		合计	20.13	42.77	32.70	3.14	1.26	13.21	23.90	42.77	15.09	5.03
	5	男	19.47	37.61	36.73	4.87	1.33	11.95	31.86	36.28	14.60	5.31
		女	22.71	44.98	29.69	2.62	0.00	12.23	28.82	41.92	13.97	3.06
		合计	21.10	41.32	33.19	3.74	0.66	12.09	30.33	39.12	14.29	4.18
丽水市莲都区	3	男	19.40	46.27	34.33	0.00	0.00	20.90	32.84	34.33	7.46	4.48
		女	22.22	38.89	34.72	4.17	0.00	23.61	29.17	34.72	9.72	2.78
		合计	20.86	42.45	34.53	2.16	0.00	22.30	30.94	34.53	8.63	3.60
	4	男	10.96	42.47	43.84	0.00	2.74	12.33	30.14	42.47	9.59	5.48
		女	16.44	34.25	47.95	1.37	0.00	12.33	20.55	47.95	12.33	6.85
		合计	13.70	38.36	45.89	0.68	1.37	12.33	25.34	45.21	10.96	6.16
	5	男	21.43	35.71	40.48	1.19	1.19	13.10	30.95	41.67	8.33	5.95
		女	19.75	43.21	30.86	3.70	2.47	4.94	30.86	30.86	24.69	8.64
		合计	20.61	39.39	35.76	2.42	1.82	9.09	30.91	36.36	16.36	7.27

表 4-12　浙江省 12～15 岁学生恒牙龋均构成比、患龋率及窝沟封闭率等

地区/年龄(岁)	城乡	性别	受检人数	DT			MT			FT			DMFT		龋补充填比(%)	患龋率(%)	窝沟封闭率(%)	牙外伤率(%)
				$\overline{X}$	SD	构成比(%)	$\overline{X}$	SD	构成比(%)	$\overline{X}$	SD	构成比(%)	$\overline{X}$	SD				
浙江省	城	男	943	0.57	1.22	62.6	0.00	0.05	0.2	0.34	1.00	37.2	0.91	1.64	37.3	38.5	22.9	4.6
		女	835	0.68	1.30	49.5	0.01	0.14	0.8	0.69	1.54	49.7	1.38	2.02	50.1	51.4	27.2	2.6
		合计	1778	0.62	1.26	55.1	0.01	0.10	0.5	0.50	1.29	44.3	1.13	1.84	44.6	44.5	24.9	3.7
	乡	男	2257	0.68	1.31	72.9	0.01	0.11	1.1	0.24	0.82	26.1	0.93	1.65	26.3	38.5	6.4	3.8
		女	2391	0.99	1.77	64.7	0.01	0.15	0.8	0.52	1.35	34.5	1.52	2.35	34.8	50.8	6.4	2.1
		合计	4648	0.83	1.57	67.7	0.01	0.13	0.9	0.39	1.13	31.4	1.23	2.06	31.7	44.8	6.4	2.9
	合计	男	3200	0.64	1.29	69.9	0.01	0.09	0.8	0.27	0.87	29.3	0.92	1.64	29.5	38.5	11.3	4.0
		女	3226	0.91	1.66	61.1	0.01	0.15	0.8	0.57	1.41	38.1	1.49	2.27	38.4	51.0	11.8	2.2
		合计	6426	0.78	1.49	64.4	0.01	0.13	0.8	0.42	1.18	34.8	1.21	2.00	35.0	44.7	11.5	3.1
12	城	男	251	0.45	1.04	66.7	0.00	0.00	0.0	0.23	0.84	33.3	0.68	1.32	33.3	33.1	17.1	6.4
		女	208	0.57	1.05	49.8	0.01	0.21	1.3	0.56	1.22	49.0	1.15	1.54	49.6	51.9	23.6	1.9
		合计	459	0.51	1.05	56.8	0.01	0.14	0.7	0.38	1.04	42.4	0.89	1.44	42.8	41.6	20.0	4.4
	乡	男	463	0.69	1.38	78.6	0.00	0.07	0.5	0.18	0.64	20.9	0.88	1.66	21.0	36.7	5.4	4.8
		女	511	0.77	1.56	65.7	0.01	0.08	0.5	0.39	1.04	33.8	1.16	1.95	34.0	44.0	6.1	3.9
		合计	974	0.73	1.48	70.9	0.01	0.07	0.5	0.29	0.88	28.6	1.03	1.82	28.7	40.6	5.7	4.3
	合计	男	714	0.61	1.28	75.0	0.00	0.05	0.3	0.20	0.72	24.6	0.81	1.55	24.7	35.4	9.5	5.3
		女	719	0.71	1.43	61.2	0.01	0.13	0.7	0.44	1.10	38.1	1.16	1.84	38.4	46.3	11.1	3.3
		合计	1433	0.66	1.36	66.8	0.01	0.10	0.6	0.32	0.94	32.6	0.98	1.71	32.8	40.9	10.3	4.3
13	城	男	266	0.50	1.12	62.6	0.00	0.06	0.5	0.30	0.94	36.9	0.80	1.52	37.1	34.2	23.7	4.9
		女	237	0.77	1.44	54.2	0.01	0.15	0.9	0.64	1.57	44.9	1.42	2.11	45.3	51.1	27.0	2.5
		合计	503	0.63	1.29	57.5	0.01	0.11	0.7	0.46	1.28	41.8	1.09	1.84	42.1	42.1	25.2	3.8
	乡	男	571	0.71	1.36	75.7	0.01	0.07	0.6	0.22	0.67	23.7	0.94	1.64	23.8	39.9	5.3	4.6
		女	568	0.91	1.59	67.1	0.01	0.13	0.7	0.44	1.11	32.2	1.36	2.04	32.5	48.9	8.4	1.6
		合计	1193	0.82	1.49	70.4	0.01	0.10	0.7	0.34	0.93	28.9	1.16	1.87	29.1	44.6	6.9	3.0
	合计	男	837	0.65	1.29	72.0	0.00	0.07	0.5	0.25	0.76	27.5	0.90	1.60	27.6	38.1	11.1	4.7
		女	859	0.87	1.55	63.4	0.01	0.13	0.8	0.49	1.25	35.8	1.38	2.06	36.1	49.5	13.5	1.9
		合计	1696	0.76	1.43	66.7	0.01	0.11	0.7	0.37	1.05	32.6	1.14	1.86	32.8	43.9	12.3	3.2
14	城	男	232	0.69	1.28	66.5	0.00	0.07	0.4	0.34	0.88	33.1	1.03	1.56	33.2	44.0	22.4	4.3
		女	201	0.74	1.35	46.1	0.01	0.12	0.9	0.85	1.82	52.9	1.61	2.25	53.4	53.7	25.4	3.0
		合计	433	0.71	1.31	54.8	0.01	0.10	0.7	0.58	1.42	44.5	1.30	1.93	44.8	48.5	23.8	3.7
	乡	男	614	0.63	1.14	71.7	0.01	0.11	1.5	0.23	0.96	26.8	0.87	1.53	27.0	38.4	6.8	3.1
		女	639	1.09	1.90	65.6	0.02	0.24	1.1	0.55	1.45	33.2	1.67	2.52	33.6	53.8	5.2	2.2
		合计	1253	0.87	1.59	67.7	0.02	0.19	1.2	0.40	1.25	31.1	1.28	2.13	31.5	46.3	6.0	2.6
	合计	男	846	0.64	1.18	70.1	0.01	0.10	1.2	0.26	0.94	28.7	0.92	1.54	29.1	40.0	11.1	3.4
		女	840	1.01	1.79	61.1	0.02	0.21	1.1	0.63	1.55	37.8	1.65	2.46	38.2	53.8	10.0	2.4
		合计	1686	0.83	1.52	64.3	0.02	0.17	1.1	0.44	1.30	34.6	1.28	2.08	35.0	46.9	10.6	2.9
15	城	男	194	0.68	1.46	55.7	0.00	0.00	0.0	0.54	1.31	44.3	1.22	2.13	44.3	44.8	29.9	2.1
		女	189	0.64	1.30	47.5	0.00	0.00	0.0	0.71	1.48	52.5	1.35	2.10	52.5	48.7	33.3	3.2
		合计	383	0.66	1.38	51.4	0.00	0.00	0.0	0.62	1.40	48.6	1.28	2.11	48.6	46.7	31.6	2.6
	乡	男	609	0.68	1.38	67.7	0.01	0.15	1.5	0.31	0.89	30.8	1.01	1.75	31.3	38.4	7.9	3.1
		女	619	1.13	1.93	61.7	0.01	0.11	0.6	0.69	1.65	37.7	1.83	2.69	38.0	55.3	6.1	1.0
		合计	1228	0.91	1.69	63.8	0.01	0.13	0.9	0.50	1.34	35.3	1.42	2.31	35.6	46.9	7.0	2.0
	合计	男	803	0.68	1.40	64.4	0.01	0.13	1.1	0.37	1.01	34.6	1.06	1.85	35.0	40.0	13.2	2.9
		女	808	1.01	1.81	59.0	0.01	0.09	0.5	0.69	1.61	40.4	1.72	2.57	40.7	53.7	12.5	1.5
		合计	1611	0.85	1.63	61.7	0.01	0.11	0.8	0.53	1.36	37.5	1.39	2.27	38.5	46.9	12.8	2.2

表4-13　浙江省6个地区各年龄组学生恒牙龋均构成比、患龋率及窝沟封闭率等

地区	年龄(岁)	性别	受检人数	DT $\overline{X}$	DT SD	DT 构成比(%)	MT $\overline{X}$	MT SD	MT 构成比(%)	FT $\overline{X}$	FT SD	FT 构成比(%)	DMFT $\overline{X}$	DMFT SD	龋补充填比(%)	患龋率(%)	窝沟封闭率(%)	牙外伤率(%)
杭州市江干区	12	男	116	0.39	0.84	59.2	0.00	0.00	0.0	0.27	1.08	40.8	0.66	1.32	40.8	32.8	32.8	6.0
	12	女	120	0.35	0.78	38.2	0.00	0.00	0.0	0.57	1.23	61.8	0.92	1.41	61.8	44.2	38.3	4.2
	12	合计	236	0.37	0.81	46.8	0.00	0.00	0.0	0.42	1.17	53.2	0.79	1.37	53.2	38.6	35.6	5.1
	13	男	126	0.46	1.08	69.0	0.01	0.09	1.2	0.20	0.73	29.8	0.67	1.29	30.1	31.7	44.4	7.9
	13	女	132	0.40	0.89	43.1	0.00	0.00	0.0	0.53	1.33	56.9	0.93	1.53	56.9	42.4	43.9	0.8
	13	合计	258	0.43	0.98	53.6	0.00	0.06	0.5	0.37	1.09	45.9	0.80	1.42	46.1	37.2	44.2	4.3
	14	男	131	0.37	0.67	53.8	0.00	0.00	0.0	0.32	0.89	46.2	0.69	1.10	46.2	38.9	48.1	3.8
	14	女	133	0.56	1.24	38.9	0.01	0.09	0.5	0.86	1.56	60.5	1.43	1.95	60.8	52.6	46.6	3.8
	14	合计	264	0.47	1.00	43.8	0.00	0.06	0.4	0.59	1.30	55.9	1.06	1.62	56.1	45.8	47.3	3.8
	15	男	136	0.32	0.87	32.3	0.00	0.00	0.0	0.66	1.48	67.7	0.98	1.73	67.7	39.0	74.3	5.1
	15	女	130	0.35	0.72	32.6	0.00	0.00	0.0	0.71	1.35	67.2	1.05	1.61	67.2	45.4	72.3	3.8
	15	合计	266	0.33	0.80	32.6	0.00	0.00	0.0	0.68	1.41	67.4	1.02	1.67	67.4	42.1	73.3	4.5
	总计	男	509	0.38	0.87	50.8	0.00	0.04	0.3	0.37	1.10	49.0	0.75	1.39	49.1	35.8	50.7	5.7
	总计	女	515	0.42	0.94	38.2	0.00	0.04	0.2	0.67	1.38	61.6	1.09	1.65	61.7	46.2	50.5	3.1
	总计	合计	1024	0.40	0.91	43.3	0.00	0.04	0.2	0.52	1.26	56.5	0.92	1.53	56.6	41.0	50.6	4.4
宁波市余姚市	12	男	129	0.35	0.78	83.3	0.01	0.09	1.9	0.06	0.32	14.8	0.42	0.92	15.1	23.3	0.0	3.9
	12	女	127	0.63	1.12	65.0	0.00	0.00	0.0	0.34	1.30	35.0	0.97	1.74	35.0	39.4	0.8	0.0
	12	合计	256	0.49	0.97	70.6	0.00	0.06	0.6	0.20	0.95	28.8	0.69	1.41	29.0	31.3	0.4	2.0
	13	男	149	0.53	1.08	78.2	0.00	0.00	0.0	0.15	0.56	21.8	0.68	1.26	21.8	34.2	1.3	3.4
	13	女	145	0.74	1.45	72.8	0.00	0.00	0.0	0.28	1.04	27.2	1.01	1.78	27.2	37.9	0.7	2.8
	13	合计	294	0.63	1.28	75.0	0.00	0.00	0.0	0.21	0.84	25.0	0.84	1.55	25.0	36.1	1.0	3.1
	14	男	139	0.56	1.04	83.0	0.01	0.12	2.1	0.10	0.40	14.9	0.68	1.12	15.2	34.5	0.7	4.3
	14	女	134	1.17	2.05	76.2	0.01	0.09	0.5	0.36	1.28	23.3	1.54	2.40	23.4	50.0	0.7	0.0
	14	合计	273	0.86	1.64	78.3	0.01	0.10	1.0	0.23	0.95	20.7	1.10	1.91	20.9	42.1	0.7	2.2
	15	男	135	0.59	1.07	77.7	0.01	0.09	1.0	0.16	0.71	21.4	0.76	1.40	21.6	34.8	0.7	2.2
	15	女	138	0.91	1.48	59.8	0.01	0.12	1.0	0.59	1.64	39.2	1.51	2.47	39.6	48.6	0.7	1.4
	15	合计	273	0.75	1.30	65.7	0.01	0.10	1.0	0.38	1.28	33.3	1.14	2.04	33.7	41.8	0.7	1.8
	总计	男	552	0.51	1.00	80.1	0.01	0.08	1.1	0.12	0.53	18.8	0.64	1.20	19.0	31.9	0.7	3.4
	总计	女	544	0.86	1.57	68.5	0.01	0.07	0.4	0.39	1.33	31.1	1.26	2.14	31.2	43.9	0.7	1.1
	总计	合计	1096	0.69	1.33	72.4	0.01	0.08	0.7	0.25	1.02	26.9	0.95	1.76	27.1	37.9	0.7	2.3
金华市武义县	12	男	122	0.40	0.86	70.0	0.01	0.09	1.4	0.16	0.58	28.6	0.57	1.13	29.0	27.9	0.8	4.1
	12	女	123	0.46	0.82	63.6	0.02	0.27	3.4	0.24	0.64	33.0	0.72	1.09	34.1	40.7	3.3	4.1
	12	合计	245	0.43	0.84	66.5	0.02	0.20	2.5	0.20	0.61	31.0	0.64	1.11	31.8	34.3	2.0	4.1
	13	男	134	0.78	1.46	82.0	0.01	0.09	0.8	0.16	0.60	17.2	0.96	1.57	17.3	38.8	1.5	2.2
	13	女	134	0.86	1.53	67.3	0.02	0.19	1.8	0.40	0.99	31.0	1.28	2.11	31.5	45.5	0.7	1.5
	13	合计	268	0.82	1.50	73.6	0.01	0.15	1.3	0.28	0.83	25.1	1.12	1.86	25.4	42.2	1.1	1.9
	14	男	147	0.57	0.99	72.4	0.01	0.12	1.7	0.20	0.81	25.9	0.79	1.31	26.3	38.8	0.7	2.7
	14	女	150	0.89	1.94	70.7	0.01	0.08	0.5	0.36	1.11	28.7	1.25	2.21	28.9	45.3	0.0	2.7
	14	合计	297	0.73	1.55	71.4	0.01	0.10	1.0	0.28	0.98	27.6	1.02	1.83	27.9	42.1	0.3	2.7
	15	男	130	0.50	1.14	78.3	0.00	0.00	0.0	0.14	0.52	21.7	0.64	1.21	21.7	30.8	0.0	1.5
	15	女	134	1.07	1.53	77.3	0.00	0.00	0.5	0.31	0.82	22.2	1.38	1.79	22.3	50.0	1.5	1.5
	15	合计	264	0.79	1.38	77.6	0.00	0.00	0.4	0.22	0.69	22.0	1.02	1.57	22.1	40.5	0.8	1.5
	总计	男	533	0.57	1.14	76.3	0.01	0.09	1.0	0.17	0.64	22.7	0.74	1.33	22.9	34.3	0.8	2.6
	总计	女	541	0.83	1.55	70.7	0.01	0.17	1.3	0.33	0.92	28.0	1.17	1.89	28.4	45.5	1.3	2.4
	总计	合计	1074	0.70	1.37	72.9	0.01	0.14	1.2	0.25	0.80	25.9	0.96	1.65	26.3	39.9	1.0	2.5

地区	年龄（岁）	性别	受检人数	DT			MT			FT			DMFT		龋补充填比（%）	患龋率（%）	窝沟封闭率（%）	牙外伤率（%）
				$\overline{X}$	SD	构成比（%）	$\overline{X}$	SD	构成比（%）	$\overline{X}$	SD	构成比（%）	$\overline{X}$	SD				
台州市路桥区	12	男	113	0.80	1.30	74.4	0.00	0.00	0.0	0.27	0.73	25.6	1.07	1.64	25.6	41.6	0.9	7.1
		女	123	1.12	1.91	65.1	0.01	0.09	0.5	0.59	1.19	34.4	1.72	2.35	34.6	54.5	0.8	2.4
		合计	236	0.97	1.66	68.5	0.00	0.07	0.3	0.44	1.01	31.2	1.41	2.06	31.3	48.3	0.8	4.7
	13	男	145	0.72	1.43	64.8	0.00	0.00	0.0	0.39	0.87	35.2	1.12	1.85	35.2	45.5	0.7	5.5
		女	140	1.15	1.73	61.5	0.00	0.00	0.0	0.72	1.49	38.5	1.87	2.31	38.5	59.3	0.0	1.4
		合计	285	0.93	1.60	62.7	0.00	0.00	0.0	0.55	1.22	37.3	1.49	2.12	37.3	52.3	0.4	3.5
	14	男	144	0.57	1.05	52.6	0.02	0.14	1.9	0.49	1.51	45.5	1.08	1.92	46.4	40.3	0.7	4.2
		女	144	1.08	1.93	58.2	0.00	0.00	0.0	0.78	1.70	41.8	1.86	2.75	41.8	61.1	1.4	2.1
		合计	288	0.83	1.57	56.1	0.01	0.10	0.7	0.64	1.61	43.2	1.47	2.40	43.5	50.7	1.0	3.1
	15	男	135	0.93	1.48	61.6	0.04	0.27	3.0	0.53	1.18	35.5	1.50	2.05	36.5	49.6	0.7	3.7
		女	134	1.20	1.70	59.4	0.01	0.09	0.4	0.81	1.84	40.2	2.02	2.75	40.4	59.7	1.5	0.7
		合计	269	1.06	1.60	60.3	0.03	0.20	1.5	0.67	1.55	38.2	1.76	2.43	38.8	54.6	1.1	2.2
	总计	男	537	0.75	1.33	62.6	0.02	0.15	1.4	0.43	1.13	36.0	1.20	1.88	36.5	44.3	0.7	5.0
		女	541	1.14	1.82	60.8	0.00	0.06	0.2	0.73	1.58	39.0	1.87	2.55	39.1	58.8	0.9	1.7
		合计	1078	0.94	1.60	61.5	0.01	0.12	0.7	0.58	1.38	37.8	1.54	2.27	38.1	51.6	0.8	3.3
台州市温岭区	12	男	124	0.84	1.82	80.0	0.00	0.00	0.0	0.21	0.71	20.0	1.05	2.13	20.0	45.2	3.2	4.0
		女	130	1.10	2.04	67.5	0.02	0.12	0.9	0.52	1.09	31.6	1.63	2.32	31.9	54.6	0.8	5.4
		合计	254	0.97	1.94	72.2	0.01	0.09	0.6	0.37	0.94	27.2	1.35	2.25	27.4	50.0	2.0	4.7
	13	男	136	0.68	1.46	75.4	0.01	0.12	1.6	0.21	0.82	23.0	0.90	1.84	23.3	36.0	1.5	4.4
		女	141	1.24	1.95	72.9	0.02	0.19	1.3	0.44	0.97	25.8	1.70	2.24	26.2	56.7	1.4	2.1
		合计	277	0.96	1.75	73.8	0.02	0.16	1.4	0.32	0.91	24.9	1.31	2.09	25.2	46.6	1.4	3.2
	14	男	139	0.78	1.32	80.6	0.01	0.12	1.5	0.17	0.85	17.9	0.96	1.56	18.2	41.7	0.7	4.3
		女	137	1.36	1.87	66.7	0.08	0.50	3.9	0.60	1.41	29.4	2.04	2.68	30.6	59.1	0.7	3.6
		合计	276	1.07	1.64	71.2	0.05	0.36	3.1	0.38	1.18	25.7	1.50	2.25	26.5	50.4	0.7	4.0
	15	男	133	0.92	1.70	71.1	0.02	0.12	1.2	0.36	0.86	27.7	1.30	2.10	28.1	47.4	0.8	2.3
		女	138	1.46	2.50	68.8	0.01	0.12	0.7	0.64	1.42	30.5	2.12	3.05	30.7	60.1	0.7	0.0
		合计	271	1.20	2.15	69.7	0.01	0.12	0.9	0.51	1.19	29.5	1.72	2.65	29.7	53.9	0.7	1.1
	总计	男	532	0.80	1.58	76.4	0.01	0.11	1.1	0.24	0.82	22.5	1.05	1.92	22.8	42.5	1.5	3.8
		女	546	1.29	2.10	68.9	0.03	0.28	1.8	0.55	1.24	29.3	1.87	2.60	29.9	57.7	0.9	2.7
		合计	1078	1.05	1.88	71.6	0.02	0.21	1.5	0.40	1.06	26.9	1.47	2.32	27.3	50.2	1.2	3.2
丽水市莲都区	12	男	110	0.91	1.60	79.4	0.00	0.00	0.0	0.24	0.69	20.6	1.15	1.77	20.6	43.6	21.8	7.3
		女	96	0.53	1.09	57.3	0.00	0.00	0.0	0.40	0.96	42.7	0.93	1.39	42.7	43.8	28.1	4.2
		合计	206	0.73	1.40	70.2	0.00	0.00	0.0	0.31	0.83	29.8	1.04	1.60	29.8	43.7	24.8	5.8
	13	男	147	0.69	1.19	66.0	0.00	0.00	0.0	0.35	0.91	34.0	1.04	1.65	34.0	41.5	20.4	4.8
		女	167	0.83	1.41	57.9	0.02	0.17	1.3	0.59	1.50	40.8	1.44	2.12	41.4	53.9	32.3	2.4
		合计	314	0.76	1.31	61.1	0.01	0.13	0.8	0.48	1.26	38.2	1.25	1.92	38.5	48.1	26.8	3.5
	14	男	146	0.98	1.64	77.3	0.00	0.00	0.0	0.29	0.79	22.7	1.27	1.88	22.7	45.2	18.5	1.4
		女	142	1.00	1.46	55.3	0.01	0.08	0.4	0.80	2.03	44.4	1.81	2.60	44.5	54.9	12.7	2.1
		合计	288	0.99	1.55	64.5	0.00	0.06	0.2	0.54	1.55	35.3	1.53	2.28	35.4	50.0	15.6	1.7
	15	男	134	0.83	1.80	71.6	0.00	0.00	0.0	0.33	0.90	28.4	1.16	2.25	28.4	38.1	1.5	2.2
		女	134	1.07	2.20	49.1	0.01	0.09	0.3	1.10	2.18	50.5	2.19	3.16	50.7	58.2	0.7	1.5
		合计	268	0.95	2.01	56.9	0.00	0.06	0.2	0.72	1.71	42.9	1.67	2.79	43.0	48.1	1.1	1.9
	总计	男	537	0.85	1.56	73.5	0.00	0.00	0.0	0.31	0.83	26.5	1.15	1.90	26.5	42.1	15.5	3.7
		女	539	0.88	1.62	54.2	0.01	0.11	0.6	0.74	1.78	45.3	1.63	2.48	45.5	53.4	18.6	2.4
		合计	1076	0.87	1.59	62.1	0.00	0.08	0.3	0.52	1.41	37.5	1.39	2.22	37.6	47.8	17.0	3.1

表 4-14　浙江省 12～15 岁学生牙龈出血、牙石牙周附着丧失的检出牙数及检出率

地区/年龄（岁）	性别		受检人数	牙龈出血			牙石			牙周附着丧失≥4mm		
				检出牙数		检出率（%）	检出牙数		检出率（%）	检出牙数		检出率（%）
				$\overline{X}$	SD		$\overline{X}$	SD		$\overline{X}$	SD	
浙江省	城	男	943	2.04	5.02	25.5	2.16	4.59	32.4			
		女	835	1.64	4.53	20.6	1.82	4.39	26.2			
		合计	1778	1.85	4.80	23.2	2.00	4.50	29.5			
	乡	男	2257	2.56	5.43	30.2	2.65	5.16	35.9			
		女	2391	2.00	4.86	24.6	1.89	4.39	27.4			
		合计	4648	2.27	5.15	27.3	2.26	4.79	31.6			
	合计	男	3200	2.40	5.32	28.8	2.50	5.00	34.9			
		女	3226	1.91	4.78	23.6	1.87	4.39	27.1			
		合计	6426	2.15	5.06	26.2	2.19	4.72	31.0			
12	城	男	251	1.58	4.41	21.9	1.56	3.54	26.7			
		女	208	1.17	3.76	16.3	1.13	3.53	17.3			
		合计	459	1.40	4.13	19.4	1.37	3.54	22.4			
	乡	男	463	1.66	3.79	24.8	1.81	3.93	28.1			
		女	511	1.46	4.28	19.4	1.32	3.77	20.9			
		合计	974	1.56	4.06	22.0	1.55	3.85	24.3			
	合计	男	714	1.63	4.02	23.8	1.73	3.80	27.6			
		女	719	1.38	4.14	18.5	1.26	3.70	19.9			
		合计	1433	1.51	4.08	21.1	1.49	3.75	23.7			
13	城	男	266	1.38	3.80	20.3	1.85	4.08	30.1			
		女	237	1.18	3.84	15.2	1.41	3.94	19.8			
		合计	503	1.28	3.82	17.9	1.64	4.02	25.2			
	乡	男	571	2.23	5.10	27.1	2.01	4.37	31.0			
		女	622	1.83	4.62	22.7	1.51	3.90	23.5			
		合计	1193	2.02	4.86	24.8	1.75	4.14	27.1			
	合计	男	837	1.96	4.74	25.0	1.96	4.28	30.7			
		女	859	1.65	4.42	20.6	1.48	3.91	22.5			
		合计	1696	1.80	4.59	22.8	1.72	4.10	26.5			
14	城	男	232	2.21	5.19	25.4	2.25	4.67	32.8			
		女	201	1.47	4.09	19.9	1.69	3.80	27.4			
		合计	433	1.87	4.72	22.9	1.99	4.29	30.3			
	乡	男	614	2.51	5.57	28.0	2.79	5.21	38.6			
		女	639	1.81	4.63	23.5	2.04	4.64	30.4			
		合计	1253	2.15	5.12	25.7	2.41	4.94	34.4			
	合计	男	846	2.43	5.46	27.3	2.65	5.07	37.0			
		女	840	1.73	4.51	27.3	1.96	4.45	37.0			
		合计	1686	2.08	5.02	25.0	2.30	4.78	33.3			
15	城	男	194	2.97	5.91	36.6	2.99	5.66	40.7	0.00	0.00	0.0
		女	189	2.80	5.88	31.7	2.53	4.62	9.0	0.00	0.00	0.0
		合计	383	2.89	5.89	34.2	3.07	5.68	41.0	0.00	0.00	0.0
	乡	男	609	3.66	6.52	39.2	3.80	6.38	44.3	0.01	0.09	0.8
		女	619	2.83	5.69	32.3	2.61	5.01	34.2	0.01	0.12	0.5
		合计	1228	3.24	6.13	35.7	3.20	5.76	39.3	0.01	0.11	0.7
	合计	男	803	3.49	6.38	38.6	3.61	6.22	43.5	0.01	0.08	0.6
		女	808	3.49	6.38	38.4	2.74	5.18	35.9	0.01	0.11	0.4
		合计	1611	3.16	6.07	35.4	3.17	5.74	39.7	0.01	0.09	0.5

表 4-15 浙江省 6 个地区各年龄学生牙龈出血、牙石的检出牙数及检出率

地区	年龄（岁）	性别	受检人数	牙龈出血			牙石		
				检出牙数		检出率（%）	检出牙数		检出率（%）
				$\overline{X}$	SD		$\overline{X}$	SD	
杭州市江干区	12	男	116	1.22	3.39	19.8	1.13	2.49	22.4
		女	120	1.29	3.69	18.3	0.95	2.72	19.2
		合计	236	1.26	3.54	19.1	1.04	2.60	20.8
	13	男	126	1.57	3.71	27.8	1.83	3.58	34.9
		女	132	1.50	3.85	19.7	1.23	3.25	22.0
		合计	258	1.53	3.78	23.6	1.52	3.43	28.3
	14	男	131	1.50	3.73	20.6	1.92	3.57	35.1
		女	133	0.96	2.89	16.5	1.48	3.12	28.6
		合计	264	1.23	3.33	18.6	1.70	3.35	31.8
	15	男	136	2.20	5.12	29.4	2.87	5.57	41.2
		女	130	2.04	4.82	26.2	2.12	4.13	34.6
		合计	266	2.12	4.96	27.8	2.50	4.93	38.0
	总计	男	509	1.64	4.08	24.6	1.97	4.06	33.8
		女	515	1.45	3.88	20.2	1.45	3.37	26.2
		合计	1024	1.54	3.98	22.4	1.71	3.74	30.0
宁波市余姚市	12	男	129	1.22	3.81	17.8	1.40	3.75	23.3
		女	127	1.21	3.31	20.5	1.03	2.50	22.0
		合计	256	1.21	3.57	19.1	1.21	3.19	22.7
	13	男	149	2.28	4.51	30.9	2.10	4.14	30.9
		女	145	1.83	4.96	22.8	1.48	4.23	20.7
		合计	294	2.06	4.73	26.9	1.80	4.19	25.9
	14	男	139	2.32	5.63	25.9	2.22	4.33	35.3
		女	134	1.75	4.08	23.1	1.57	3.64	29.1
		合计	273	2.04	4.93	24.5	1.90	4.01	32.2
	15	男	135	2.67	4.86	37.8	3.16	5.39	42.2
		女	138	3.19	6.60	32.6	3.02	6.04	36.2
		合计	273	2.93	5.80	35.2	3.09	5.72	39.2
	总计	男	552	2.14	4.78	28.3	2.22	4.47	33.0
		女	544	2.01	4.97	24.8	1.79	4.38	27.0
		合计	1096	2.08	4.87	26.6	2.01	4.43	30.0

续表

地区	年龄（岁）	性别	受检人数	牙龈出血		检出率（%）	牙石		检出率（%）
				检出牙数 $\overline{X}$	SD		检出牙数 $\overline{X}$	SD	
金华市武义县	12	男	122	1.65	4.45	23.8	2.39	5.16	34.4
		女	123	1.54	5.17	13.8	2.14	5.90	18.7
		合计	245	1.60	4.82	18.8	2.27	5.53	26.5
	13	男	134	0.59	2.86	9.0	1.57	3.50	30.6
		女	134	1.26	4.18	14.2	2.00	4.72	25.4
		合计	268	0.93	3.59	11.6	1.79	4.15	28.0
	14	男	147	1.51	4.01	19.0	2.15	4.56	33.3
		女	150	2.41	6.16	19.3	3.23	6.80	30.7
		合计	297	1.97	5.22	19.2	2.70	5.82	32.0
	15	男	130	2.40	5.63	26.2	3.36	6.16	40.8
		女	134	3.67	6.88	35.1	3.99	6.68	41.0
		合计	264	3.05	6.31	30.7	3.68	6.43	40.9
	总计	男	533	1.53	4.36	19.3	2.36	4.94	34.7
		女	541	2.24	5.77	20.7	2.87	6.14	29.2
		合计	1074	1.89	5.13	20.0	2.61	5.58	31.9
台州市路桥区	12	男	113	2.11	4.59	31.0	1.49	3.31	23.9
		女	123	1.21	3.50	19.5	1.32	3.41	22.0
		合计	236	1.64	4.07	25.0	1.40	3.36	22.9
	13	男	145	2.88	5.69	34.5	2.32	4.52	37.9
		女	140	2.01	4.63	25.7	1.60	3.76	25.7
		合计	285	2.45	5.20	30.2	1.97	4.17	31.9
	14	男	144	3.46	6.09	39.6	3.42	5.30	46.5
		女	144	2.17	4.78	31.9	2.08	3.90	33.3
		合计	288	2.81	5.50	35.8	2.75	4.70	39.9
	15	男	135	4.87	7.50	47.4	4.43	6.63	51.1
		女	134	3.15	5.56	38.8	2.37	4.21	38.1
		合计	269	4.01	6.65	43.1	3.40	5.64	44.6
	总计	男	537	3.37	6.17	38.4	2.97	5.24	40.6
		女	541	2.15	4.73	29.2	1.85	3.85	29.9
		合计	1078	2.76	5.52	33.8	2.41	4.62	35.3

地区	年龄（岁）	性别	受检人数	牙龈出血			牙石		
				检出牙数		检出率（%）	检出牙数		检出率（%）
				$\overline{X}$	SD		$\overline{X}$	SD	
台州市温岭市	12	男	124	2.68	4.92	35.5	2.42	4.07	37.1
		女	130	1.92	4.83	27.7	1.15	2.88	24.6
		合计	254	2.29	4.88	31.5	1.77	3.56	30.7
	13	男	136	2.23	5.09	27.9	1.67	3.99	26.5
		女	141	2.06	4.42	27.7	1.32	3.00	27.0
		合计	277	2.14	4.75	27.8	1.49	3.52	26.7
	14	男	139	3.31	6.50	33.1	3.25	5.93	38.8
		女	137	2.17	4.66	32.8	2.29	4.24	41.6
		合计	276	2.74	5.68	33.0	2.78	5.17	40.2
	15	男	133	5.65	7.80	53.4	4.37	7.19	46.6
		女	138	3.42	5.89	41.3	3.36	5.34	44.2
		合计	271	4.51	6.97	47.2	3.85	6.33	45.4
	总计	男	532	3.47	6.33	37.4	2.93	5.56	37.2
		女	546	2.40	5.01	32.4	2.04	4.09	34.4
		合计	1078	2.93	5.72	34.9	2.48	4.89	35.8
丽水市莲都区	12	男	110	1.14	3.13	15.5	1.46	3.17	23.6
		女	96	0.98	3.92	8.3	0.94	3.71	10.4
		合计	206	1.06	3.51	12.1	1.22	3.44	17.5
	13	男	147	2.05	5.49	19.0	2.19	5.48	23.8
		女	167	1.28	4.37	14.4	1.29	4.18	15.6
		合计	314	1.64	4.93	16.6	1.71	4.85	19.4
	14	男	146	2.42	5.92	25.3	2.87	6.03	32.9
		女	142	0.84	3.29	12.0	0.98	3.38	14.8
		合计	288	1.64	4.86	18.8	1.94	4.99	24.0
	15	男	134	3.17	6.10	37.3	3.47	6.16	38.8
		女	134	1.43	3.73	18.7	1.51	3.60	20.9
		合计	268	2.30	5.12	28.0	2.49	5.13	29.9
	总计	男	537	2.24	5.42	24.6	2.55	5.48	30.0
		女	539	1.15	3.86	13.7	1.20	3.75	15.8
		合计	1076	1.70	4.74	19.1	1.87	4.74	22.9

表 4-16　浙江省 12 岁学生氟牙症患病率及社区氟牙症指数 (CFI)

地区	性别	受检人数	DI=0		DI=0.5		DI=1		DI=2		DI=3		DI=4		患病率（％）	CFI
			人数	构成比（％）	人数	构成比（％）	人数	构成比（％）	人数	构成比（％）	人数	构成比（％）	人数	构成比（％）		
浙江	城 男	251	202	80.5	13	5.2	14	5.6	8	3.2	4	1.6	2	0.8	5.6	0.23
	城 女	208	161	77.4	7	3.4	12	5.8	13	6.3	3	1.4	0	0.0	7.7	0.24
	城 合计	459	363	79.1	20	4.4	26	5.7	21	4.6	7	1.5	2	0.4	6.6	0.23
	乡 男	463	370	79.9	28	6.0	23	5.0	25	5.4	10	2.2	2	0.4	8.0	0.27
	乡 女	511	411	80.4	28	5.5	26	5.1	25	4.9	8	1.6	2	0.4	6.8	0.24
	乡 合计	974	781	80.2	56	5.7	49	5.0	50	5.1	18	1.8	4	0.4	7.4	0.25
	合计 男	714	572	80.1	41	5.7	37	5.2	33	4.6	14	2.0	4	0.6	7.1	0.25
	合计 女	719	572	80.0	35	4.9	38	5.3	38	5.3	11	1.5	3	0.3	7.1	0.24
	合计 合计	1433	1144	80.0	76	5.3	75	5.2	71	5.0	25	1.7	6	0.4	7.1	0.25

表 4-17　浙江省 12～15 岁年龄组独生子女率及父母学历

地区	性别	独生子女率（％）	父亲最高学历（％）					母亲最高学历（％）				
			小学及以下	初中	高中/中专	大学及以上	其他	小学及以下	初中	高中/中专	大学及以上	其他
浙江省	城 男	64.9	7.8	35.2	27.1	16.9	13.0	12.7	35.3	24.9	14.5	12.6
	城 女	52.7	7.9	32.4	26.9	17.9	14.9	11.1	38.3	23.5	14.9	12.3
	城 合计	59.2	7.9	33.9	27.0	17.4	13.9	11.9	36.7	24.3	14.7	12.4
	乡 男	53.9	20.1	48.6	14.1	2.3	14.9	28.0	42.5	11.1	2.3	16.2
	乡 女	25.6	17.7	49.8	14.5	1.8	16.2	25.1	47.0	11.0	1.2	15.6
	乡 合计	39.3	18.9	49.2	14.3	2.0	15.6	26.5	44.8	11.1	1.7	15.9
	合计 男	57.1	16.5	44.7	17.9	6.6	14.3	23.5	40.4	15.1	5.9	15.1
	合计 女	32.7	15.2	45.3	17.7	6.0	15.9	21.5	44.7	14.3	4.8	14.8
	合计 合计	44.8	15.8	45.0	17.8	6.3	15.1	22.5	42.6	14.7	5.3	15.0

注：1. 大学及以上：指大专、本科、硕士及以上。
　　2. 其他：没有父亲/母亲或者不知道。

表 4-18　浙江省各地区 12～15 岁年龄组独生子女率及父母学历

地区	性别	独生子女率（%）	父亲最高学历（%）					母亲最高学历（%）				
			小学及以下	初中	高中/中专	大学及以上	其他	小学及以下	初中	高中/中专	大学及以上	其他
杭州市江干区	男	68.5	4.8	34.9	32.1	21.1	7.2	10.0	35.3	28.7	19.1	7.0
	女	49.7	4.1	38.1	32.9	18.7	6.1	8.5	45.0	28.2	13.4	4.9
	合计	59.1	4.5	36.5	32.5	19.9	6.6	9.2	40.1	28.4	16.3	6.0
宁波市余姚市	男	60.8	10.5	51.7	19.4	3.3	15.2	17.5	47.0	16.3	4.2	15.0
	女	51.3	9.6	53.7	19.9	3.9	13.1	14.2	53.7	14.7	2.6	14.9
	合计	56.1	10.0	52.7	19.6	3.6	14.1	15.9	50.3	15.5	3.4	15.0
金华市武义县	男	54.0	7.0	51.3	18.4	3.9	19.4	14.2	47.0	12.6	3.9	22.3
	女	22.9	10.3	45.6	16.8	3.6	23.7	14.6	48.2	11.1	3.4	22.7
	合计	38.3	8.7	48.4	17.6	3.8	21.6	14.4	47.6	11.9	3.7	22.5
台州市路桥区	男	49.5	29.6	42.6	7.8	1.7	18.3	35.4	36.3	6.7	1.5	20.1
	女	19.3	23.5	46.1	8.9	1.1	20.4	30.0	41.5	7.2	1.1	20.2
	合计	34.4	26.6	44.4	8.4	1.4	19.3	32.7	38.9	7.0	1.3	20.2
台州市温岭市	男	67.8	29.4	45.2	11.5	1.5	12.4	38.0	38.6	8.1	1.5	13.8
	女	28.2	26.9	44.7	9.9	3.3	15.2	36.8	39.0	9.7	3.1	11.4
	合计	47.7	28.1	44.9	10.7	2.4	13.8	37.4	38.8	8.9	2.3	12.5
丽水市莲都区	男	42.3	16.4	41.9	19.4	8.8	13.5	24.3	38.4	19.0	5.6	12.8
	女	24.6	15.5	43.1	18.7	5.8	17.0	23.3	41.2	15.3	5.4	14.7
	合计	33.4	15.9	42.5	19.0	7.3	15.3	23.8	39.8	17.1	5.5	13.8

表 4-19　浙江省 12～15 岁年龄组的饮食习惯

地区		性别	甜点心及糖果（%）				甜饮料（%）				加糖的牛奶、酸奶、奶粉、茶、豆浆、咖啡（%）			
			每天至少1次	每周至少1次	每月至少1次	很少/从不	每天至少1次	每周至少1次	每月至少1次	很少/从不	每天至少1次	每周至少1次	每月至少1次	很少/从不
浙江省	城	男	31.9	48.9	11.2	8.1	21.0	46.5	18.2	14.3	36.8	39.9	10.6	12.7
		女	42.5	45.1	7.4	5.0	12.3	43.2	22.5	21.9	36.9	42.9	11.9	8.3
		合计	36.9	47.1	9.4	6.7	16.9	45.0	20.2	17.9	36.9	41.3	11.2	10.6
	乡	男	33.2	48.9	9.3	8.6	26.7	46.9	14.2	12.2	35.1	41.0	10.9	13.0
		女	40.5	47.4	7.3	4.7	14.8	43.1	19.7	22.4	33.2	43.9	12.5	10.4
		合计	37.0	48.2	8.3	6.6	20.6	44.9	17.1	17.5	34.1	42.5	11.7	11.7
	合计	男	32.8	48.9	9.8	8.5	25.0	46.8	15.4	12.8	35.6	40.7	10.8	12.9
		女	41.1	46.8	7.4	4.8	14.1	43.1	20.5	22.3	34.2	43.6	12.3	9.9
		合计	36.9	47.9	8.6	6.6	19.6	44.9	17.9	17.6	34.9	42.2	11.6	11.4

表 4-20 浙江省各地区 12～15 岁年龄组的饮食习惯

地区	性别	甜点心及糖果(%)				甜饮料(%)				加糖的牛奶、酸奶、奶粉、茶、豆浆、咖啡(%)			
		每天至少1次	每周至少1次	每月至少1次	很少/从不	每天至少1次	每周至少1次	每月至少1次	很少/从不	每天至少1次	每周至少1次	每月至少1次	很少/从不
杭州市江干区	男	28.1	56.2	11.0	4.8	13.2	51.4	20.9	14.5	34.5	38.7	13.6	13.4
	女	42.2	46.0	7.3	4.5	9.3	45.2	23.5	22.1	34.3	39.3	15.0	11.4
	合计	35.2	51.0	9.1	4.7	11.2	48.3	22.2	18.3	34.4	39.0	14.3	12.4
宁波市余姚区	男	35.3	47.6	10.0	7.2	30.4	47.2	11.4	11.0	37.3	38.3	11.4	13.0
	女	46.9	43.2	5.7	4.2	17.7	48.5	17.8	16.0	36.4	44.1	9.4	10.1
	合计	41.0	45.4	7.8	5.7	24.1	47.9	14.6	13.5	36.8	41.2	10.4	11.6
金华市武义县	男	32.6	48.5	9.3	9.7	23.3	49.5	16.9	10.3	40.6	33.8	8.7	16.9
	女	34.8	50.4	8.3	6.5	12.6	37.3	22.3	27.9	34.0	41.7	12.8	11.5
	合计	33.7	49.4	8.8	8.1	17.9	43.3	19.6	19.2	37.3	37.8	10.7	14.2
台州市路桥区	男	33.5	46.9	10.6	8.9	22.9	43.2	16.2	17.7	29.4	45.3	10.6	14.7
	女	45.4	43.5	7.0	4.1	14.8	37.2	22.0	25.9	30.4	45.7	12.2	11.7
	合计	39.5	45.2	8.8	6.5	18.9	40.2	19.1	21.8	29.9	45.5	11.4	13.2
台州市温岭市	男	37.7	47.1	7.5	7.7	23.5	45.6	17.5	13.4	30.5	47.1	11.7	10.7
	女	42.1	48.7	6.4	2.8	11.2	43.2	23.1	22.5	32.6	48.4	11.2	7.9
	合计	39.9	47.9	7.0	5.2	17.3	44.4	20.3	18.0	31.6	47.7	11.4	9.3
丽水市莲都区	男	29.3	47.7	10.5	12.4	35.9	44.2	10.0	10.0	41.7	40.2	9.0	9.0
	女	34.3	49.4	9.5	6.7	18.8	47.0	14.4	19.8	37.3	42.2	13.6	6.9
	合计	31.8	48.6	10.0	9.6	27.3	45.6	12.2	14.9	39.5	41.2	11.3	8.0

表 4-21 浙江省 12～15 岁年龄组抽烟行为

地区	性别	抽烟(%)			
		每天	每周	很少/曾经	从不
浙江省	城 男	0.2	0.2	0.7	98.9
	城 女	0.1	0.1	0.7	99.0
	城 合计	0.2	0.2	0.7	99.0
	乡 男	0.2	0.2	2.8	96.8
	乡 女	0.1	0.1	1.1	98.8
	乡 合计	0.1	0.2	1.9	97.8
	合计 男	0.2	0.2	2.2	97.4
	合计 女	0.1	0.1	1.0	98.8
	合计 合计	0.1	0.2	1.6	98.1

表 4-22　浙江省各地区 12～15 岁年龄组抽烟行为

地区	性别	抽烟（%）			
		每天	每周	很少/曾经	从不
杭州市江干区	男	0.4	0.0	0.6	99.0
	女	0.0	0.0	0.4	99.6
	合计	0.2	0.0	0.5	99.3
宁波市余姚市	男	0.2	0.4	3.1	96.4
	女	0.0	0.2	0.7	99.1
	合计	0.1	0.3	1.9	97.7
金华市武义县	男	0.0	0.0	2.1	97.9
	女	0.2	0.4	0.2	99.2
	合计	0.1	0.2	1.1	98.6
台州市路桥区	男	0.0	0.2	2.1	97.8
	女	0.4	0.0	2.4	97.2
	合计	0.2	0.1	2.2	97.5
台州市温岭市	男	0.0	0.2	1.1	98.7
	女	0.0	0.0	0.4	99.6
	合计	0.0	0.1	0.7	99.2
丽水市莲都区	男	0.6	0.6	4.0	94.9
	女	0.0	0.0	1.7	98.3
	合计	0.3	0.3	2.8	96.6

表 4-23　浙江省 12～15 岁年龄组对全身健康及口腔状况的自我评价

地区		性别	全身健康状况（%）					牙齿和口腔状况（%）				
			很好	较好	一般	较差	很差	很好	较好	一般	较差	很差
浙江省	城	男	29.1	44.9	21.5	3.7	0.9	11.2	36.0	40.6	10.5	1.7
		女	21.3	45.1	31.4	1.8	0.4	6.7	36.5	43.6	11.5	1.7
		合计	25.5	45.0	26.2	2.8	0.6	9.1	36.2	42.0	11.0	1.7
	乡	男	21.0	40.7	33.7	3.7	1.0	7.4	26.6	51.8	12.2	2.0
		女	12.4	43.4	40.3	3.5	0.5	4.0	24.4	52.5	15.1	4.1
		合计	16.6	42.1	37.1	3.6	0.8	5.7	25.4	52.2	13.7	3.1
	合计	男	23.4	41.9	30.1	3.7	1.0	8.5	29.3	48.5	11.7	1.9
		女	14.7	43.8	38.0	3.0	0.4	4.7	27.5	50.2	14.2	3.4
		合计	19.0	42.9	34.1	3.4	0.7	6.6	28.4	49.4	12.9	2.7

表 4-24 浙江省各地区 12～15 岁年龄组对全身健康及口腔状况的自我评价

地区	性别	全身健康状况（%）					牙齿和口腔状况（%）				
		很好	较好	一般	较差	很差	很好	较好	一般	较差	很差
杭州市江干区	男	34.5	41.8	20.3	2.6	0.8	12.4	43.2	34.7	7.4	2.4
	女	22.7	47.5	26.6	3.0	0.2	7.3	41.0	41.8	8.9	1.0
	合计	28.5	44.7	23.5	2.8	0.5	9.8	42.1	38.3	8.1	1.7
宁波市余姚市	男	26.4	49.2	21.0	2.7	0.7	8.9	38.5	43.9	8.3	0.4
	女	21.3	50.6	27.0	0.9	0.2	6.8	38.8	43.4	8.6	2.4
	合计	23.9	49.9	24.0	1.8	0.5	7.8	38.7	43.7	8.5	1.4
金华市武义县	男	20.0	42.9	32.4	3.1	1.7	7.4	25.4	53.0	12.2	2.1
	女	9.5	47.8	39.5	3.0	0.2	2.8	22.7	56.3	14.0	4.3
	合计	14.7	45.4	36.0	3.1	0.9	5.1	24.0	54.7	13.1	3.2
台州市路桥区	男	21.0	35.2	40.6	2.6	0.6	7.6	20.5	55.9	14.3	1.7
	女	9.3	44.3	42.2	3.9	0.4	3.3	21.9	57.2	15.0	2.6
	合计	15.1	39.7	41.4	3.3	0.5	5.5	21.2	56.6	14.7	2.1
台州市温岭市	男	12.6	36.4	42.8	7.2	1.1	4.3	17.9	57.8	17.5	2.5
	女	6.4	29.5	59.0	4.8	0.4	2.0	15.0	53.5	24.0	5.5
	合计	9.5	32.9	51.0	5.9	0.7	3.2	16.4	55.6	20.8	4.0
丽水市莲都区	男	25.9	45.9	23.3	3.8	1.1	10.5	30.6	45.7	10.5	2.6
	女	19.2	43.8	33.0	2.6	1.3	6.0	26.3	48.9	14.0	4.9
	合计	22.6	44.9	28.2	3.2	1.2	8.2	28.5	47.3	12.3	3.8

表 4-25　浙江省各地区 12～15 岁年龄组牙齿外伤经历

地区	性别	有无牙齿外伤（%）			牙齿外伤发生的地方（%）	
		有过	没有	记不清	校园内	校园外
杭州市江干区	男	21.5	55.6	22.9	38.0	63.9
	女	11.2	66.9	21.9	29.8	75.4
	合计	16.4	61.3	22.4	35.2	67.9
宁波市余姚市	男	21.0	54.8	24.2	44.0	62.1
	女	15.1	59.9	25.0	28.1	76.8
	合计	18.1	57.3	24.6	37.4	68.2
金华市武义县	男	13.6	56.1	30.3	57.6	45.5
	女	7.7	66.0	26.3	29.0	76.3
	合计	10.6	61.1	28.3	47.1	56.7
台州市路桥区	男	22.7	41.2	36.1	37.7	71.3
	女	11.5	53.5	35.0	32.3	71.0
	合计	17.1	47.4	35.6	35.9	71.2
台州市温岭市	男	22.8	44.3	33.0	35.5	71.9
	女	15.2	50.2	34.6	34.9	74.7
	合计	18.9	47.3	33.8	35.3	73.0
丽水市莲都区	男	9.6	50.2	40.2	47.1	62.8
	女	5.4	62.5	32.1	44.8	62.1
	合计	7.5	56.4	36.1	46.3	62.5

表 4-26　浙江省 12～15 岁年龄组最近牙疼经历、看牙经历及主要原因

地区		性别	12 个月内有无牙疼（%）				有无看牙经历（%）		最近一次看牙距今时间（%）			最近一次看牙主要原因（%）			
			经常有	偶尔有	从来没有	记不清	有	没有	6 个月以内	6～12 个月	12 个月以上	咨询检查	预防	治疗	不知道
浙江	城	男	2.5	46.8	41.4	9.3	70.4	29.6	18.6	19.2	62.2	19.1	14.2	55.7	11.0
		女	2.2	51.8	35.7	10.4	73.8	26.2	26.2	18.6	55.1	22.8	10.7	54.8	11.8
		合计	2.4	49.1	38.7	9.8	72.0	28.0	22.3	18.9	58.8	21.0	12.4	55.2	11.4
	乡	男	1.9	49.6	36.1	12.4	59.5	40.5	18.9	18.9	62.2	19.9	9.6	54.2	16.3
		女	4.3	56.1	26.9	12.7	63.7	36.3	24.7	22.9	52.4	19.8	6.5	61.7	12.0
		合计	3.1	53.0	31.3	12.6	61.6	38.4	22.0	21.0	57.0	19.9	7.8	58.6	13.7
	合计	男	2.1	48.8	37.6	11.5	62.7	37.3	18.8	19.0	62.2	19.6	11.2	54.7	14.5
		女	3.8	55.0	29.1	12.1	66.3	33.7	25.1	21.7	53.2	20.7	7.6	59.8	11.9
		合计	2.9	51.9	33.4	11.8	64.5	35.5	22.1	20.4	57.6	20.2	9.1	57.6	13.0

表 4-27　浙江各地区 12～15 岁年龄组最近牙疼经历、看牙经历及主要原因

地区	性别	12 个月内有无牙疼（%）				有无看牙经历（%）		最近一次看牙距今时间（%）			最近一次看牙主要原因（%）			
		经常有	偶尔有	从来没有	记不清	有	没有	6 个月以内	6～12 个月	12 个月以上	咨询检查	预防	治疗	不知道
杭州市江干区	男	2.2	43.4	45.4	9.0	72.5	27.5	23.6	24.2	52.2	16.7	19.0	52.9	11.5
	女	2.6	51.9	36.5	9.1	76.9	23.1	29.5	24.1	46.4	22.5	14.4	52.2	11.0
	合计	2.4	47.7	40.9	9.0	74.7	25.3	26.7	24.1	49.2	19.8	16.4	52.5	11.2
宁波市余姚市	男	1.8	44.5	43.6	10.1	54.4	45.6	18.6	17.9	63.5	27.3	10.0	48.2	14.5
	女	1.5	53.9	33.5	11.2	59.0	41.0	24.6	25.2	50.2	23.1	7.5	56.3	13.1
	合计	1.6	49.1	38.6	10.7	56.7	43.3	21.7	21.7	56.6	24.8	8.5	53.0	13.7
金华市武义县	男	1.4	49.9	35.5	13.2	57.9	42.1	17.8	18.9	63.3	23.3	10.7	54.4	11.7
	女	3.6	52.0	31.6	12.8	57.9	42.1	21.0	23.4	55.6	24.4	4.7	62.2	8.7
	合计	2.6	51.0	33.5	13.0	57.9	42.1	19.4	21.2	59.4	23.9	7.4	58.7	10.0
台州市路桥区	男	1.9	54.2	30.2	13.8	60.0	40.0	19.6	24.5	55.9	16.2	9.2	60.6	14.1
	女	4.1	62.6	19.3	14.1	66.5	33.5	27.9	27.0	45.1	17.8	2.0	61.4	18.8
	合计	3.0	58.4	24.7	13.9	63.2	36.8	23.9	25.8	50.2	17.1	5.0	61.1	16.8
台州市温岭市	男	2.1	52.0	33.2	12.8	62.7	37.3	23.4	17.1	59.5	20.7	4.4	51.9	23.0
	女	7.0	59.2	20.9	13.0	62.1	37.9	38.1	22.7	39.2	16.0	4.9	70.4	8.7
	合计	4.6	55.6	26.9	12.9	62.4	37.6	30.8	19.9	49.3	17.9	4.7	63.0	14.4
丽水市莲都区	男	3.0	48.7	38.2	10.2	69.2	30.8	10.1	11.7	78.3	15.0	11.3	62.5	11.3
	女	3.7	50.0	34.0	12.3	75.6	24.4	11.1	9.6	79.3	23.8	15.5	52.4	8.3
	合计	3.4	49.3	36.1	11.2	72.4	27.6	10.6	10.6	78.8	19.5	13.4	57.3	9.8

表 4-28　浙江省 12～15 岁年龄组口腔保健知识

地区		性别	刷牙时牙龈出血是正常的（%）			细菌可以引起牙龈发炎（%）			刷牙对预防牙龈发炎没有用（%）			细菌可以引起龋齿（%）		
			正确	不正确	不知道	正确	不正确	不知道	正确	不正确	不知道	正确	不正确	不知道
浙江省	城	男	25.0	65.9	9.1	82.6	5.3	12.1	6.2	84.2	9.6	68.4	10.5	21.1
		女	20.0	70.3	9.7	86.5	2.3	11.2	3.8	87.5	8.8	70.0	7.1	22.9
		合计	22.6	67.9	9.4	84.4	3.9	11.7	5.0	85.7	9.2	69.2	8.9	22.0
	乡	男	24.9	62.4	12.7	79.1	4.8	16.1	6.9	78.8	14.3	59.5	10.6	30.0
		女	22.5	66.8	10.7	82.8	3.5	13.6	5.0	84.3	10.7	62.2	8.1	29.8
		合计	23.7	64.7	11.7	81.0	4.2	14.8	5.9	81.6	12.4	60.9	9.3	29.8
	合计	男	24.9	63.4	11.7	80.1	5.0	14.9	6.7	80.4	12.9	62.1	10.5	27.4
		女	21.9	67.7	10.5	83.8	3.2	13.0	4.7	85.1	10.2	64.2	7.8	28.0
		合计	23.4	65.6	11.1	81.9	4.1	14.0	5.7	82.8	11.6	63.2	9.2	27.7

地区		性别	吃糖可以导致龋齿（%）			氟化物对保护牙齿没有用（%）			窝沟封闭可以保护牙齿（%）			口腔疾病可能会影响全身健康（%）		
			正确	不正确	不知道	正确	不正确	不知道	正确	不正确	不知道	正确	不正确	不知道
浙江省	城	男	78.9	7.7	13.4	6.0	51.8	42.3	43.8	14.4	41.8	76.4	9.0	14.6
		女	81.5	7.7	10.8	4.6	47.1	48.2	47.5	8.8	43.7	77.8	6.3	15.8
		合计	80.1	7.7	12.2	5.3	49.6	45.1	45.5	11.8	42.7	77.1	7.7	15.2
	乡	男	75.2	7.6	17.2	5.5	47.0	47.5	20.8	17.6	61.6	71.5	7.8	20.7
		女	79.2	7.0	13.7	3.6	43.4	53.0	20.8	11.7	67.6	71.1	9.1	19.8
		合计	77.3	7.3	15.4	4.5	45.1	50.4	20.8	14.6	64.7	71.3	8.5	20.2
	合计	男	76.3	7.6	16.1	5.6	48.4	46.0	27.5	16.7	55.8	72.9	8.2	18.9
		女	79.8	7.2	13.0	3.9	44.4	51.8	27.7	10.9	61.4	72.8	8.4	18.8
		合计	78.1	7.4	14.5	4.7	46.4	48.9	27.6	13.8	58.6	72.9	8.3	18.8

表 4-29　浙江各地区 12～15 岁年龄组口腔保健知识

地区	性别	刷牙时牙龈出血是正常的(%)			细菌可以引起牙龈发炎(%)			刷牙对预防牙龈发炎没有用(%)			细菌可以引起龋齿(%)		
		正确	不正确	不知道	正确	不正确	不知道	正确	不正确	不知道	正确	不正确	不知道
杭州市江干区	男	21.1	68.5	10.4	81.7	5.8	12.5	6.8	82.5	10.8	74.9	8.6	16.5
	女	16.8	75.9	7.3	88.4	3.0	8.7	3.2	91.3	5.5	80.5	6.3	13.2
	合计	18.9	72.2	8.8	85.0	4.4	10.6	5.0	86.9	8.1	77.7	7.4	14.9
宁波市余姚市	男	22.4	70.0	7.6	82.8	6.0	11.2	5.6	87.5	6.9	58.6	8.7	32.7
	女	16.2	73.3	10.5	86.8	4.0	9.2	2.9	89.3	7.7	61.0	0.9	32.5
	合计	19.3	71.6	9.0	84.8	5.0	10.2	4.3	88.4	7.3	59.8	4.8	32.6
金华市武义县	男	22.5	65.4	12.2	83.3	4.3	12.4	7.2	79.6	13.2	66.0	10.7	23.3
	女	20.0	68.6	11.3	81.8	2.6	15.6	5.3	84.6	10.1	61.5	9.9	28.5
	合计	21.2	67.0	11.7	82.5	3.5	14.0	6.2	82.1	11.6	63.7	10.3	25.9
台州市路桥区	男	25.0	62.0	13.0	77.3	5.2	17.5	8.4	77.5	14.2	53.6	12.3	34.1
	女	28.9	61.1	10.0	81.5	4.1	14.4	5.7	82.6	11.7	57.0	10.0	33.0
	合计	26.9	61.6	11.5	79.4	4.6	16.0	7.1	80.0	12.9	55.3	11.1	33.5
台州市温岭市	男	29.9	55.9	14.1	76.1	3.4	20.5	7.7	74.4	17.9	56.1	10.9	33.0
	女	25.6	62.3	12.1	79.9	2.9	17.2	3.8	81.5	14.7	58.4	6.8	34.8
	合计	27.8	59.1	13.1	78.0	3.2	18.8	5.8	78.0	16.2	57.3	8.8	33.9
丽水市莲都区	男	28.4	58.8	12.8	79.7	5.1	15.2	4.5	80.8	14.7	64.7	12.0	23.3
	女	23.1	65.5	11.4	84.5	2.6	12.9	7.1	81.5	11.4	67.7	7.5	24.8
	合计	25.7	62.2	12.1	82.1	3.8	14.0	5.8	81.2	13.0	66.2	9.7	24.1

地区	性别	吃糖可以导致龋齿(%)			氟化物对保护牙齿没有用(%)			窝沟封闭可以保护牙齿(%)			口腔疾病可能会影响全身健康(%)		
		正确	不正确	不知道	正确	不正确	不知道	正确	不正确	不知道	正确	不正确	不知道
杭州市江干区	男	81.3	8.8	10.0	6.6	51.8	41.6	75.1	7.2	17.7	79.9	6.4	13.7
	女	89.5	5.5	4.9	4.9	50.1	45.0	80.5	4.5	15.0	82.8	5.1	12.0
	合计	85.4	7.1	7.4	5.7	50.9	43.3	77.8	5.8	16.4	81.4	5.7	12.9
宁波市余姚市	男	69.8	6.9	23.3	5.4	46.5	48.1	22.4	19.0	58.6	77.8	9.4	12.8
	女	73.5	8.3	18.2	4.0	44.9	51.1	16.3	15.3	68.4	80.5	6.3	13.2
	合计	71.6	7.6	20.8	4.7	45.7	49.6	19.4	17.1	63.4	79.1	7.8	13.0
金华市武义县	男	81.6	8.5	9.9	5.8	53.0	41.2	17.7	24.1	58.1	73.2	8.5	18.4
	女	84.6	7.1	8.3	3.2	51.0	45.7	14.8	13.8	71.5	69.6	11.1	19.2
	合计	83.1	7.8	9.1	4.5	52.0	43.5	16.2	18.9	64.9	71.4	9.8	18.8
台州市路桥区	男	68.2	9.5	22.3	6.9	48.4	44.7	16.9	21.4	61.6	69.5	8.0	22.5
	女	71.9	9.1	19.1	6.7	40.6	52.8	16.9	14.4	68.7	69.3	8.9	21.9
	合计	70.0	9.3	20.7	6.8	44.5	48.7	16.9	17.9	65.2	69.4	8.4	22.2
台州市温岭市	男	75.5	6.8	17.7	4.5	45.2	50.3	14.5	14.1	71.4	69.7	6.4	23.9
	女	75.1	6.6	18.3	2.6	41.4	56.0	16.8	8.8	74.4	65.6	10.6	23.8
	合计	75.3	6.7	18.0	3.5	43.3	53.2	15.7	11.4	72.9	67.6	8.5	23.9
丽水市莲都区	男	82.5	5.5	12.0	4.5	46.2	49.2	20.7	14.1	65.2	67.9	10.3	21.8
	女	85.4	6.5	8.0	1.7	39.2	59.1	23.1	8.6	68.3	69.6	8.4	22.0
	合计	84.0	6.0	10.0	3.1	42.7	54.2	21.9	11.3	66.8	68.7	9.4	21.9

表 4-30　浙江省 12～15 岁年龄组口腔保健态度

地区	性别		口腔健康对自己的生活很重要(%)				定期口腔检查是十分必要的(%)				牙齿好坏是天生的,与自己的保护关系不大(%)				预防牙病首先要靠自己(%)				上学期在学校上口腔保健课次数(%)			
			同意	不同意	不知道	无所谓	同意	不同意	不知道	无所谓	同意	不同意	不知道	无所谓	同意	不同意	不知道	无所谓	不知道	0.0	1.0	2次及以上
浙江省	城	男	95.8	0.2	3.8	1.3	72.0	2.6	19.0	6.4	3.9	92.7	1.2	2.2	95.3	1.6	1.1	2.0	35.5	54.1	6.4	4.0
		女	96.6	0.0	1.8	1.6	78.6	1.3	13.0	7.1	1.5	96.2	0.6	1.7	96.8	0.6	0.5	2.1	37.1	54.3	5.6	2.9
		合计	96.2	0.1	2.9	1.4	75.1	2.0	16.2	6.7	2.8	94.4	0.9	1.9	96.0	1.1	0.8	2.0	36.3	54.2	6.0	3.5
	乡	男	93.2	0.4	4.0	2.4	63.6	3.2	24.2	9.1	3.5	92.2	2.1	2.3	94.1	1.6	1.7	2.6	39.4	53.9	4.6	2.1
		女	95.9	0.2	2.2	1.7	70.1	1.5	16.5	11.8	1.3	96.1	0.6	2.0	95.9	1.2	0.6	2.3	35.3	56.0	6.9	1.8
		合计	94.6	0.3	3.1	2.1	66.9	2.3	20.2	10.5	2.3	94.2	1.3	2.1	95.0	1.4	1.1	2.5	37.3	55.0	5.8	2.0
	合计	男	94.0	0.3	3.9	2.1	66.1	3.0	22.6	8.3	3.6	92.4	1.8	2.2	94.5	1.6	1.5	2.4	38.3	53.9	5.1	2.7
		女	96.1	0.1	2.1	1.7	72.3	1.5	15.6	10.6	1.3	96.1	0.6	2.0	96.1	1.0	0.6	2.3	35.7	55.5	6.6	2.1
		合计	95.0	0.2	3.0	1.9	69.2	2.2	19.1	9.4	2.5	94.3	1.2	2.1	95.3	1.3	1.0	2.3	37.0	54.7	5.9	2.1

表 4-31　浙江省 12～15 岁年龄组口腔保健态度

地区	性别	口腔健康对自己的生活很重要(%)				定期口腔检查是十分必要的(%)				牙齿好坏是天生的,与自己的保护关系不大(%)				预防牙病首先要靠自己(%)				上学期在学校上口腔保健课次数(%)			
		同意	不同意	不知道	无所谓	同意	不同意	不知道	无所谓	同意	不同意	不知道	无所谓	同意	不同意	不知道	无所谓	不知道	0.0	1.0	2次及以上
杭州市江干区	男	94.2	0.4	2.6	2.8	78.9	1.8	14.1	5.2	5.8	89.2	2.0	3.0	95.6	0.6	1.6	2.2	38.2	42.6	11.4	7.8
	女	96.8	0.0	1.4	1.8	85.2	0.6	8.1	6.1	1.8	95.1	0.8	2.4	95.5	0.8	0.6	3.2	37.9	43.8	12.2	6.1
	合计	95.5	0.2	2.0	2.3	82.1	1.2	11.1	5.6	3.8	92.2	1.4	2.7	95.5	0.7	1.1	2.7	38.1	43.2	11.8	6.9
宁波市余姚市	男	95.3	0.0	3.6	1.1	64.0	3.4	24.2	8.3	1.6	94.6	1.6	2.2	94.4	2.5	1.3	1.8	30.2	64.2	4.3	1.3
	女	96.5	0.2	1.8	1.5	69.9	2.0	16.5	11.6	1.7	95.2	1.1	2.0	95.8	1.3	0.4	2.6	27.6	66.2	4.0	2.2
	合计	95.9	0.1	2.7	1.3	66.9	2.7	20.4	9.9	1.6	94.9	1.4	2.1	95.1	1.9	0.8	2.2	28.9	65.2	4.2	1.7
金华市武义县	男	93.6	0.2	4.9	1.2	66.0	2.5	24.5	7.0	3.9	91.5	3.7	0.8	93.6	1.9	2.7	1.9	40.6	52.2	5.6	1.6
	女	96.4	0.2	2.2	1.2	69.0	1.2	18.4	11.3	1.2	97.2	0.6	1.0	97.2	1.6	0.6	0.6	41.3	47.4	10.1	1.2
	合计	95.0	0.2	3.6	1.2	67.5	1.8	21.5	9.2	2.6	94.4	2.1	0.9	95.4	1.7	1.6	1.2	41.0	49.7	7.9	1.4
台州市路桥区	男	92.2	0.6	4.3	3.0	60.1	3.0	26.4	10.4	3.2	92.6	1.5	2.8	92.0	3.0	1.7	3.4	31.3	64.8	2.4	1.5
	女	95.4	0.4	2.2	2.2	71.1	1.5	15.4	12.0	1.9	95.4	0.8	2.4	94.8	1.5	0.9	2.6	31.7	64.4	3.3	0.6
	合计	93.8	0.5	3.2	2.6	65.6	2.2	20.9	11.2	2.5	94.0	0.9	2.6	93.4	2.2	1.1	3.2	31.5	64.6	2.9	1.0
台州市温岭市	男	91.3	0.4	4.9	3.4	57.4	4.3	29.0	9.2	4.9	91.7	1.5	1.9	95.1	0.8	1.1	3.0	52.7	46.7	0.2	0.4
	女	94.0	0.0	3.3	2.7	63.4	1.8	21.6	13.2	0.9	95.8	0.4	2.9	95.4	0.7	0.9	2.9	45.8	52.6	1.5	0.2
	合计	92.7	0.2	4.1	3.1	60.4	3.1	25.3	11.2	2.9	93.8	0.9	2.4	95.3	0.7	1.0	2.9	49.2	49.7	0.8	0.3
丽水市莲都区	男	97.2	0.4	1.3	1.1	70.9	2.8	17.1	9.2	2.4	94.2	0.8	2.6	96.2	0.8	0.8	2.1	38.2	51.9	7.0	3.0
	女	97.6	0.0	1.9	0.6	75.7	1.7	13.4	9.1	0.6	98.3	0.2	0.9	98.1	0.4	0.4	1.1	31.7	58.4	9.1	0.7
	合计	97.4	0.2	1.6	0.8	73.3	2.2	15.3	9.2	1.5	96.3	0.5	1.8	97.2	0.7	0.6	1.6	34.9	55.1	8.1	1.9

表 4-32　浙江省 12～15 岁年龄组自我评价口腔问题的影响

地区		性别	吃东西（%）					发音（%）					刷牙或漱口（%）				
			严重影响	一般影响	轻微影响	不影响	不清楚	严重影响	一般影响	轻微影响	不影响	不清楚	严重影响	一般影响	轻微影响	不影响	不清楚
浙江省	城	男	8.2	18.9	28.3	41.4	3.3	1.4	5.4	12.4	75.5	5.3	6.9	11.7	20.4	57.9	3.1
		女	9.9	16.1	28.7	43.4	1.9	2.3	5.8	9.4	79.7	2.8	7.4	12.2	19.9	59.1	1.5
		合计	9.0	17.5	28.5	42.3	2.6	1.8	5.6	11.0	77.5	4.1	7.2	11.9	20.1	58.4	2.4
	乡	男	9.7	17.6	29.9	39.1	3.7	1.4	5.7	14.4	71.9	6.5	5.2	10.8	19.7	58.9	5.5
		女	11.2	20.5	31.9	33.8	2.6	1.4	6.4	13.7	73.5	5.0	8.7	13.6	21.2	53.8	2.8
		合计	10.5	19.1	30.9	36.4	3.1	1.4	6.1	14.0	72.7	5.7	7.0	12.2	20.5	56.3	4.1
	合计	男	9.2	18.0	29.4	39.8	3.6	1.4	5.6	13.8	73.0	6.1	5.7	11.1	19.9	58.6	4.8
		女	10.9	19.3	31.1	36.3	2.4	1.6	6.3	12.6	75.1	4.5	8.4	13.2	20.8	55.2	2.4
		合计	10.1	18.7	30.3	38.0	3.0	1.5	5.9	13.2	74.0	5.3	7.0	12.1	20.4	56.9	3.6

地区		性别	做家务（%）					上学（%）					睡眠（%）				
			严重影响	一般影响	轻微影响	不影响	不清楚	严重影响	一般影响	轻微影响	不影响	不清楚	严重影响	一般影响	轻微影响	不影响	不清楚
浙江省	城	男	0.3	1.3	5.4	88.1	4.9	2.3	3.8	10.3	79.1	4.6	2.8	4.7	11.6	76.4	4.6
		女	0.5	1.1	3.8	91.0	3.7	2.2	5.1	9.0	80.9	2.8	3.4	5.8	14.9	74.1	1.8
		合计	0.4	1.2	4.6	89.4	4.3	2.2	4.4	9.7	79.9	3.7	3.1	5.2	13.1	75.3	3.3
	乡	男	0.7	1.2	5.2	84.7	8.2	3.5	4.4	12.1	74.4	5.6	4.1	6.2	14.4	68.9	6.4
		女	0.3	1.3	3.6	89.6	5.3	1.7	6.0	12.5	76.1	3.8	5.0	7.9	15.9	66.7	4.5
		合计	0.5	1.2	4.4	87.2	6.7	2.5	5.2	12.3	75.3	4.6	4.6	7.1	15.2	67.8	5.4
	合计	男	0.6	1.2	5.3	85.7	7.2	3.1	4.2	11.6	75.8	5.3	3.7	5.7	13.6	71.1	5.9
		女	0.3	1.2	3.6	89.9	4.9	1.8	5.8	11.6	77.3	3.5	4.6	7.4	15.7	68.6	3.8
		合计	0.4	1.2	4.5	87.8	6.0	2.5	5.0	11.6	76.5	4.4	4.2	6.5	14.6	69.8	4.8

地区		性别	露牙微笑（%）					容易烦恼（%）					人际交往（%）				
			严重影响	一般影响	轻微影响	不影响	不清楚	严重影响	一般影响	轻微影响	不影响	不清楚	严重影响	一般影响	轻微影响	不影响	不清楚
浙江省	城	男	5.2	6.8	16.5	66.3	5.2	3.5	6.7	15.6	68.6	5.6	3.5	5.3	11.8	71.9	7.5
		女	7.2	9.1	18.8	61.6	3.3	3.9	8.0	16.9	67.0	4.1	4.0	4.4	10.8	75.3	5.5
		合计	6.1	7.9	17.5	64.1	4.3	3.7	7.3	16.2	67.8	4.9	3.7	4.9	11.4	73.5	6.5
	乡	男	5.1	7.3	16.4	64.7	6.6	4.6	7.8	15.7	63.4	8.5	3.7	5.5	11.7	69.7	9.3
		女	7.8	10.4	19.7	58.4	3.7	6.1	9.7	19.1	59.3	5.8	3.0	6.3	12.6	71.3	6.8
		合计	6.5	8.9	18.1	61.4	5.1	5.3	8.8	17.4	61.3	7.2	3.4	5.9	12.1	70.5	8.0
	合计	男	5.1	7.1	16.4	65.2	6.2	4.3	7.5	15.6	64.9	7.7	3.6	5.5	11.7	70.4	8.8
		女	7.6	10.1	19.5	59.2	3.6	5.5	9.3	18.5	61.3	5.5	3.3	5.8	12.1	72.3	6.5
		合计	6.4	8.6	17.9	62.2	4.9	4.9	8.4	17.1	63.1	6.6	3.5	5.6	11.9	71.3	7.6

表 4-33　浙江省 12～15 岁年龄组自我评价口腔问题的影响

地区	性别	吃东西（%）					发音（%）					刷牙或漱口（%）				
		严重影响	一般影响	轻微影响	不影响	不清楚	严重影响	一般影响	轻微影响	不影响	不清楚	严重影响	一般影响	轻微影响	不影响	不清楚
杭州市江干区	男	12.0	17.3	22.5	43.8	4.4	2.0	6.0	13.5	72.5	6.0	8.4	10.2	17.9	58.2	5.4
	女	9.7	14.8	29.4	44.8	1.4	2.8	5.7	6.9	81.9	2.8	8.1	10.8	19.5	59.8	1.8
	合计	10.8	16.1	26.0	44.3	2.9	2.4	5.8	10.2	77.2	4.4	8.2	10.5	18.7	59.0	3.6
宁波市余姚市	男	7.4	15.0	29.5	46.3	1.8	0.9	4.7	13.2	76.5	4.7	5.2	10.1	21.2	59.9	3.6
	女	7.7	17.3	31.3	42.1	1.7	0.9	6.1	10.3	80.1	2.6	7.4	9.4	21.0	60.5	1.8
	合计	7.6	16.1	30.4	44.2	1.7	0.9	5.4	11.8	78.3	3.6	6.3	9.8	21.1	60.2	2.7
金华市武义县	男	7.0	20.0	34.6	34.6	3.7	1.4	4.7	15.1	71.8	7.0	4.1	12.8	22.1	56.3	4.7
	女	11.7	21.7	28.5	35.8	2.2	1.0	5.7	14.4	73.1	5.9	7.9	15.4	21.9	53.6	1.2
	合计	9.4	20.8	31.6	35.2	3.0	1.2	5.2	14.7	72.4	6.4	6.0	14.1	22.0	55.0	3.0
台州市路桥区	男	9.3	17.1	27.2	41.9	4.5	1.3	5.6	11.2	76.0	6.0	5.8	9.3	19.4	60.3	5.2
	女	11.3	18.0	33.5	35.7	1.5	1.3	6.5	13.7	74.1	4.4	9.3	11.1	21.7	54.8	3.1
	合计	10.3	17.5	30.4	38.8	3.0	1.3	6.0	12.4	75.0	5.2	7.5	10.2	20.5	57.6	4.2
台州市温岭市	男	13.2	19.2	28.8	33.9	4.9	1.5	7.5	16.8	64.8	9.4	6.2	13.7	20.2	53.7	6.2
	女	13.0	22.3	34.6	23.8	6.2	2.2	6.0	15.0	69.4	7.3	11.4	15.6	21.4	47.1	4.6
	合计	13.1	20.8	31.8	28.8	5.6	1.9	6.8	15.9	67.1	8.4	8.8	14.7	20.8	50.3	5.4
丽水市莲都区	男	6.6	19.5	34.0	37.6	2.3	1.5	5.3	13.3	75.9	3.9	4.5	10.3	18.8	62.8	3.6
	女	11.8	21.8	28.7	36.2	1.5	1.5	7.5	14.9	72.4	3.7	5.0	17.0	19.6	55.4	1.9
	合计	9.2	20.7	31.4	36.9	1.9	1.5	6.4	14.1	74.2	3.8	5.3	13.7	19.2	59.1	2.7

地区	性别	做家务（%）					上学（%）					睡眠（%）				
		严重影响	一般影响	轻微影响	不影响	不清楚	严重影响	一般影响	轻微影响	不影响	不清楚	严重影响	一般影响	轻微影响	不影响	不清楚
杭州市江干区	男	0.6	1.2	7.8	84.3	6.2	3.4	2.8	11.0	76.9	6.0	4.2	3.6	9.4	77.5	5.4
	女	0.2	1.2	5.3	89.9	3.4	2.0	5.7	8.3	81.5	2.6	3.9	5.7	12.6	75.5	2.2
	合计	0.4	1.2	6.5	87.1	4.8	2.7	4.3	9.6	79.2	4.3	4.1	4.7	11.0	76.5	3.8
宁波市余姚市	男	0.0	1.6	4.3	90.6	3.4	1.4	3.8	10.3	82.5	2.0	2.7	6.0	15.0	73.1	3.3
	女	0.4	1.5	2.9	92.5	2.8	1.5	4.2	10.8	81.6	1.8	4.8	4.6	15.8	71.9	2.9
	合计	0.2	1.5	3.6	91.5	3.1	1.5	4.0	10.6	82.0	1.9	3.7	5.3	15.4	72.5	3.1
金华市武义县	男	0.6	0.4	3.3	86.6	9.1	3.9	5.2	11.5	74.6	4.7	4.1	7.6	15.7	67.0	5.6
	女	0.2	0.6	2.6	92.3	4.3	2.0	3.4	11.1	79.6	3.8	4.5	7.9	14.0	69.8	3.8
	合计	0.4	0.5	3.0	89.5	6.6	3.0	4.3	11.3	77.1	4.3	4.3	7.8	14.8	68.4	4.7
台州市路桥区	男	0.7	1.5	4.8	84.4	8.6	3.5	4.1	10.4	75.6	6.3	4.1	0.6	11.5	71.3	6.7
	女	0.7	1.1	4.1	88.1	5.9	2.4	6.5	12.8	74.6	3.7	4.3	8.0	17.2	66.1	4.4
	合计	0.7	1.3	4.5	86.3	7.2	3.0	5.3	11.6	75.1	5.0	4.2	4.3	14.4	68.7	5.6

续表

地区	性别	做家务(%)					上学(%)					睡眠(%)				
		严重影响	一般影响	轻微影响	不影响	不清楚	严重影响	一般影响	轻微影响	不影响	不清楚	严重影响	一般影响	轻微影响	不影响	不清楚
台州市温岭市	男	0.9	1.7	7.2	78.5	11.7	4.1	5.5	14.9	67.2	8.3	3.0	7.0	16.9	63.7	9.4
	女	0.4	1.8	3.3	85.0	9.5	2.0	8.2	16.8	67.2	5.7	5.5	9.0	18.9	59.9	6.8
	合计	0.6	1.8	5.2	81.8	10.6	3.1	6.9	15.9	67.2	7.0	4.3	8.0	17.9	61.7	8.1
丽水市莲都区	男	0.6	0.9	4.3	89.7	4.5	2.4	4.1	11.5	77.4	4.5	4.1	3.9	13.0	74.1	4.9
	女	0.0	1.1	3.5	92.0	3.4	0.9	6.3	9.3	80.0	3.4	4.7	9.0	15.1	68.8	2.4
	合计	0.3	1.0	3.9	90.8	3.9	1.7	5.2	10.4	78.7	3.9	4.4	6.5	14.0	71.4	3.7

地区	性别	露牙微笑(%)					容易烦恼(%)					人际交往(%)				
		严重影响	一般影响	轻微影响	不影响	不清楚	严重影响	一般影响	轻微影响	不影响	不清楚	严重影响	一般影响	轻微影响	不影响	不清楚
杭州市江干区	男	6.0	5.0	16.5	66.3	6.2	4.4	5.8	15.9	67.5	6.4	3.8	6.0	11.8	69.7	8.8
	女	9.5	7.9	17.9	62.1	2.6	4.7	6.7	13.6	70.8	4.1	4.9	6.3	7.7	76.1	4.9
	合计	7.7	6.4	17.2	64.2	4.4	4.6	6.2	14.8	69.2	5.3	4.4	6.1	9.7	72.9	6.8
宁波市余姚市	男	4.0	6.3	16.8	69.6	3.3	2.9	8.0	17.2	68.7	3.3	2.7	6.5	11.0	74.5	5.2
	女	3.3	9.2	18.6	67.1	1.8	2.8	10.7	17.6	65.6	3.3	1.1	4.8	12.3	77.2	4.6
	合计	3.6	7.7	17.7	68.4	2.6	2.8	9.3	17.4	67.2	3.3	1.9	5.7	11.7	75.8	4.9
金华市武义县	男	6.0	8.7	16.5	62.9	6.0	6.2	7.2	14.6	64.5	7.4	5.2	4.3	12.4	70.3	7.8
	女	6.3	9.1	23.7	57.9	3.0	6.7	7.9	22.9	57.5	5.1	3.0	6.1	15.6	70.9	4.5
	合计	6.1	8.9	20.1	60.4	4.5	6.4	7.6	18.8	61.0	6.2	4.1	5.2	14.0	70.6	6.1
台州市路桥区	男	5.0	7.6	15.6	64.6	7.1	3.5	7.4	13.8	64.6	10.6	3.4	5.4	10.8	68.9	11.5
	女	8.1	9.1	18.0	59.1	5.7	5.9	9.1	18.7	58.3	8.0	4.6	5.4	10.6	71.5	8.0
	合计	6.6	8.4	16.8	61.8	6.4	4.7	8.3	16.2	61.5	9.3	4.0	5.4	10.7	70.2	9.7
台州市温岭市	男	5.5	8.5	19.4	57.1	9.6	5.3	7.3	0.6	55.7	12.2	3.4	6.4	14.1	63.5	12.6
	女	10.3	14.3	18.9	51.1	5.5	6.4	10.8	20.0	55.1	7.7	3.1	6.8	14.7	65.0	10.4
	合计	7.9	11.4	19.1	54.0	7.5	5.8	9.1	10.4	55.4	9.9	3.2	6.6	14.4	64.3	11.5
丽水市莲都区	男	4.5	6.8	13.5	70.1	5.1	3.6	9.0	12.8	68.4	6.2	3.6	4.1	10.3	75.2	6.8
	女	8.2	10.8	20.1	58.0	2.8	6.5	10.1	18.3	60.6	4.5	3.0	5.6	11.9	73.3	6.2
	合计	6.4	8.8	16.9	64.0	3.9	5.1	9.6	15.5	64.5	5.3	3.3	4.9	11.1	74.3	6.5

表 4-34　浙江省 35～44 年龄组冠龋龋均构成比及患龋率

地区		性别	受检人数	DT			MT			FT			DMFT		DFT		患龋率（%）	
				$\overline{X}$	SD	构成比（%）	$\overline{X}$	SD	构成比（%）	$\overline{X}$	SD	构成比（%）	$\overline{X}$	SD	$\overline{X}$	SD	DMFT	DFT
浙江省	城	男	76	1.32	2.16	27.8	2.13	1.89	45.0	1.29	2.85	27.2	4.74	4.23	2.61	3.53	92.1	69.7
		女	73	1.48	2.01	22.5	2.90	2.04	44.1	2.21	2.79	33.5	6.59	4.24	3.68	3.50	94.5	80.8
		合计	149	1.40	2.09	24.7	2.51	2.00	44.5	1.74	2.85	30.8	5.64	4.32	3.13	3.55	93.3	75.2
	乡	男	100	1.47	2.40	32.7	2.17	2.00	48.2	0.86	1.80	19.1	4.50	4.01	2.33	3.15	89.0	60.0
		女	109	1.75	2.17	30.8	2.64	2.08	46.5	1.29	1.71	22.7	5.69	4.04	3.05	2.97	96.3	81.7
		合计	209	1.62	2.28	31.6	2.42	2.05	47.2	1.09	1.77	21.2	5.12	4.06	2.70	3.07	92.8	71.3
	合计	男	176	1.40	2.30	30.5	2.15	1.95	46.8	1.05	2.31	22.7	4.60	4.10	2.45	3.32	90.3	64.2
		女	182	1.64	2.10	27.2	2.75	2.06	45.4	1.66	2.25	27.4	6.05	4.13	3.30	3.20	95.6	81.3
		合计	358	1.53	2.20	28.6	2.46	2.03	46.0	1.36	2.30	25.4	5.34	4.17	2.88	3.28	93.0	72.9
杭州市江干区		男	30	0.80	1.27	20.7	1.80	1.69	46.6	1.27	2.64	32.8	3.87	3.66	2.07	3.14	83.3	56.7
		女	28	1.39	1.89	22.2	2.93	1.78	46.6	1.96	2.24	31.3	6.29	3.09	3.36	2.48	92.9	85.7
		合计	58	1.09	1.61	21.6	2.34	1.81	46.6	1.60	2.46	31.8	5.03	3.58	2.69	2.89	87.9	70.7
宁波市余姚市		男	29	1.45	1.74	33.9	2.62	2.04	61.3	0.21	0.49	4.8	4.28	3.37	1.66	1.91	100.0	58.6
		女	32	1.31	1.62	22.3	3.09	1.94	52.7	1.47	2.18	25.0	5.88	3.39	2.78	2.64	96.9	78.1
		合计	61	1.38	1.66	26.9	2.87	1.99	56.1	0.87	1.73	17.0	5.11	3.45	2.25	2.37	98.4	68.9
金华市武义县		男	29	1.31	1.75	33.9	2.21	2.27	57.1	0.34	0.67	8.9	3.86	3.19	1.66	1.78	79.3	62.1
		女	31	2.45	2.72	35.0	3.45	2.67	49.3	1.10	1.66	15.7	7.00	5.05	3.55	3.52	93.5	77.4
		合计	60	1.90	2.36	34.7	2.85	2.54	52.0	0.73	1.33	13.4	5.48	4.50	2.63	2.95	86.7	70.0
台州市路桥区		男	28	1.36	1.97	27.1	2.04	2.53	40.7	1.61	2.23	32.1	5.00	4.87	2.96	3.57	85.7	67.9
		女	32	1.47	2.30	27.0	2.03	1.73	37.4	1.94	1.93	35.6	5.44	4.35	3.41	3.71	100.0	84.4
		合计	60	1.42	2.13	27.1	2.03	2.12	38.9	1.78	2.07	34.1	5.23	4.56	3.20	3.62	93.3	76.7
台州市温岭市		男	31	2.19	3.98	45.0	1.97	1.40	40.4	0.71	1.01	14.6	4.87	4.36	2.90	4.17	93.5	61.3
		女	30	1.73	1.64	36.6	1.97	1.67	41.5	1.03	1.81	21.8	4.73	3.28	2.77	2.56	90.0	83.3
		合计	61	1.97	3.04	41.0	1.97	1.53	41.0	0.87	1.45	18.1	4.80	3.84	2.84	3.45	91.8	72.1
丽水市莲都区		男	29	1.28	1.83	22.2	2.31	1.65	40.1	2.17	4.08	37.7	5.76	4.82	3.45	4.21	100.0	79.3
		女	29	1.48	2.18	21.1	3.03	2.10	43.1	2.52	3.21	35.8	7.03	4.98	4.00	4.03	100.0	79.3
		合计	58	1.38	2.00	21.6	2.67	1.90	41.8	2.34	3.64	36.7	6.40	4.90	3.72	4.09	100.0	79.3

表 4-35　浙江省 35~44 岁年龄组根龋龋均构成比及患龋率

| 年龄组 | 性别 | | 受检人数 | DRoot | | | FRoot | | | DFRoot | | 根龋患龋率(%) |
				$\overline{X}$	SD	构成比(%)	$\overline{X}$	SD	构成比(%)	$\overline{X}$	SD	
浙江省	城	男	76	0.14	0.51	52.4	0.13	0.84	47.6	0.28	0.96	13.2
		女	73	0.19	0.62	93.3	0.01	0.12	6.7	0.21	0.62	12.3
		合计	149	0.17	0.56	69.5	0.07	0.61	30.5	0.24	0.81	12.8
	乡	男	100	0.21	0.77	95.5	0.01	0.10	4.5	0.22	0.77	11.0
		女	109	0.17	0.45	82.6	0.04	0.23	17.4	0.21	0.51	16.5
		合计	209	0.19	0.62	88.9	0.02	0.18	11.1	0.22	0.65	13.9
	合计	男	176	0.18	0.67	74.4	0.06	0.56	25.6	0.24	0.86	11.9
		女	182	0.18	0.52	86.8	0.03	0.19	13.2	0.21	0.56	14.8
		合计	358	0.18	0.60	80.2	0.04	0.41	19.8	0.23	0.72	13.4
杭州市江干区		男	30	0.10	0.40	25.0	0.30	1.32	75.0	0.40	1.35	13.3
		女	28	0.14	0.45	80.0	0.04	0.19	20.0	0.18	0.48	14.3
		合计	58	0.12	0.42	41.2	0.17	0.96	58.8	0.29	1.03	13.8
宁波市余姚市		男	29	0.38	0.90	91.7	0.03	0.19	8.3	0.41	0.91	20.7
		女	32	0.09	0.39	100.0	0.00	0.00	0.0	0.09	0.39	6.3
		合计	61	0.23	0.69	93.3	0.02	0.13	6.7	0.25	0.70	13.1
金华市武义县		男	29	0.17	0.47	100.0	0.00	0.00	0.0	0.17	0.47	13.8
		女	31	0.26	0.77	100.0	0.00	0.00	0.0	0.26	0.77	12.9
		合计	60	0.22	0.64	100.0	0.00	0.00	0.0	0.22	0.64	13.3
台州市路桥区		男	28	0.04	0.19	50.0	0.04	0.19	50.0	0.07	0.26	7.1
		女	32	0.22	0.55	87.5	0.03	0.18	12.5	0.25	0.62	15.6
		合计	60	0.13	0.43	80.0	0.03	0.18	20.0	0.17	0.49	11.7
台州市温岭市		男	31	0.29	1.13	100.0	0.00	0.00	0.0	0.29	1.13	6.5
		女	30	0.10	0.31	100.0	0.00	0.00	0.0	0.10	0.31	10.0
		合计	61	0.20	0.83	100.0	0.00	0.00	0.0	0.20	0.83	8.2
丽水市莲都区		男	29	0.10	0.31	100.0	0.00	0.00	0.0	0.10	0.31	10.3
		女	29	0.28	0.53	72.7	0.10	0.41	27.3	0.38	0.62	31.0
		合计	58	0.19	0.44	78.6	0.05	0.29	21.4	0.24	0.51	20.7

表 4-36　浙江省 35～44 岁年龄组牙周情况及检出率

地区		性别	受检人数	牙龈出血			牙石			浅牙周袋≥4mm			深牙周袋(4～6mm)		
				检出牙数		检出率(%)	检出牙数		检出率(%)	检出牙数		检出率(%)	检出牙数		检出率(%)
				$\overline{X}$	SD		$\overline{X}$	SD		$\overline{X}$	SD		$\overline{X}$	SD	
浙江省	城	男	76	11.72	9.78	89.5	13.97	10.30	85.5	1.74	3.90	35.5	0.14	0.84	5.3
		女	73	10.12	9.67	74.0	11.62	8.99	89.0	1.14	2.53	32.9	0.01	0.12	1.4
		合计	149	10.94	9.73	81.9	12.82	9.72	87.2	1.44	3.31	34.2	0.08	0.61	3.4
	乡	男	100	15.38	10.16	91.0	17.60	9.76	95.0	2.72	4.96	47.0	0.05	0.26	4.0
		女	109	12.29	9.40	82.6	13.17	9.07	89.0	1.17	3.20	27.5	0.00	0.00	0.0
		合计	209	13.77	9.87	86.6	15.29	9.64	91.9	1.91	4.20	36.8	0.02	0.18	1.9
	合计	男	176	13.80	10.13	90.3	16.03	10.13	90.9	2.30	4.55	42.0	0.09	0.59	4.5
		女	182	11.42	9.54	79.1	12.55	9.05	89.0	1.16	2.94	29.7	0.01	0.07	0.5
		合计	358	12.59	9.89	84.6	14.26	9.74	89.9	1.72	3.85	35.8	0.05	0.42	2.5
杭州市江干区		男	30	7.10	9.22	76.7	9.60	10.79	70.0	0.93	2.63	30.0	0.33	1.32	10.0
		女	28	7.46	9.55	60.7	11.07	8.91	89.3	1.50	3.10	42.9	0.04	0.19	3.6
		合计	58	7.28	9.30	69.0	10.31	9.87	79.3	1.21	2.85	36.2	0.19	0.96	6.9
宁波市余姚市		男	29	17.31	9.51	100.0	17.24	8.82	100.0	2.83	5.15	55.2	0.07	0.26	6.9
		女	32	11.47	9.39	84.4	12.47	9.08	90.6	1.13	2.27	31.3	0.00	0.00	0.0
		合计	61	14.25	9.82	91.8	14.74	9.20	95.1	1.93	3.97	42.6	0.03	0.18	3.3
金华市武义县		男	29	19.83	10.21	96.6	21.59	9.91	96.6	3.24	4.27	62.1	0.03	0.19	3.4
		女	31	15.26	9.02	90.3	15.81	9.35	96.8	1.00	2.24	29.0	0.00	0.00	0.0
		合计	60	17.47	9.80	93.3	18.60	9.98	96.7	2.08	3.53	45.0	0.02	0.13	1.7
台州市路桥区		男	28	15.68	9.10	89.3	17.39	8.99	92.9	3.50	6.18	42.9	0.07	0.38	3.6
		女	32	13.19	8.47	87.5	13.16	7.94	90.6	0.63	1.56	25.0	0.00	0.00	0.0
		合计	60	14.35	8.78	88.3	15.13	8.64	91.7	1.97	4.57	33.3	0.03	0.26	1.7
台州市温岭市		男	31	11.87	8.84	90.3	16.45	9.46	93.5	1.03	2.43	29.0	0.03	0.18	3.2
		女	30	10.43	9.37	73.3	12.53	8.65	93.3	0.97	2.27	26.7	0.00	0.00	0.0
		合计	61	11.16	9.06	82.0	14.52	9.21	93.4	1.00	2.33	27.9	0.02	0.13	1.6
丽水市莲都区		男	29	11.45	9.13	89.7	14.17	9.33	93.1	2.41	5.27	34.5	0.00	0.00	0.0
		女	29	10.17	10.37	75.9	9.93	9.94	72.4	1.83	5.17	24.1	0.00	0.00	0.0
		合计	58	10.81	9.70	82.8	12.05	9.79	82.8	2.12	5.18	29.3	0.00	0.00	0.0

表 4-37　浙江省 35～44 岁年龄组牙周附着丧失检出牙数及检出率

地区		性别	受检人数	牙周附着丧失 0～3mm			牙周附着丧失 4～5mm			牙周附着丧失 6～8mm			牙周附着丧失 9～11mm			牙周附着丧失 ≥12mm		
				检出牙数		检出率(%)	检出牙数		检出率(%)	检出牙数		检出率(%)	检出牙数		检出率(%)	检出牙数		检出率(%)
				$\overline{X}$	SD		$\overline{X}$	SD		$\overline{X}$	SD		$\overline{X}$	SD		$\overline{X}$	SD	
浙江省	城	男	76	27.92	4.01	100.0	1.09	2.52	26.3	0.17	0.70	9.2	0.01	0.11	1.3	0.00	0.00	0.0
		女	73	27.59	3.71	100.0	0.93	2.65	24.7	0.08	0.43	4.1	0.03	0.16	2.7	0.00	0.00	0.0
		合计	149	27.76	3.86	100.0	1.01	2.58	25.5	0.13	0.58	6.7	0.02	0.14	2.0	0.00	0.00	0.0
	乡	男	100	26.83	5.72	100.0	2.15	4.33	41.0	0.22	1.11	9.0	0.01	0.10	1.0	0.03	0.30	1.0
		女	109	27.26	4.85	100.0	1.01	3.11	26.6	0.07	0.42	4.6	0.00	0.00	0.0	0.01	0.10	0.9
		合计	209	27.05	5.27	100.0	1.56	3.78	33.5	0.14	0.83	6.7	0.00	0.07	0.5	0.02	0.22	1.0
	合计	男	176	27.30	5.07	100.0	1.69	3.69	34.7	0.20	0.95	9.1	0.01	0.11	1.1	0.02	0.23	0.6
		女	182	27.39	4.42	100.0	0.98	2.93	25.8	0.08	0.43	4.4	0.01	0.10	1.1	0.01	0.07	0.6
		合计	358	27.35	4.74	100.0	1.33	3.34	30.2	0.14	0.73	6.7	0.01	0.11	1.1	0.01	0.17	0.6
杭州市 江干区		男	30	28.37	4.51	100.0	0.97	2.74	20.0	0.33	1.06	13.3	0.03	0.18	3.3	0.00	0.00	0.0
		女	28	27.00	4.65	100.0	1.43	3.79	32.1	0.11	0.42	7.1	0.07	0.26	7.1	0.00	0.00	0.0
		合计	58	27.71	4.59	100.0	1.19	3.26	25.9	0.22	0.82	10.3	0.05	0.22	5.2	0.00	0.00	0.0
宁波市 余姚市		男	29	26.41	27.63	100.0	1.62	2.90	48.3	0.41	1.86	10.3	0.00	0.00	0.0	0.00	0.00	0.0
		女	32	27.63	3.06	100.0	0.81	1.60	25.0	0.13	0.71	3.1	0.00	0.00	0.0	0.03	0.18	3.1
		合计	61	27.05	4.42	100.0	1.20	2.32	36.1	0.26	1.38	6.6	0.00	0.00	0.0	0.02	0.13	1.6
金华市 武义县		男	29	27.21	3.49	100.0	2.03	2.68	51.7	0.10	0.31	10.3	0.03	0.19	3.5	0.00	0.00	0.0
		女	31	26.61	3.66	100.0	0.90	1.92	25.8	0.03	0.18	3.2	0.00	0.00	0.0	0.00	0.00	0.0
		合计	60	26.90	3.56	100.0	1.45	2.37	38.3	0.07	0.25	6.7	0.02	0.13	1.7	0.00	0.00	0.0
台州市 路桥区		男	28	25.75	7.23	100.0	2.96	5.62	42.9	0.18	0.48	14.3	0.00	0.00	0.0	0.11	0.57	3.6
		女	32	28.56	2.84	100.0	0.50	0.88	31.3	0.03	0.18	3.1	0.00	0.00	0.0	0.00	0.00	0.0
		合计	60	27.25	5.49	100.0	1.65	4.05	36.7	0.10	0.35	8.3	0.00	0.00	0.0	0.05	0.39	1.7
台州市 温岭市		男	31	27.68	4.89	100.0	1.32	3.98	25.8	0.16	0.73	6.5	0.00	0.00	0.0	0.00	0.00	0.0
		女	30	28.57	3.06	100.0	0.67	1.69	20.0	0.17	0.59	10.0	0.00	0.00	0.0	0.00	0.00	0.0
		合计	61	28.11	4.09	100.0	1.00	3.07	23.0	0.16	0.66	8.2	0.00	0.00	0.0	0.00	0.00	0.0
丽水市 莲都区		男	29	28.28	3.83	100.0	1.34	3.42	20.7	0.00	0.00	0.0	0.00	0.00	0.0	0.00	0.00	0.0
		女	29	25.83	7.47	100.0	1.66	5.47	20.7	0.00	0.00	0.0	0.00	0.00	0.0	0.00	0.00	0.0
		合计	58	27.05	6.01	100.0	1.50	4.52	20.7	0.00	0.00	0.0	0.00	0.00	0.0	0.00	0.00	0.0

表 4-38　浙江省 35～44 岁年龄组人均存留牙数及无牙殆率

地区		性别	受检人数	人均存留牙数	无牙殆率(%)
浙江省	城	男	76	29.87	0.00
		女	73	29.10	0.00
		合计	149	29.49	0.00
	乡	男	100	29.83	0.00
		女	109	29.36	0.00
		合计	209	29.58	0.00
	合计	男	176	29.85	0.00
		女	182	29.25	0.00
		合计	358	29.54	0.00
杭州市江干区		男	30	30.20	0.00
		女	28	29.07	0.00
		合计	58	29.66	0.00
宁波市余姚市		男	29	29.38	0.00
		女	32	28.91	0.00
		合计	61	29.13	0.00
金华市武义县		男	29	29.79	0.00
		女	31	28.55	0.00
		合计	60	29.15	0.00
台州市路桥区		男	28	29.96	0.00
		女	32	29.97	0.00
		合计	60	29.97	0.00
台州市温岭市		男	31	30.03	0.00
		女	30	30.03	0.00
		合计	61	30.03	0.00
丽水市莲都区		男	29	29.69	0.00
		女	29	28.97	0.00
		合计	58	29.33	0.00

表 4-39　浙江省 55～64 年龄组冠龋龋均构成比及患龋率

地区		性别	受检人数	DT			MT			FT			DMFT		DFT		患龋率（%）	
				$\overline{X}$	SD	构成比（%）	$\overline{X}$	SD	构成比（%）	$\overline{X}$	SD	构成比（%）	$\overline{X}$	SD	$\overline{X}$	SD	DMFT	DFT
浙江省	城	男	76	1.25	2.00	16.6	5.32	4.25	70.6	0.96	1.64	12.8	7.53	5.44	2.21	2.72	94.7	68.4
		女	75	1.45	2.23	15.2	4.73	3.24	49.7	3.35	4.13	35.1	9.53	6.34	4.80	5.01	98.7	89.3
		合计	151	1.35	2.11	15.9	5.03	3.78	59.0	2.15	3.35	25.2	8.52	5.97	3.50	4.21	96.7	78.8
	乡	男	104	2.63	3.72	26.4	6.20	6.89	62.2	1.13	2.14	11.4	9.97	7.38	3.77	4.31	97.1	76.9
		女	110	2.85	4.14	27.5	5.55	5.66	53.7	1.95	3.23	18.8	10.35	7.80	4.79	4.98	98.2	90.0
		合计	214	2.74	3.93	27.0	5.87	6.28	57.7	1.55	2.78	15.3	10.16	7.58	4.29	4.68	97.7	83.6
	合计	男	180	2.05	3.18	22.9	5.83	5.92	65.2	1.06	1.94	11.9	8.94	6.72	3.11	3.79	96.1	73.3
		女	185	2.28	3.55	22.8	5.22	4.83	52.1	2.51	3.68	25.1	10.02	7.24	4.79	4.98	98.4	89.7
		合计	365	2.17	3.37	22.8	5.52	5.40	58.2	1.80	3.04	18.9	9.48	7.00	3.96	4.51	97.3	81.6
杭州市江干区		男	30	0.87	1.41	14.2	4.40	4.18	72.1	0.83	1.29	13.7	6.10	4.88	1.70	1.84	90.0	63.3
		女	30	0.90	1.35	11.7	4.23	3.02	55.2	2.53	4.73	33.0	7.67	6.43	3.43	4.70	100.0	83.3
		合计	60	0.88	1.37	12.8	4.32	3.62	62.7	1.68	3.54	24.5	6.88	5.71	2.57	3.64	95.0	73.3
宁波市余姚市		男	30	1.87	2.67	22.5	6.03	5.42	72.7	0.40	0.86	4.8	8.30	5.38	2.27	2.91	100.0	73.3
		女	32	2.09	3.07	22.5	5.53	4.15	59.4	1.69	2.61	18.1	9.31	5.99	3.78	4.41	100.0	87.5
		合计	62	1.98	2.87	22.5	5.77	4.78	65.4	1.06	2.06	12.1	8.82	5.68	3.05	3.81	100.0	80.6
金华市武义县		男	30	2.23	3.23	25.2	5.97	5.51	67.3	0.67	1.32	7.5	8.87	6.90	2.90	3.70	96.7	70.0
		女	31	3.65	4.07	28.3	7.81	7.25	60.7	1.42	2.36	11.0	12.87	8.84	5.06	4.40	100.0	100.0
		合计	61	2.95	3.72	27.1	6.90	6.46	63.3	1.05	1.94	9.6	10.90	8.14	4.00	4.18	98.4	85.2
台州市路桥区		男	30	2.50	2.74	25.3	5.33	6.22	53.9	2.07	2.92	20.9	9.90	6.89	4.57	3.66	96.7	86.7
		女	30	2.17	2.63	21.7	4.10	4.34	41.0	3.73	4.07	37.3	10.00	6.61	5.90	4.81	96.7	93.3
		合计	60	2.33	2.67	23.5	4.72	5.36	47.4	2.90	3.61	29.1	9.95	6.69	5.23	4.29	96.7	90.0
台州市温岭市		男	29	1.86	4.49	16.7	8.55	8.82	76.5	0.76	1.88	6.8	11.17	9.18	2.62	5.01	96.6	55.2
		女	31	2.68	3.12	29.9	4.74	4.23	52.9	1.55	2.53	17.3	8.97	5.91	4.23	4.04	96.8	80.6
		合计	60	2.28	3.83	22.8	6.58	7.05	65.6	1.17	2.26	11.6	10.03	7.68	3.45	4.57	96.7	68.3
丽水市莲都区		男	31	2.94	3.60	31.4	4.81	3.74	51.4	1.61	2.20	17.2	9.35	5.81	4.55	4.19	96.8	90.3
		女	31	2.16	5.36	19.3	4.84	4.26	43.1	4.23	4.36	37.6	11.23	8.47	6.39	6.73	96.8	93.5
		合计	62	2.55	4.54	24.8	4.82	3.97	46.9	2.92	3.67	28.4	10.29	7.27	5.47	5.63	96.8	91.9

表 4-40 浙江省 55～64 岁年龄组根龋龋均构成比及患龋率

地区		性别	受检人数	DRoot			FRoot			DFRoot		根龋患龋率(%)
				$\overline{X}$	SD	构成比(%)	$\overline{X}$	SD	构成比(%)	$\overline{X}$	SD	
浙江省	城	男	76	0.41	0.82	81.6	0.09	0.41	18.4	0.50	0.92	32.9
		女	75	0.51	0.99	65.5	0.27	1.09	34.5	0.77	1.45	38.7
		合计	151	0.46	0.91	71.9	0.18	0.83	28.1	0.64	1.21	35.8
	乡	男	104	0.88	1.78	93.9	0.06	0.41	6.1	0.94	1.83	38.5
		女	110	0.65	1.34	86.7	0.10	0.38	13.3	0.75	1.38	38.2
		合计	214	0.77	1.57	90.6	0.08	0.40	9.4	0.85	1.62	38.3
	合计	男	180	0.68	1.47	90.4	0.07	0.41	9.6	0.76	1.53	36.1
		女	185	0.59	1.21	78.0	0.17	0.76	22.0	0.76	1.41	38.4
		合计	365	0.64	1.34	84.1	0.12	0.61	15.9	0.76	1.46	37.3
杭州市江干区		男	30	0.17	0.46	62.5	0.10	0.55	37.5	0.27	0.69	16.7
		女	30	0.37	0.85	44.0	0.47	1.55	56.0	0.83	1.70	33.3
		合计	60	0.27	0.69	48.5	0.28	1.17	51.5	0.55	1.32	25.0
宁波市余姚市		男	30	0.77	1.38	100.0	0.00	0.00	0.0	0.77	1.38	36.7
		女	32	0.41	0.61	81.3	0.09	0.39	18.8	0.50	0.67	40.6
		合计	62	0.58	1.06	92.3	0.05	0.28	7.7	0.63	1.07	38.7
金华市武义县		男	30	0.83	1.32	92.6	0.07	0.25	7.4	0.90	1.32	50.0
		女	31	1.06	1.53	97.1	0.03	0.18	2.9	1.10	1.58	54.8
		合计	61	0.95	1.42	95.1	0.05	0.22	4.9	1.00	1.45	52.5
台州市路桥区		男	30	0.83	1.82	96.1	0.03	0.18	3.8	0.87	1.93	33.3
		女	30	0.40	0.93	75.0	0.13	0.43	25.0	0.53	1.04	26.7
		合计	60	0.62	1.45	88.1	0.08	0.33	11.9	0.70	1.54	30.0
台州市温岭市		男	29	0.45	0.87	76.5	0.14	0.74	23.5	0.59	1.09	34.5
		女	31	0.52	1.12	72.7	0.19	0.79	27.3	0.71	1.40	29.0
		合计	60	0.48	1.00	74.4	0.17	0.76	25.6	0.65	1.25	31.7
丽水市莲都区		男	31	1.03	2.18	91.4	0.10	0.30	8.6	1.13	2.19	45.2
		女	31	0.81	1.76	89.3	0.10	0.30	10.7	0.90	1.76	45.2
		合计	62	0.92	1.97	90.5	0.10	0.30	9.5	1.02	1.97	45.2

表 4-41　浙江省 55～64 岁年龄组牙周情况及检出率

地区		性别	受检人数	牙龈出血			牙石			浅牙周袋≥4mm			深牙周袋(4～6mm)		
				检出牙数		检出率(%)	检出牙数		检出率(%)	检出牙数		检出率(%)	检出牙数		检出率(%)
				$\overline{X}$	SD		$\overline{X}$	SD		$\overline{X}$	SD		$\overline{X}$	SD	
浙江省	城	男	76	13.47	9.04	86.8	16.61	8.17	94.7	2.76	4.04	63.2	0.51	1.47	19.7
		女	75	11.15	9.66	80.0	12.60	8.81	89.3	2.64	4.15	52.0	0.11	0.45	6.7
		合计	151	12.32	9.40	83.4	14.62	8.70	92.1	2.70	4.08	57.6	0.31	1.10	13.2
	乡	男	104	17.87	9.48	93.3	19.68	8.93	95.2	4.23	6.39	62.5	0.42	1.66	12.5
		女	110	16.95	7.84	96.4	17.55	7.82	96.4	2.44	4.59	44.5	0.10	0.36	8.2
		合计	214	17.39	8.67	94.9	18.58	8.42	95.8	3.31	5.60	53.3	0.26	1.19	10.3
	合计	男	180	16.01	9.52	90.6	18.38	8.72	95.0	3.61	5.56	62.8	0.46	1.58	15.6
		女	185	14.59	9.06	89.7	15.54	8.57	93.5	2.52	4.41	47.6	0.10	0.40	7.6
		合计	365	15.29	9.31	90.1	16.94	8.75	94.2	3.06	5.03	55.1	0.28	1.15	11.5
杭州市江干区		男	30	8.97	9.02	76.7	15.73	8.64	96.7	3.33	4.40	70.0	0.67	1.54	30.0
		女	30	7.03	8.08	70.0	9.27	7.23	83.3	2.23	3.42	46.7	0.07	0.37	3.3
		合计	60	8.00	8.55	73.3	12.50	8.55	90.0	2.78	3.94	58.3	0.37	1.15	16.7
宁波市余姚市		男	30	18.63	8.26	100.0	19.83	7.99	100.0	3.47	6.49	63.3	0.70	2.17	16.7
		女	32	15.19	6.22	100.0	15.09	6.33	96.9	2.47	4.26	46.9	0.06	0.35	3.1
		合计	62	16.85	7.42	100.0	17.39	7.51	98.4	2.95	5.43	54.8	0.37	1.55	9.7
金华市武义县		男	30	19.90	7.70	100.0	21.37	7.46	100.0	4.40	6.02	63.3	0.20	0.92	6.7
		女	31	14.26	10.20	87.1	15.23	9.93	90.3	1.00	1.55	48.4	0.13	0.34	12.9
		合计	61	17.03	9.42	93.4	18.25	9.26	95.1	2.67	4.65	55.7	0.16	0.69	9.8
台州市路桥区		男	30	18.33	9.33	96.7	18.57	9.54	93.3	6.00	7.47	73.3	0.57	2.06	16.7
		女	30	17.43	7.35	100.0	17.70	7.11	100.0	3.30	5.55	53.3	0.03	0.18	3.3
		合计	60	17.88	8.34	98.3	18.13	8.35	96.7	4.65	6.67	63.3	0.30	1.48	10.0
台州市温岭市		男	29	13.90	11.01	75.9	17.48	10.23	86.2	2.38	4.35	58.6	0.55	1.66	17.2
		女	31	17.68	7.64	96.8	19.29	7.36	100.0	3.48	5.68	38.7	0.23	0.67	12.9
		合计	60	15.85	9.53	86.7	18.42	8.83	93.3	2.95	5.07	48.3	0.38	1.25	15.0
丽水市莲都区		男	31	16.26	7.78	93.5	17.32	7.80	93.5	2.10	2.81	48.4	0.10	0.40	6.5
		女	31	15.81	10.42	83.9	16.55	9.83	90.3	2.65	4.56	51.6	0.10	0.30	9.7
		合计	62	16.03	9.12	88.7	16.94	8.81	91.9	2.37	3.76	50.0	0.10	0.35	8.1

表 4-42　浙江省 55～64 岁年龄组牙周附着丧失检出牙数及检出率

地区		性别	受检人数	牙周附着丧失 0～3mm			牙周附着丧失 4～5mm			牙周附着丧失 6～8mm			牙周附着丧失 9～11mm			牙周附着丧失 ≥12mm		
				检出牙数		检出率	检出牙数		检出率	检出牙数		检出率	检出牙数		检出率	检出牙数		检出率
				$\overline{X}$	SD	(%)	$\overline{X}$	SD	(%)	$\overline{X}$	SD	(%)	$\overline{X}$	SD	(%)	$\overline{X}$	SD	(%)
浙江省	城	男	76	20.57	9.09	100.0	3.61	4.05	67.1	1.38	2.58	38.2	0.30	0.94	17.1	0.09	0.61	2.6
		女	75	22.89	6.45	100.0	2.95	3.77	65.3	0.37	0.96	20.0	0.01	0.12	1.3	0.04	0.20	4.0
		合计	151	21.72	7.95	100.0	3.28	3.91	66.2	0.88	2.01	29.1	0.16	0.68	9.3	0.07	0.46	3.3
	乡	男	104	16.70	9.01	93.3	5.15	5.91	82.7	1.53	2.78	44.2	0.18	0.46	15.4	0.05	0.21	4.8
		女	110	20.49	8.49	98.2	3.03	3.76	62.7	0.75	2.02	18.2	0.05	0.33	3.6	0.03	0.21	1.8
		合计	214	18.65	8.93	95.8	4.06	5.03	72.4	1.13	2.44	30.8	0.12	0.40	9.4	0.04	0.21	3.3
	合计	男	180	18.33	9.22	96.1	4.50	5.25	76.1	1.47	2.69	41.7	0.23	0.70	16.1	0.07	0.43	3.9
		女	185	21.46	7.80	98.9	2.99	3.75	63.8	0.60	1.68	18.9	0.04	0.26	2.7	0.03	0.21	2.7
		合计	365	19.92	8.66	97.5	3.74	4.61	69.9	1.03	2.27	30.1	0.13	0.54	9.3	0.05	0.34	3.3
杭州市 江干区		男	30	22.07	8.99	100.0	3.67	4.25	73.3	1.33	1.95	46.7	0.23	0.57	16.7	0.00	0.00	0.0
		女	30	23.47	6.37	100.0	3.00	3.10	70.0	0.60	1.30	26.7	0.03	0.18	3.3	0.03	0.18	3.3
		合计	60	22.77	7.76	100.0	3.33	3.70	71.7	0.97	1.69	36.7	0.13	0.43	10.0	0.02	0.13	1.7
宁波市 余姚市		男	30	17.87	8.63	93.3	5.03	6.20	80.0	1.60	3.46	40.0	0.23	0.50	20.0	0.00	0.00	3.3
		女	32	22.22	7.18	100.0	2.44	2.86	62.5	0.50	1.72	12.5	0.00	0.00	0.0	0.03	0.18	3.1
		合计	62	20.11	8.15	96.8	3.69	4.91	71.0	1.03	2.74	25.8	0.11	0.37	9.7	0.02	0.13	3.2
金华市 武义县		男	30	18.27	9.64	96.7	3.90	4.08	80.0	1.57	3.07	36.7	0.40	1.30	20.0	0.00	0.00	0.0
		女	31	19.74	8.81	96.8	1.74	2.22	58.1	0.84	2.61	12.9	0.03	0.18	3.2	0.00	0.00	0.0
		合计	61	19.02	9.18	96.7	2.80	3.42	68.9	1.20	2.84	24.6	0.21	0.93	11.5	0.00	0.00	0.0
台州市 路桥区		男	30	16.70	8.66	96.7	6.40	7.24	83.3	1.53	2.64	40.0	0.10	0.40	6.7	0.07	0.25	6.7
		女	30	20.57	8.92	96.7	3.50	4.84	63.3	0.40	1.16	13.3	0.00	0.00	0.0	0.00	0.00	0.0
		合计	60	18.63	8.93	96.7	4.95	6.28	73.3	0.97	2.10	26.7	0.05	0.29	3.3	0.03	0.18	3.3
台州市 温岭市		男	29	13.24	9.62	89.7	5.79	4.98	82.8	1.93	2.66	58.6	0.24	0.51	20.7	0.24	0.95	10.3
		女	31	19.19	8.37	100.0	4.16	4.54	74.2	1.03	1.92	32.3	0.16	0.58	9.7	0.10	0.40	6.5
		合计	60	16.32	9.41	95.0	4.95	4.79	78.3	1.47	2.33	45.0	0.20	0.55	15.0	0.17	0.72	8.3
丽水市 莲都区		男	31	21.58	7.46	100.0	2.32	2.96	58.1	0.87	2.19	29.0	0.19	0.54	12.9	0.06	0.36	3.2
		女	31	23.61	6.09	100.0	3.16	4.11	54.8	0.23	0.56	16.1	0.00	0.00	0.0	0.03	0.18	3.2
		合计	62	22.60	6.83	100.0	2.74	3.58	56.5	0.55	1.62	22.6	0.10	0.39	6.5	0.05	0.28	3.2

表 4-43 浙江省 55～64 岁年龄组无牙殆率及人均存留牙数

地区		性别	受检人数	人均存留牙数	无牙殆率（%）
浙江省	城	男	76	26.68	0.00
		女	75	27.27	0.00
		合计	151	26.97	0.00
	乡	男	104	25.80	0.03
		女	110	26.45	0.00
		合计	214	26.13	0.01
	合计	男	180	26.17	0.02
		女	185	26.78	0.00
		合计	365	26.48	0.01
杭州市江干区		男	30	27.60	0.00
		女	30	27.77	0.00
		合计	60	27.68	0.00
宁波市余姚市		男	30	25.97	0.00
		女	32	26.47	0.00
		合计	62	26.23	0.00
金华市武义县		男	30	26.03	0.00
		女	31	24.19	0.00
		合计	61	25.10	0.00
台州市路桥区		男	30	26.67	0.03
		女	30	27.90	0.00
		合计	60	27.28	0.02
台州市温岭市		男	29	23.45	0.07
		女	31	27.26	0.00
		合计	60	25.42	0.03
丽水市莲都区		男	31	27.19	0.00
		女	31	27.16	0.00
		合计	62	27.18	0.00

表 4-44 浙江省 65～74 年龄组冠龋龋均构成比及患龋率

地区		性别	受检人数	DT			MT			FT			DMFT		DFT		患龋率（%）	
				$\overline{X}$	SD	构成比（%）	$\overline{X}$	SD	构成比（%）	$\overline{X}$	SD	构成比（%）	$\overline{X}$	SD	$\overline{X}$	SD	DMFT	DFT
浙江省	城	男	75	2.47	2.79	23.6	6.91	6.30	66.0	1.09	2.08	10.4	10.47	7.51	3.56	3.49	100.0	80.0
		女	74	1.99	2.60	17.1	7.92	7.34	68.1	1.73	2.78	14.9	11.64	8.16	3.72	3.45	100.0	85.1
		合计	149	2.23	2.70	20.2	7.41	6.83	67.1	1.41	2.46	12.8	11.05	7.84	3.64	3.46	100.0	82.6
	乡	男	103	3.28	3.64	25.1	8.87	8.40	68.0	0.90	1.56	6.9	13.06	9.12	4.18	3.77	98.1	84.5
		女	101	3.28	4.24	19.8	11.89	9.52	71.8	1.40	2.85	8.4	16.56	9.67	4.67	4.83	99.0	74.3
		合计	204	3.28	3.94	22.2	10.37	9.08	70.1	1.15	2.30	7.8	14.79	9.53	4.43	4.33	98.5	79.4
	合计	男	178	2.94	3.32	24.6	8.04	7.63	67.2	0.98	1.79	8.2	11.97	8.55	3.92	3.66	98.9	82.6
		女	175	2.73	3.68	18.9	10.21	8.86	70.5	1.54	2.82	10.6	14.48	9.36	4.27	4.32	99.4	78.9
		合计	353	2.84	3.50	21.5	9.12	8.32	69.0	1.26	2.37	9.5	13.21	9.04	4.09	4.00	99.2	80.7
杭州市江干区		男	29	2.07	2.42	22.7	6.34	5.45	69.7	0.69	1.83	7.6	9.10	6.88	2.76	3.02	100.0	72.4
		女	28	1.89	2.25	14.9	9.36	9.06	73.6	1.46	2.81	11.5	12.71	9.38	3.36	3.02	100.0	82.1
		合计	57	1.98	2.32	18.2	7.82	7.53	71.9	1.07	2.37	9.8	10.88	8.20	3.05	3.01	100.0	77.2
宁波市余姚市		男	30	3.83	3.46	32.5	7.23	5.57	61.3	0.73	1.34	6.2	11.80	6.98	4.57	3.77	100.0	90.0
		女	32	4.22	4.81	29.2	9.75	9.01	67.4	0.50	1.16	3.5	14.47	9.64	4.72	4.77	96.9	81.3
		合计	62	4.03	4.18	30.6	8.53	7.59	64.7	0.61	1.16	4.7	13.18	8.50	4.65	4.28	98.4	85.5
金华市武义县		男	31	4.10	4.14	24.8	12.23	9.96	73.9	0.23	0.62	1.4	16.55	10.50	4.32	4.13	100.0	87.1
		女	29	3.48	3.79	19.3	13.52	9.88	75.1	1.00	2.36	5.6	18.00	10.46	4.48	4.22	100.0	79.3
		合计	60	3.80	3.96	22.0	12.85	9.86	74.5	0.60	1.73	3.5	17.25	10.42	4.40	4.14	100.0	83.3
台州市路桥区		男	30	2.20	3.34	17.6	8.50	8.24	68.0	1.80	2.16	14.4	12.50	8.87	4.00	3.90	96.7	76.7
		女	30	3.07	4.03	18.3	11.67	8.70	69.4	2.07	2.70	12.3	16.80	9.11	5.13	5.20	100.0	76.7
		合计	60	2.63	3.70	18.0	10.08	8.55	68.8	1.93	2.43	13.2	14.65	9.17	4.57	4.59	98.3	76.7
台州市温岭市		男	28	3.75	3.28	30.7	8.04	7.27	65.8	0.43	1.07	3.5	12.21	8.72	4.18	3.73	96.4	82.1
		女	31	1.97	3.32	15.2	10.29	9.76	79.6	0.68	1.78	5.2	12.94	9.78	2.65	3.65	100.0	61.3
		合计	59	2.81	3.40	22.3	9.22	8.67	73.2	0.56	1.48	4.4	12.59	9.22	3.37	3.74	98.3	71.2
丽水市莲都区		男	30	1.67	2.23	17.7	5.73	6.92	61.0	2.00	2.38	21.3	9.40	7.12	3.67	3.30	100.0	86.7
		女	25	1.44	2.35	12.5	6.08	3.65	52.8	4.00	4.33	34.7	11.52	5.57	5.44	4.26	100.0	96.0
		合计	55	1.56	2.27	15.1	5.89	5.63	56.8	2.91	3.52	28.1	10.36	6.49	4.47	3.84	100.0	90.9

表 4-45 浙江省 65～74 岁年龄组根龋龋均构成比及患龋率

地区		性别	受检人数	DRoot			FRoot			DFRoot		根龋患龋率(%)
				$\overline{X}$	SD	构成比(%)	$\overline{X}$	SD	构成比(%)	$\overline{X}$	SD	
浙江省	城	男	75	1.05	1.73	81.4	0.24	1.11	18.6	1.29	2.07	48.0
		女	74	0.76	1.24	78.9	0.20	0.84	21.1	0.96	1.48	43.2
		合计	149	0.91	1.51	80.4	0.22	0.99	19.6	1.13	1.81	45.6
	乡	男	103	0.62	1.06	95.5	0.03	0.17	4.5	0.65	1.08	36.9
		女	101	1.12	1.69	93.4	0.08	0.34	6.6	1.20	1.74	52.5
		合计	204	0.87	1.42	94.1	0.05	0.27	5.8	0.92	1.47	44.6
	合计	男	178	0.80	1.39	87.2	0.12	0.74	12.8	0.92	1.60	41.6
		女	175	0.97	1.52	88.0	0.13	0.61	12.0	1.10	1.64	48.6
		合计	353	0.88	1.46	87.6	0.12	0.68	12.4	1.01	1.62	45.0
杭州市江干区		男	29	0.72	1.49	87.5	0.10	0.41	12.5	0.83	1.75	31.0
		女	28	0.61	1.07	80.9	0.14	0.59	19.1	0.75	1.24	42.9
		合计	57	0.67	1.29	84.4	0.12	0.50	15.6	0.79	1.51	36.8
宁波市余姚市		男	30	0.70	0.95	91.3	0.07	0.25	8.7	0.77	1.04	43.3
		女	32	1.25	1.92	95.2	0.06	0.35	4.8	1.31	1.97	50.0
		合计	62	0.98	1.54	93.8	0.06	0.31	6.2	1.05	1.60	46.8
金华市武义县		男	31	1.58	2.03	98.0	0.03	0.18	2.0	1.61	2.12	58.1
		女	29	1.07	1.49	100.0	0.00	0.00	0.0	1.07	1.49	55.2
		合计	60	1.33	1.79	98.8	0.02	0.13	1.2	1.35	1.85	56.7
台州市路桥区		男	30	0.53	0.78	94.1	0.03	0.18	5.9	0.57	0.77	43.3
		女	30	1.33	1.94	93.0	0.10	0.31	7.0	1.43	1.99	53.3
		合计	60	0.93	1.52	93.3	0.07	0.25	6.7	1.00	1.56	48.3
台州市温岭市		男	28	0.79	1.60	95.7	0.04	0.19	4.3	0.82	1.63	35.7
		女	31	0.87	1.38	93.1	0.06	0.36	6.9	0.94	1.39	41.9
		合计	59	0.83	1.48	94.2	0.05	0.29	5.8	0.88	1.50	39.0
丽水市莲都区		男	30	0.47	0.86	51.9	0.43	1.70	48.1	0.90	1.79	36.7
		女	25	0.56	0.77	53.8	0.48	1.29	46.2	1.04	1.57	48.0
		合计	55	0.51	0.81	52.8	0.45	1.51	47.2	0.96	1.68	41.8

表 4-46 浙江省 65～74 岁年龄组牙周情况及检出率

地区		性别	受检人数	牙龈出血			牙石			浅牙周袋≥4mm			深牙周袋(4～6mm)		
				检出牙数		检出率(%)	检出牙数		检出率(%)	检出牙数		检出率(%)	检出牙数		检出率(%)
				$\overline{X}$	SD		$\overline{X}$	SD		$\overline{X}$	SD		$\overline{X}$	SD	
浙江省	城	男	75	12.61	10.47	86.7	14.77	10.19	89.3	3.61	5.25	64.0	0.68	2.79	16.0
		女	74	12.57	9.66	83.8	13.80	9.55	90.5	2.99	5.16	55.4	0.24	0.87	12.2
		合计	149	12.59	10.04	85.2	14.29	9.86	89.9	3.30	5.20	59.7	0.46	2.08	14.1
	乡	男	103	13.88	9.23	88.3	15.66	9.11	88.3	2.85	5.07	54.4	0.16	0.57	9.7
		女	101	11.80	8.81	87.1	12.25	8.89	87.1	1.75	3.80	41.6	0.08	0.31	6.9
		合计	204	12.85	9.06	87.7	13.97	9.14	87.7	2.31	4.51	48.0	0.12	0.46	8.3
	合计	男	178	13.35	9.76	87.6	15.29	9.56	88.8	3.17	5.14	58.4	0.38	1.87	12.4
		女	175	12.13	9.16	85.7	12.90	9.18	88.6	2.27	4.46	47.4	0.15	0.62	9.1
		合计	353	12.74	9.48	86.7	14.10	9.44	88.7	2.73	4.83	53.0	0.26	1.40	10.8
杭州市江干区		男	29	8.66	10.08	79.3	10.86	10.16	82.8	3.69	5.49	62.1	0.93	3.90	17.2
		女	28	8.68	9.32	71.4	10.43	9.33	85.7	3.14	4.80	50.0	0.54	1.35	21.4
		合计	57	8.67	9.63	75.4	10.65	9.68	84.2	3.42	5.12	56.1	0.74	2.92	19.3
宁波市余姚市		男	30	17.27	6.75	100.0	17.40	7.00	96.7	3.30	5.22	63.3	0.17	0.38	16.7
		女	32	14.00	9.20	93.8	14.38	9.31	93.8	1.31	1.82	46.9	0.09	0.30	9.4
		合计	62	15.58	8.21	96.8	15.84	8.35	95.2	2.27	3.96	54.8	0.13	0.34	12.9
金华市武义县		男	31	12.65	10.16	80.6	14.00	11.09	80.6	2.52	4.57	48.4	0.32	1.80	3.2
		女	29	11.17	9.34	79.3	11.86	9.81	75.9	1.31	2.25	37.9	0.03	0.19	3.4
		合计	60	11.93	9.72	80.0	12.97	10.46	78.3	1.93	3.66	43.3	0.18	1.30	3.3
台州市路桥区		男	30	13.77	9.40	93.3	16.40	8.81	90.0	3.63	5.39	63.3	0.23	0.82	10.0
		女	30	11.37	8.08	90.0	11.00	7.88	90.0	2.27	4.39	43.3	0.10	0.40	6.7
		合计	60	12.57	8.78	91.7	13.70	8.72	90.0	2.95	4.92	53.3	0.17	0.64	8.3
台州市温岭市		男	28	11.46	10.21	82.1	15.18	9.77	92.9	2.43	5.61	39.3	0.39	1.42	10.7
		女	31	12.87	10.45	80.6	14.58	10.03	90.3	2.10	4.55	51.6	0.06	0.25	6.5
		合计	59	12.20	10.27	81.4	14.86	9.82	91.5	2.25	5.04	45.8	0.22	1.00	8.5
丽水市莲都区		男	30	16.03	9.84	90.0	17.77	9.07	90.0	3.47	4.85	73.3	0.23	0.57	16.7
		女	25	14.68	7.49	100.0	15.20	7.93	96.0	3.88	7.27	56.0	0.08	0.28	8.0
		合计	55	15.42	8.80	94.5	16.60	8.59	92.7	3.65	6.02	65.5	0.16	0.46	12.7

表 4-47　浙江省 65～74 岁年龄组牙周附着丧失的检出牙数及检出率

地区		性别	受检人数	牙周附着丧失 0～3mm			牙周附着丧失 4～5mm			牙周附着丧失 6～8mm			牙周附着丧失 9～11mm			牙周附着丧失 ≥12mm		
				检出牙数		检出率 (%)	检出牙数		检出率 (%)	检出牙数		检出率 (%)	检出牙数		检出率 (%)	检出牙数		检出率 (%)
				$\overline{X}$	SD		$\overline{X}$	SD		$\overline{X}$	SD		$\overline{X}$	SD		$\overline{X}$	SD	
浙江省	城	男	75	17.29	8.82	96.0	4.77	4.74	81.3	1.36	2.47	49.3	0.08	0.32	6.7	0.08	0.32	6.7
		女	74	17.42	9.06	93.2	3.47	3.82	73.0	0.97	1.61	37.8	0.09	0.50	5.4	0.04	0.26	2.7
		合计	149	17.36	8.91	94.6	4.13	4.34	77.2	1.17	2.09	43.6	0.09	0.42	6.0	0.06	0.29	4.7
	乡	男	103	15.40	9.88	89.3	3.49	4.20	68.9	0.82	1.56	36.9	0.16	0.48	11.7	0.09	0.32	7.8
		女	101	13.05	9.24	88.1	3.32	4.05	64.4	0.85	1.46	38.6	0.20	0.58	12.9	0.04	0.24	3.0
		合计	204	14.24	9.62	88.7	3.40	4.12	66.7	0.83	1.51	37.8	0.18	0.53	12.3	0.06	0.28	5.4
	合计	男	178	16.20	9.47	92.1	4.03	4.47	74.2	1.04	2.01	42.1	0.12	0.42	9.6	0.08	0.32	7.3
		女	175	14.90	9.39	90.3	3.38	3.94	68.0	0.90	1.52	38.3	0.15	0.55	9.7	0.04	0.25	2.9
		合计	353	15.55	9.44	91.2	3.71	4.22	71.1	0.97	1.78	40.2	0.14	0.49	9.6	0.06	0.29	5.1
杭州市 江干区		男	29	17.59	8.37	96.6	5.07	4.93	82.8	1.55	3.07	48.3	0.03	0.19	3.5	0.10	0.31	10.3
		女	28	16.04	10.07	89.3	3.14	3.06	82.1	1.29	2.02	42.9	0.21	0.79	10.7	0.11	0.42	7.1
		合计	57	16.82	9.19	93.0	4.12	4.20	82.5	1.42	2.58	45.6	0.12	0.57	7.0	0.11	0.36	8.8
宁波市 余姚市		男	30	16.73	7.87	96.7	4.47	4.55	80.0	0.87	1.78	43.3	0.10	0.31	10.0	0.17	0.46	13.3
		女	32	15.28	8.03	93.8	3.03	3.39	71.9	0.69	1.47	28.1	0.22	0.55	15.6	0.00	0.00	0.0
		合计	62	15.98	7.92	95.2	3.73	4.03	75.8	0.77	1.61	35.5	0.16	0.45	12.9	0.08	0.33	6.5
金华市 武义县		男	31	11.71	10.57	80.7	3.42	5.23	58.1	1.06	1.90	41.9	0.03	0.18	3.2	0.03	0.18	3.2
		女	29	11.07	9.98	75.9	3.00	3.54	55.2	0.93	1.62	37.9	0.17	0.60	10.3	0.00	0.00	0.0
		合计	60	11.40	10.21	78.3	3.22	4.46	56.7	1.00	1.76	40.0	0.10	0.44	6.7	0.02	0.13	1.7
台州市 路桥区		男	30	15.40	10.44	90.0	4.03	4.23	73.3	0.93	1.95	33.3	0.30	0.70	20.0	0.10	0.31	10.0
		女	30	12.60	9.10	90.0	3.67	4.47	63.3	0.70	1.02	40.0	0.20	0.66	10.0	0.07	0.37	3.3
		合计	60	14.00	9.81	90.0	3.85	4.32	68.3	0.82	1.55	36.7	0.25	0.68	15.0	0.08	0.33	6.7
台州市 温岭市		男	28	15.21	8.54	96.4	3.71	4.00	75.0	1.07	1.80	46.4	0.14	0.45	10.7	0.04	0.19	3.6
		女	31	15.03	9.30	93.6	3.61	3.49	71.0	0.97	1.56	38.7	0.06	0.25	6.5	0.06	0.25	6.5
		合计	59	15.12	8.87	94.9	3.66	3.71	72.9	1.02	1.67	42.4	0.10	0.36	8.5	0.05	0.22	5.1
丽水市 莲都区		男	30	20.67	8.90	93.3	3.50	3.80	76.7	0.80	1.21	40.0	0.13	0.43	10.0	0.07	0.37	3.3
		女	25	20.16	7.93	100.0	3.92	5.69	64.0	0.88	1.33	44.0	0.04	0.20	4.0	0.00	0.00	0.0
		合计	55	20.44	8.40	96.4	3.69	4.71	70.9	0.84	1.26	41.8	0.09	0.35	7.3	0.04	0.27	1.8

表 4-48　浙江省 65～74 岁年龄组人均存留牙数及无牙殆率

地区		性别	受检人数	人均存留牙数	无牙殆率（%）
浙江省	城	男	76	29.87	0.00
		女	73	29.10	0.00
		合计	149	29.49	0.00
	乡	男	100	29.83	0.00
		女	109	29.36	0.00
		合计	209	29.58	0.00
	合计	男	176	29.85	0.00
		女	182	29.25	0.00
		合计	358	29.54	0.00
杭州市江干区		男	30	30.20	0.00
		女	28	29.07	0.00
		合计	58	29.66	0.00
宁波市余姚市		男	29	29.38	0.00
		女	32	28.91	0.00
		合计	61	29.13	0.00
金华市武义县		男	29	29.79	0.00
		女	31	28.55	0.00
		合计	60	29.15	0.00
台州市路桥区		男	28	29.96	0.00
		女	32	29.97	0.00
		合计	60	29.97	0.00
台州市温岭市		男	31	30.03	0.00
		女	30	30.03	0.00
		合计	61	30.03	0.00
丽水市莲都区		男	29	29.69	0.00
		女	29	28.97	0.00
		合计	58	29.33	0.00

表 4-49　浙江省中老年各种口腔黏膜异常检出人数及检出率

地区	年龄组	受检人数	口腔黏膜异常		恶性肿瘤		白斑		扁平苔藓		溃疡		念珠菌病		脓肿		其他	
			人数	检出率(%)	人数	检出率(%)	人数	检出率(%)	人数	检出率(%)	人数	检出率(%)	人数	检出率(%)	人数	检出率(%)	人数	检出率(%)
浙江省	35～44岁	358	2	0.6	0	0.0	0	0.0	0	0.0	2	0.6	0	0.0	0	0.0	0	0.0
	55～64岁	365	10	2.7	0	0.0	3	0.8	2	0.5	3	0.8	0	0.0	2	0.5	0	0.0
	65～74岁	353	2	0.6	0	0.0	0	0.0	0	0.0	1	0.3	0	0.0	1	0.3	0	0.0
	全部	1076	14	1.3	0	0.0	3	0.3	2	0.2	6	0.6	0	0.0	3	0.3	0	0.0

表 4-50　浙江省中老年各种义齿修复率

地区	城乡	性别	受检人数	种植义齿		固定义齿		可摘局部义齿		全口义齿		非正规义齿		有缺失未修复	
				人数	率(%)	人数	率(%)	人数	率(%)	人数	率(%)	人数	率(%)	人数	率(%)
浙江省	城	男	76	0	0.0	13	17.1	4	5.3	1	1.3	3	3.9	13	17.1
		女	73	1	1.4	23	31.5	1	1.4	0	0.0	0	0.0	19	26.0
		合计	149	1	0.7	36	24.2	5	3.4	1	0.7	3	2.0	32	21.5
	乡	男	100	1	1.0	23	23.0	6	6.0	8	8.0	7	7.0	12	12.0
		女	109	1	0.9	43	39.4	12	11.0	13	11.9	17	15.6	17	15.6
		合计	209	2	1.0	66	31.6	18	8.6	21	10.0	24	11.5	29	13.9
	合计	男	176	1	0.6	36	20.5	10	5.7	9	5.1	10	5.7	25	14.2
		女	182	2	1.1	66	36.3	13	7.1	13	7.1	17	9.3	36	19.8
		合计	358	3	0.8	102	28.5	23	6.4	22	6.1	27	7.5	61	17.0

表 4-51　浙江省 35～44 岁年龄组最高学历

地区		性别	没有上过学（%）	小学（%）	初中（%）	高中（%）	中专（%）	大专（%）	本科（%）	硕士及以上（%）
浙江省	城	男	1.3	0.0	9.2	14.5	2.6	18.4	53.9	0.0
		女	0.0	0.0	22.2	18.1	1.4	34.7	23.6	0.0
		合计	0.7	0.0	15.5	16.2	2.0	26.4	39.2	0.0
	乡	男	0.0	8.0	58.0	11.0	9.0	10.0	4.0	0.0
		女	2.8	16.5	60.6	9.2	4.6	3.7	2.8	0.0
		合计	1.4	12.4	59.3	10.0	6.7	6.7	3.3	0.0
	合计	男	0.6	4.5	36.9	12.5	6.3	13.6	25.6	0.0
		女	1.7	9.9	45.3	12.7	3.3	16.0	11.0	0.0
		合计	1.1	7.3	41.2	12.6	4.8	14.8	18.2	0.0
杭州市江干区		男	0.0	0.0	10.0	10.0	3.3	20.0	56.7	0.0
		女	0.0	0.0	25.9	18.5	0.0	25.9	29.6	0.0
		合计	0.0	0.0	17.5	14.0	1.8	22.8	43.9	0.0
宁波市余姚市		男	0.0	3.5	48.3	20.7	0.0	13.8	13.8	0.0
		女	0.0	3.1	68.8	6.3	6.3	12.5	3.1	0.0
		合计	0.0	3.3	59.0	13.1	3.3	13.1	8.2	0.0
金华市武义县		男	3.4	48.3	17.2	10.3	3.4	17.2	0.0	0.0
		女	6.5	54.8	19.4	0.0	9.7	9.7	0.0	0.0
		合计	5.0	51.7	18.3	5.0	6.7	13.3	0.0	0.0
台州市路桥区		男	0.0	7.1	57.1	10.7	7.1	7.1	10.7	0.0
		女	3.1	31.3	50.0	9.4	0.0	0.0	6.3	0.0
		合计	1.7	20.0	53.3	10.0	3.3	3.3	8.3	0.0
台州市温岭市		男	3.2	12.9	35.5	6.5	9.7	19.4	12.9	0.0
		女	6.7	16.7	36.7	3.3	3.3	26.7	6.7	0.0
		合计	4.9	14.8	36.1	4.9	6.6	23.0	9.8	0.0
丽水市莲都区		男	0.0	0.0	37.9	13.8	13.8	13.8	20.7	0.0
		女	0.0	0.0	17.2	17.2	3.4	27.6	34.5	0.0
		合计	0.0	0.0	27.6	15.5	8.6	20.7	27.6	0.0

表4-52 浙江省35～44岁年龄组饮食习惯

地区		性别	进食甜点心及糖果的频率(%)						进食甜饮料的频率(%)						进食加糖的牛奶、酸奶、奶粉、茶、豆浆、咖啡的频率(%)					
			每天≥2次	每天1次	每周2～6次	每周1次	每月1～3次	很少/从不	每天≥2次	每天1次	每周2～6次	每周1次	每月1～3次	很少/从不	每天≥2次	每天1次	每周2～6次	每周1次	每月1～3次	很少/从不
浙江省	城	男	3.9	7.9	17.1	10.5	26.3	34.2	1.3	5.3	9.2	11.8	25.0	47.4	11.8	14.5	18.4	7.9	17.1	30.3
		女	0.0	6.8	28.8	13.7	26.0	24.7	0.0	1.4	8.3	6.9	25.0	58.3	1.4	18.1	23.6	18.1	12.5	26.4
		合计	2.0	7.4	22.8	12.1	26.2	29.5	0.7	3.4	8.8	9.5	25.0	52.7	6.8	16.2	20.9	12.8	14.9	28.4
	乡	男	2.0	4.0	34.0	10.0	19.0	31.0	1.0	6.0	23.0	9.0	19.0	42.0	3.0	9.1	23.2	14.1	16.2	34.3
		女	1.8	7.3	21.1	11.9	37.6	20.2	0.0	1.8	8.3	5.5	23.9	60.6	1.8	8.3	16.5	4.6	26.6	42.2
		合计	1.9	5.7	27.3	11.0	28.7	25.4	0.5	3.8	15.3	7.2	21.5	51.7	2.4	8.7	19.7	9.1	21.6	38.5
	合计	男	2.8	5.7	26.7	10.2	22.2	32.4	1.1	5.7	17.0	10.2	21.6	44.3	6.9	11.4	21.1	11.4	16.6	32.6
		女	1.1	7.1	24.2	12.6	33.0	22.0	0.0	1.7	8.3	6.1	24.3	59.7	1.7	12.2	19.3	9.9	21.0	35.9
		合计	2.0	6.4	25.4	11.5	27.7	27.1	0.6	3.6	12.6	8.1	23.0	52.1	4.2	11.8	20.2	10.7	18.8	34.3
杭州市江干区		男	3.3	3.3	20.0	6.7	23.3	43.3	0.0	0.0	10.0	10.0	20.0	60.0	16.7	26.7	13.3	0.0	23.3	20.0
		女	0.0	3.6	32.1	14.3	25.0	25.0	0.0	0.0	10.7	3.6	28.6	57.1	3.7	25.9	3.7	14.8	14.8	37.0
		合计	1.7	3.4	25.9	10.3	24.1	34.5	0.0	0.0	10.3	6.9	24.1	58.6	10.5	26.3	8.8	7.0	19.3	28.1
宁波市余姚市		男	6.9	17.2	37.9	10.3	17.2	10.3	0.0	13.8	24.1	13.8	6.9	41.4	10.7	10.7	25.0	7.1	10.7	35.7
		女	0.0	18.8	34.4	15.6	15.6	15.6	0.0	0.0	12.9	6.5	9.7	71.0	6.3	15.6	21.9	6.3	15.6	34.4
		合计	3.3	18.0	36.1	13.1	16.4	13.1	0.0	6.7	18.3	10.0	8.3	56.7	8.3	13.3	23.3	6.7	13.3	35.0
金华市武义县		男	0.0	6.9	34.5	10.3	17.2	31.0	0.0	6.9	24.1	13.8	27.6	27.6	3.4	6.9	27.6	17.2	27.6	17.2
		女	3.2	6.5	22.6	9.7	38.7	19.4	0.0	0.0	0.0	9.7	38.7	51.6	0.0	6.5	12.9	3.2	38.7	38.7
		合计	1.7	6.7	28.3	10.0	28.3	25.0	0.0	3.3	11.7	11.7	33.3	40.0	1.7	6.7	20.0	10.0	33.3	28.3
台州市路桥区		男	0.0	0.0	21.4	7.1	14.3	57.1	0.0	3.6	21.4	0.0	17.9	57.1	0.0	10.7	10.7	0.0	14.3	64.3
		女	0.0	3.1	18.8	6.3	40.6	31.3	0.0	0.0	12.5	6.3	25.0	56.3	0.0	6.3	9.4	9.4	25.0	50.0
		合计	0.0	1.7	20.0	6.7	28.3	43.3	0.0	1.7	16.7	3.3	21.7	56.7	0.0	8.3	10.0	5.0	20.0	56.7
台州市温岭市		男	3.2	3.2	35.5	9.7	32.3	16.1	0.0	6.5	19.4	12.9	25.8	35.5	6.5	6.5	32.3	29.0	6.5	19.4
		女	3.3	6.7	13.3	6.7	50.0	20.0	0.0	6.7	3.3	0.0	26.7	63.3	0.0	6.7	30.0	10.0	16.7	36.7
		合计	3.3	4.9	24.6	8.2	41.0	18.0	0.0	6.6	11.5	6.6	26.2	49.2	3.3	6.6	31.1	19.7	11.5	27.9
丽水市莲都区		男	0.0	3.4	10.3	17.2	34.5	34.5	3.4	3.4	3.4	13.8	24.1	51.7	0.0	6.9	13.8	13.8	20.7	44.8
		女	3.4	3.4	24.1	24.1	20.7	24.1	3.4	3.4	10.3	6.9	24.1	51.7	3.4	13.8	41.4	17.2	10.3	13.8
		合计	1.7	3.4	17.2	20.7	27.6	29.3	3.4	3.4	6.9	10.3	24.1	51.7	1.7	10.3	27.6	15.5	15.5	29.3

表 4-53　浙江省 35～44 岁年龄组抽烟及饮酒行为

地区		性别	吸烟(%)			近一个月内平均吸烟量(%)						喝白酒(%)				
			吸烟	从不吸	已戒烟	≤1支/d	1~5支/d	6~10支/d	11~20支/d	21~40支/d	≥41支/d	每天喝	每周喝	很少喝	从不喝	已戒酒
浙江省	城	男	43.4	48.7	7.9	6.1	18.2	24.2	42.4	9.1	0.0	9.3	21.3	38.7	30.7	0.0
		女	5.5	94.5	0.0	0.0	50.0	0.0	50.0	0.0	0.0	0.0	2.7	21.9	72.6	2.7
		合计	24.8	71.1	4.0	5.4	21.6	21.6	43.2	8.1	0.0	4.7	12.2	30.4	51.4	1.4
	乡	男	46.0	48.0	6.0	10.9	8.7	15.2	58.7	4.3	2.2	15.2	14.1	36.4	33.3	1.0
		女	0.9	98.2	0.9	100.0	0.0	0.0	0.0	0.0	0.0	0.9	2.8	11.2	84.1	0.9
		合计	22.5	74.2	3.3	14.6	8.3	14.6	56.3	4.2	2.1	7.8	8.3	23.3	59.7	1.0
	合计	男	44.9	48.3	6.8	8.9	12.7	19.0	51.9	6.3	1.3	12.6	17.2	37.4	32.2	0.6
		女	2.7	96.7	0.5	33.3	33.3	0.0	33.3	0.0	0.0	0.6	2.8	15.6	79.4	1.7
		合计	23.5	72.9	3.6	10.6	14.1	17.6	50.6	5.9	1.2	6.5	9.9	26.3	56.2	1.1
杭州市 江干区		男	43.3	50.0	6.7	7.7	15.4	7.7	53.8	15.4	0.0	17.2	37.9	37.9	6.9	0.0
		女	14.3	85.7	0.0	0.0	50.0	0.0	50.0	0.0	0.0	0.0	7.1	14.3	78.6	0.0
		合计	29.3	67.2	3.5	5.9	23.5	5.9	52.9	11.8	0.0	8.8	22.8	26.3	42.1	0.0
宁波市 余姚市		男	37.9	58.6	3.5	0.0	9.1	18.2	63.6	9.1	0.0	27.6	17.2	13.8	41.4	0.0
		女	0.0	100.0	0.0	100.0	0.0	0.0	0.0	0.0	0.0	3.1	0.0	12.5	84.4	0.0
		合计	18.0	80.3	1.6	8.3	8.3	16.7	58.3	8.3	0.0	14.8	8.2	13.1	63.9	0.0
金华市 武义县		男	62.1	27.6	10.3	5.6	22.2	27.8	44.4	0.0	0.0	10.3	20.7	31.0	37.9	0.0
		女	0.0	100.0	0.0	0.0	0.0	0.0	0.0	0.0	0.0	0.0	3.2	19.4	71.0	6.5
		合计	30.0	65.0	5.0	5.6	22.2	27.8	44.4	0.0	0.0	5.0	11.7	25.0	55.0	3.3
台州市 路桥区		男	25.0	71.4	3.6	14.3	0.0	0.0	85.7	0.0	0.0	7.4	11.1	44.4	37.0	0.0
		女	3.1	96.9	0.0	100.0	0.0	0.0	0.0	0.0	0.0	0.0	0.0	13.3	86.7	0.0
		合计	13.3	85.0	1.7	25.0	0.0	0.0	75.0	0.0	0.0	3.5	5.3	28.1	63.2	0.0
台州市 温岭市		男	48.4	48.4	3.2	20.0	0.0	0.0	26.7	46.7	0.0	6.7	0.0	9.7	54.8	32.3	3.2
		女	0.0	100.0	0.0	0.0	0.0	0.0	0.0	0.0	0.0	0.0	0.0	16.7	80.0	3.3
		合计	24.6	73.8	1.6	20.0	0.0	0.0	26.7	46.7	0.0	6.7	0.0	4.9	36.1	55.7	3.3
丽水市 莲都区		男	34.5	55.2	10.3	10.0	0.0	20.0	50.0	20.0	0.0	10.3	10.3	34.5	44.8	0.0
		女	17.2	75.9	6.9	0.0	60.0	20.0	20.0	0.0	0.0	3.4	3.4	24.1	69.0	0.0
		合计	25.9	65.5	8.6	6.7	20.0	20.0	40.0	13.3	0.0	6.9	6.9	29.3	56.9	0.0

表 4-54　浙江省 35～44 岁年龄组口腔卫生行为 1

地区		性别	刷牙（%）						使用牙签（%）					
			每天≥2次	每天1次	每周2～6次	每周1次	每月1～3次	很少/从不	每天≥2次	每天1次	每周2～6次	每周1次	每月1～3次	很少/从不
浙江省	城	男	65.8	31.6	1.3	0.0	0.0	1.3	5.3	4.0	18.7	5.3	4.0	62.7
		女	90.4	9.6	0.0	0.0	0.0	0.0	2.7	5.5	8.2	1.4	21.9	60.3
		合计	77.9	20.8	0.7	0.0	0.0	0.7	4.1	4.7	13.5	3.4	12.8	61.5
	乡	男	51.0	49.0	0.0	0.0	0.0	0.0	11.0	13.0	9.0	2.0	8.0	57.0
		女	65.1	34.9	0.0	0.0	0.0	0.0	8.3	6.4	14.7	2.8	14.7	53.2
		合计	58.4	41.6	0.0	0.0	0.0	0.0	9.6	9.6	12.0	2.4	11.5	55.0
	合计	男	57.4	41.5	0.6	0.0	0.0	0.6	8.6	9.1	13.1	3.4	6.3	59.4
		女	75.3	24.7	0.0	0.0	0.0	0.0	6.0	6.0	12.1	2.2	17.6	56.0
		合计	66.5	33.0	0.3	0.0	0.0	0.3	7.3	7.6	12.6	2.8	12.0	57.7
杭州市江干区		男	83.3	16.7	0.0	0.0	0.0	0.0	6.9	0.0	20.7	6.9	0.0	65.5
		女	96.4	3.6	0.0	0.0	0.0	0.0	0.0	3.6	7.1	3.6	28.6	57.1
		合计	89.7	10.3	0.0	0.0	0.0	0.0	3.5	1.8	14.0	5.3	14.0	61.4
宁波市余姚市		男	34.5	62.1	3.5	0.0	0.0	0.0	13.8	6.9	17.2	0.0	6.9	55.2
		女	65.6	34.4	0.0	0.0	0.0	0.0	12.5	3.1	28.1	0.0	18.8	37.5
		合计	50.8	47.5	1.6	0.0	0.0	0.0	13.1	4.9	23.0	0.0	13.1	45.9
金华市武义县		男	48.3	51.7	0.0	0.0	0.0	0.0	6.9	20.7	10.3	3.4	10.3	48.3
		女	48.4	51.6	0.0	0.0	0.0	0.0	0.0	3.2	12.9	0.0	22.6	61.3
		合计	48.3	51.7	0.0	0.0	0.0	0.0	3.3	11.7	11.7	1.7	16.7	55.0
台州市路桥区		男	57.1	42.9	0.0	0.0	0.0	0.0	7.1	17.9	10.7	3.6	10.7	50.0
		女	78.1	21.9	0.0	0.0	0.0	0.0	6.3	3.1	15.6	3.1	9.4	62.5
		合计	68.3	31.7	0.0	0.0	0.0	0.0	6.7	10.0	13.3	3.3	10.0	56.7
台州市温岭市		男	71.0	29.0	0.0	0.0	0.0	0.0	12.9	3.2	9.7	3.2	3.2	67.7
		女	70.0	30.0	0.0	0.0	0.0	0.0	6.7	10.0	0.0	0.0	10.0	73.3
		合计	70.5	29.5	0.0	0.0	0.0	0.0	9.8	6.6	4.9	1.6	6.6	70.5
丽水市莲都区		男	58.6	37.9	0.0	0.0	0.0	3.4	10.3	10.3	3.4	6.9	10.3	58.6
		女	86.2	13.8	0.0	0.0	0.0	0.0	3.4	10.3	13.8	3.4	13.8	55.2
		合计	72.4	25.9	0.0	0.0	0.0	1.7	6.9	10.3	8.6	5.2	12.1	56.9

表 4-55　浙江省 35～44 岁年龄组口腔卫生行为 2

地区		性别	使用牙线（%）						使用牙膏（%）			使用含氟牙膏（%）		
			每天≥2次	每天1次	每周2～6次	每周1次	每月1～3次	很少/从不	使用牙膏	不使用牙膏	不知道	使用含氟牙膏	使用不含氟牙膏	不知道
浙江省	城	男	2.6	2.6	3.9	2.6	3.9	84.2	100.0	0.0	0.0	46.1	5.3	48.7
		女	1.4	1.4	0.0	0.0	1.4	95.9	100.0	0.0	0.0	35.6	6.8	57.5
		合计	2.0	2.0	2.0	1.3	2.7	89.9	100.0	0.0	0.0	40.9	6.0	53.0
	乡	男	1.0	5.0	1.0	0.0	0.0	93.0	99.0	0.0	1.0	24.2	2.0	73.7
		女	0.0	0.0	0.9	0.0	1.8	97.2	99.1	0.0	0.9	18.3	1.8	79.8
		合计	0.5	2.4	1.0	0.0	1.0	95.2	99.0	0.0	1.0	21.2	1.9	76.9
	合计	男	1.7	4.0	2.3	1.1	1.7	89.2	99.4	0.0	0.6	33.7	3.4	62.9
		女	0.5	0.5	0.5	0.0	1.6	96.7	99.4	0.0	0.6	25.3	3.8	70.9
		合计	1.1	2.2	1.4	0.6	1.7	93.0	99.4	0.0	0.6	29.4	3.6	66.9
杭州市江干区		男	3.3	6.7	3.3	6.7	3.3	76.7	100.0	0.0	0.0	43.3	3.3	53.3
		女	3.6	3.6	0.0	0.0	0.0	92.9	100.0	0.0	0.0	35.7	7.1	57.1
		合计	3.5	5.2	1.7	3.5	1.7	84.5	100.0	0.0	0.0	39.7	5.2	55.2
宁波市余姚市		男	0.0	0.0	0.0	0.0	3.5	96.6	96.6	0.0	3.5	31.0	3.5	65.5
		女	0.0	0.0	3.1	0.0	0.0	96.9	100.0	0.0	0.0	25.0	0.0	75.0
		合计	0.0	0.0	1.6	0.0	1.6	96.7	98.3	0.0	1.7	27.9	1.6	70.5
金华市武义县		男	0.0	6.9	3.4	0.0	0.0	89.7	100.0	0.0	0.0	24.1	3.4	72.4
		女	0.0	0.0	0.0	0.0	0.0	100.0	100.0	0.0	0.0	9.7	6.5	83.9
		合计	0.0	3.3	1.7	0.0	0.0	95.0	100.0	0.0	0.0	16.7	5.0	78.3
台州市路桥区		男	3.6	7.1	0.0	0.0	0.0	89.3	100.0	0.0	0.0	28.6	3.6	67.9
		女	0.0	0.0	0.0	0.0	0.0	100.0	96.9	0.0	3.1	21.9	0.0	78.1
		合计	1.7	3.3	0.0	0.0	0.0	95.0	98.3	0.0	1.7	25.0	1.7	73.3
台州市温岭市		男	0.0	6.5	0.0	0.0	0.0	93.5	100.0	0.0	0.0	30.0	3.3	66.7
		女	0.0	0.0	3.3	0.0	0.0	96.7	100.0	0.0	0.0	23.3	3.3	73.3
		合计	0.0	3.3	0.0	1.6	0.0	95.1	100.0	0.0	0.0	26.7	3.3	70.0
丽水市莲都区		男	3.4	3.4	0.0	0.0	0.0	93.1	100.0	0.0	0.0	41.4	3.4	55.2
		女	0.0	0.0	0.0	0.0	10.3	89.7	100.0	0.0	0.0	41.4	6.9	51.7
		合计	1.7	1.7	0.0	0.0	5.2	91.4	100.0	0.0	0.0	41.4	5.2	53.4

表 4-56　浙江省 35～44 年龄组末次看牙费用

地区		性别	末次就医费用（%）						
			城镇职工基本医疗保险	城镇居民基本医疗保险	新型农村合作医疗	商业保险	公费医疗	其他途径报销	全部自费（没有报销）
浙江省	城	男	73.7	5.3	0.0	0.0	5.3	5.3	10.5
		女	36.4	4.5	0.0	4.5	0.0	4.5	50.0
		合计	52.4	4.8	0.0	4.8	2.4	4.8	31.0
	乡	男	7.1	0.0	10.7	10.7	0.0	3.6	67.9
		女	12.1	9.1	9.1	12.1	0.0	6.1	51.5
		合计	10.2	5.1	10.2	8.5	0.0	5.1	61.0
	合计	男	32.0	2.0	6.0	12.0	2.0	4.0	42.0
		女	21.1	7.0	5.3	12.3	0.0	5.3	49.1
		合计	27.5	4.9	5.9	7.8	1.0	4.9	48.0
杭州市江干区		男	80.0	0.0	0.0	0.0	0.0	0.0	20.0
		女	33.3	0.0	0.0	0.0	0.0	16.7	50.0
		合计	54.5	0.0	0.0	0.0	0.0	9.1	36.4
宁波市余姚市		男	30.0	10.0	10.0	0.0	0.0	0.0	50.0
		女	35.7	14.3	7.1	0.0	0.0	7.1	35.7
		合计	33.3	12.5	8.3	0.0	0.0	4.2	41.7
金华市武义县		男	20.0	0.0	40.0	0.0	0.0	0.0	40.0
		女	0.0	20.0	40.0	0.0	0.0	0.0	40.0
		合计	10.0	10.0	40.0	0.0	0.0	0.0	40.0
台州市路桥区		男	10.0	0.0	0.0	0.0	10.0	10.0	70.0
		女	0.0	11.1	0.0	0.0	0.0	0.0	88.9
		合计	5.3	5.3	0.0	0.0	5.3	5.3	78.9
台州市温岭市		男	50.0	0.0	0.0	0.0	0.0	0.0	50.0
		女	25.0	0.0	0.0	0.0	0.0	25.0	50.0
		合计	40.0	0.0	0.0	0.0	0.0	10.0	50.0
丽水市莲都区		男	33.3	0.0	0.0	0.0	0.0	0.0	66.7
		女	50.0	0.0	0.0	0.0	0.0	0.0	50.0
		合计	42.1	0.0	0.0	0.0	0.0	0.0	57.9

表 4-57 浙江省 35~44 岁年龄组过去 12 个月未看牙的原因

地区		性别	牙齿没有问题（%）	牙病不重（%）	没有时间（%）	经济困难，看不起牙（%）	看牙不能报销（%）	附近没有牙医（%）	害怕传染病（%）	害怕看牙疼痛（%）	很难找到信得过的牙医（%）	挂号太难（%）	其他原因（%）
浙江省	城	男	66.1	25.0	12.5	0.0	1.8	0.0	1.8	0.0	0.0	0.0	10.7
		女	73.6	22.6	11.3	0.0	0.0	1.9	0.0	1.9	0.0	1.9	5.7
		合计	69.7	23.9	11.9	0.0	0.9	0.9	0.9	0.9	0.0	0.9	8.3
	乡	男	68.7	20.9	11.9	1.5	0.0	0.0	0.0	0.0	0.0	0.0	10.4
		女	60.8	25.7	5.4	1.4	1.4	0.0	0.0	6.8	1.4	0.0	6.8
		合计	64.5	23.4	8.5	1.4	0.7	0.0	0.0	3.5	0.7	0.0	8.5
	合计	男	67.5	22.8	12.2	0.8	0.8	0.0	0.8	0.0	0.0	0.0	10.6
		女	66.1	24.4	7.9	0.8	0.8	0.8	0.0	4.7	0.8	0.8	6.3
		合计	66.8	23.6	10.0	0.8	0.8	0.4	0.4	2.4	0.4	0.4	8.4
杭州市 江干区		男	72.0	20.0	16.0	0.0	0.0	0.0	4.0	0.0	0.0	0.0	4.0
		女	60.9	30.4	0.0	0.0	0.0	4.3	0.0	4.3	0.0	4.3	0.0
		合计	66.7	25.0	8.3	0.0	0.0	2.1	2.1	2.1	0.0	2.1	2.1
宁波市 余姚市		男	78.9	15.8	5.3	0.0	0.0	0.0	0.0	0.0	0.0	0.0	10.5
		女	89.5	10.5	5.3	0.0	0.0	0.0	0.0	0.0	0.0	0.0	5.3
		合计	84.2	13.2	5.3	0.0	0.0	0.0	0.0	0.0	0.0	0.0	7.9
金华市 武义县		男	55.6	33.3	0.0	0.0	0.0	0.0	0.0	0.0	0.0	0.0	33.3
		女	50.0	50.0	0.0	5.0	0.0	0.0	0.0	0.0	0.0	0.0	15.0
		合计	51.7	44.8	0.0	3.5	0.0	0.0	0.0	0.0	0.0	0.0	20.7
台州市 路桥区		男	73.9	13.0	13.0	4.4	0.0	0.0	0.0	0.0	0.0	0.0	4.4
		女	50.0	27.3	13.6	0.0	0.0	0.0	0.0	13.7	0.0	0.0	4.6
		合计	62.2	20.0	13.3	2.2	0.0	0.0	0.0	6.7	0.0	0.0	4.4
台州市 温岭市		男	63.0	18.5	18.5	0.0	0.0	0.0	0.0	0.0	0.0	0.0	18.5
		女	65.4	11.5	15.4	0.0	3.8	0.0	0.0	7.7	3.8	0.0	7.7
		合计	64.2	15.1	17.0	0.0	1.9	0.0	0.0	3.8	1.9	0.0	13.2
丽水市 莲都区		男	61.1	33.3	5.6	0.0	0.0	0.0	0.0	0.0	0.0	0.0	5.6
		女	78.9	31.6	5.3	0.0	5.3	0.0	0.0	0.0	0.0	0.0	5.3
		合计	70.3	32.4	5.4	0.0	2.7	0.0	0.0	0.0	0.0	0.0	5.4

表 4-58　浙江省 35～44 岁年龄组过去 12 个月洗牙及费用

地区		性别	过去 12 个月内洗牙（%）		洗牙费用的报销方式（%）						
			是	否	城镇职工基本医疗保险	城镇居民基本医疗保险	新型农村合作医疗	商业保险	公费医疗	其他途径报销	全部自费
浙江省	城	男	7.9	92.1	42.9	0.0	0.0	0.0	14.3	0.0	42.9
		女	4.2	95.8	33.3	0.0	0.0	0.0	0.0	0.0	66.7
		合计	6.1	93.9	40.0	0.0	0.0	0.0	10.0	0.0	50.0
	乡	男	7.0	93.0	0.0	0.0	11.1	0.0	22.2	11.1	55.6
		女	3.7	96.3	20.0	0.0	0.0	0.0	0.0	40.0	60.0
		合计	5.3	94.7	7.1	0.0	7.1	0.0	14.3	21.4	57.1
	合计	男	7.4	92.6	18.8	0.0	6.3	0.0	18.8	6.3	50.0
		女	3.9	96.1	25.0	0.0	0.0	0.0	0.0	25.0	62.5
		合计	5.6	94.4	20.8	0.0	4.2	0.0	12.5	12.5	54.2
杭州市江干区		男	10.0	90.0	0.0	0.0	0.0	0.0	0.0	0.0	0.0
		女	0.0	100.0	0.0	0.0	0.0	0.0	0.0	0.0	0.0
		合计	5.3	94.7	0.0	0.0	0.0	0.0	0.0	0.0	0.0
宁波市余姚市		男	3.5	96.6	33.3	0.0	33.3	0.0	0.0	0.0	33.3
		女	6.3	93.8	33.3	0.0	0.0	0.0	0.0	33.3	33.3
		合计	4.9	95.1	33.3	0.0	16.7	0.0	0.0	16.7	33.3
金华市武义县		男	10.3	89.7	0.0	0.0	0.0	0.0	0.0	50.0	50.0
		女	3.2	96.8	0.0	0.0	0.0	0.0	0.0	0.0	100.0
		合计	6.7	93.3	0.0	0.0	0.0	0.0	0.0	33.3	66.7
台州市路桥区		男	7.1	92.9	0.0	0.0	0.0	0.0	60.0	0.0	40.0
		女	3.1	96.9	0.0	0.0	0.0	0.0	0.0	20.0	0.0
		合计	5.0	95.0	0.0	0.0	0.0	0.0	60.0	20.0	40.0
台州市温岭市		男	6.5	93.5	60.0	0.0	0.0	0.0	0.0	0.0	60.0
		女	3.3	96.7	25.0	0.0	0.0	0.0	0.0	25.0	50.0
		合计	4.9	95.1	44.4	0.0	0.0	0.0	0.0	11.1	55.6
丽水市莲都区		男	6.9	93.1	33.3	0.0	0.0	0.0	0.0	0.0	66.7
		女	6.9	93.1	50.0	0.0	0.0	0.0	0.0	0.0	50.0
		合计	6.9	93.1	42.1	0.0	0.0	0.0	0.0	0.0	57.9

表 4-59　浙江省 35～44 岁年龄组医疗保障

地区		性别	城镇职工基本医疗保险（%）	城镇居民基本医疗保险（%）	新型农村合作医疗（%）	商业保险（%）	公费医疗（%）
浙江省	城	男	72.0	10.5	1.1	12.8	3.5
		女	65.9	19.0	3.7	10.1	1.3
		合计	69.1	14.6	2.4	11.5	2.4
	乡	男	17.3	8.8	69.9	3.9	0.0
		女	14.5	12.2	67.1	5.2	0.9
		合计	15.8	10.6	68.4	4.6	0.5
	合计	男	42.3	9.6	38.5	8.0	1.6
		女	35.5	15.0	41.3	7.2	1.0
		合计	38.8	12.3	39.9	7.6	1.3
杭州市江干区		男	86.7	13.3	0.0	23.3	0.0
		女	78.6	14.3	3.6	14.3	0.0
		合计	82.8	13.8	1.7	19.0	0.0
宁波市余姚市		男	57.7	4.2	52.0	0.0	0.0
		女	48.4	31.0	26.7	13.8	0.0
		合计	52.6	18.9	38.2	7.7	0.0
金华市武义县		男	31.0	17.2	51.7	6.9	0.0
		女	12.9	22.6	61.3	9.7	3.2
		合计	21.7	20.0	56.7	8.3	1.7
台州市路桥区		男	16.0	8.3	74.1	8.3	4.2
		女	16.7	7.1	83.9	3.6	0.0
		合计	16.4	7.7	79.3	5.8	1.9
台州市温岭市		男	33.3	3.3	64.5	6.5	3.3
		女	36.7	6.7	56.7	3.3	0.0
		合计	35.0	5.0	60.7	4.9	1.7
丽水市莲都区		男	34.5	10.3	51.7	0.0	6.9
		女	69.0	24.1	6.9	10.3	0.0
		合计	51.7	17.2	29.3	5.2	3.4

表 4-60 浙江省 35～44 岁年龄组口腔问题的影响 1

地区		性别	因牙齿或义齿原因限制食物的种类和数量（%）					咬或咀嚼食物时有困难（%）				
			很经常	经常	有时	很少	无	很经常	经常	有时	很少	无
浙江省	城	男	1.3	2.6	21.1	10.5	64.5	0.0	2.6	13.2	2.6	81.6
		女	1.4	8.2	11.0	9.6	69.9	0.0	2.7	5.5	9.6	82.2
		合计	1.3	5.4	16.1	10.1	67.1	0.0	2.7	9.4	6.0	81.9
	乡	男	0.0	13.0	12.0	10.0	65.0	0.0	9.0	9.0	10.0	72.0
		女	1.8	5.5	14.7	15.6	62.4	1.8	3.7	11.9	11.0	71.6
		合计	1.0	9.1	13.4	12.9	63.6	1.0	6.2	10.5	10.5	71.8
	合计	男	0.6	8.5	15.9	10.2	64.8	0.0	6.3	10.8	6.8	76.1
		女	1.6	6.6	13.2	13.2	65.4	1.1	3.3	9.3	10.4	75.8
		合计	1.1	7.5	14.5	11.7	65.1	0.6	4.7	10.1	8.7	76.0
杭州市江干区		男	0.0	3.3	20.0	13.3	63.3	0.0	0.0	6.7	6.7	86.7
		女	3.6	7.1	10.7	7.1	71.4	0.0	0.0	7.1	0.0	92.9
		合计	1.7	5.2	15.5	10.3	67.2	0.0	0.0	6.9	3.5	89.7
宁波市余姚市		男	3.5	6.9	13.8	13.8	62.1	0.0	10.3	13.8	3.5	72.4
		女	3.1	9.4	12.5	6.3	68.8	0.0	3.1	9.4	9.4	78.1
		合计	3.3	8.2	13.1	9.8	65.6	0.0	6.6	11.5	6.6	75.4
金华市武义县		男	0.0	24.1	10.3	17.2	48.3	0.0	10.3	17.2	6.9	65.5
		女	0.0	0.0	12.9	12.9	74.2	0.0	0.0	12.9	3.2	83.9
		合计	0.0	11.7	11.7	15.0	61.7	0.0	5.0	15.0	5.0	75.0
台州市路桥区		男	0.0	14.3	10.7	10.7	64.3	0.0	3.6	10.7	10.7	75.0
		女	0.0	15.6	0.0	28.1	56.3	0.0	6.3	9.4	25.0	59.4
		合计	0.0	15.0	5.0	20.0	60.0	0.0	5.0	10.0	18.3	66.7
台州市温岭市		男	0.0	3.2	22.6	6.5	67.7	0.0	12.9	9.7	9.7	67.7
		女	0.0	0.0	30.0	10.0	60.0	3.3	6.7	16.7	3.3	70.0
		合计	0.0	1.6	26.2	8.2	63.9	1.6	9.8	13.1	6.6	68.9
丽水市莲都区		男	0.0	0.0	17.2	6.9	75.9	0.0	0.0	0.0	10.3	89.7
		女	3.4	6.9	13.8	6.9	69.0	3.4	3.4	6.9	13.8	72.4
		合计	1.7	3.4	15.5	6.9	72.4	1.7	1.7	3.4	12.1	81.0

表 4-61　浙江省 35～44 岁年龄组口腔问题的影响 2

地区		性别	吞咽食物时经常感到不舒服或困难（%）					牙齿或义齿妨碍说话（%）				
			很经常	经常	有时	很少	无	很经常	经常	有时	很少	无
浙江省	城	男	0.0	0.0	1.3	5.3	93.4	0.0	0.0	0.0	1.3	98.7
		女	0.0	0.0	4.1	8.2	87.7	0.0	0.0	1.4	1.4	97.3
		合计	0.0	0.0	2.7	6.7	90.6	0.0	0.0	0.7	1.3	98.0
	乡	男	0.0	4.0	1.0	11.0	84.0	0.0	1.0	2.0	3.0	94.0
		女	0.9	1.8	5.5	7.3	84.4	0.0	0.9	0.9	3.7	94.5
		合计	0.5	2.9	3.3	9.1	84.2	0.0	1.0	1.4	3.3	94.3
	合计	男	0.0	2.3	1.1	8.5	88.1	0.0	0.6	1.1	2.3	96.0
		女	0.5	1.1	4.9	7.7	85.7	0.0	0.5	1.1	2.7	95.6
		合计	0.3	1.7	3.1	8.1	86.9	0.0	0.6	1.1	2.5	95.8
杭州市江干区		男	0.0	0.0	0.0	10.0	90.0	0.0	0.0	0.0	0.0	100.0
		女	0.0	0.0	0.0	17.9	82.1	0.0	0.0	0.0	3.6	96.4
		合计	0.0	0.0	0.0	13.8	86.2	0.0	0.0	0.0	1.7	98.3
宁波市余姚市		男	0.0	0.0	3.5	3.5	93.1	0.0	0.0	3.5	0.0	96.6
		女	0.0	0.0	3.1	3.1	93.8	0.0	0.0	0.0	0.0	100.0
		合计	0.0	0.0	3.3	3.3	93.4	0.0	0.0	1.6	0.0	98.4
金华市武义县		男	0.0	0.0	0.0	17.2	82.8	0.0	0.0	3.4	3.4	93.1
		女	0.0	0.0	0.0	3.2	96.8	0.0	0.0	0.0	0.0	100.0
		合计	0.0	0.0	0.0	10.0	90.0	0.0	0.0	1.7	1.7	96.7
台州市路桥区		男	0.0	3.6	0.0	10.7	85.7	0.0	3.6	0.0	7.1	89.3
		女	0.0	3.1	6.3	12.5	78.1	0.0	0.0	6.3	12.5	81.3
		合计	0.0	3.3	3.3	11.7	81.7	0.0	1.7	3.3	10.0	85.0
台州市温岭市		男	0.0	9.7	0.0	6.5	83.9	0.0	0.0	0.0	0.0	100.0
		女	3.3	3.3	20.0	6.7	66.7	0.0	3.3	0.0	0.0	96.7
		合计	1.6	6.6	9.8	6.6	75.4	0.0	1.6	0.0	0.0	98.4
丽水市莲都区		男	0.0	0.0	0.0	6.9	93.1	0.0	0.0	0.0	0.0	100.0
		女	0.0	0.0	3.4	0.0	96.6	0.0	0.0	0.0	3.4	96.6
		合计	0.0	0.0	1.7	3.4	94.8	0.0	0.0	0.0	1.7	98.3

表 4-62　浙江省 35～44 岁年龄组口腔问题的影响 3

地区		性别	吃东西时感到口腔内不舒服（%）					因牙齿或义齿原因限制与他人的交往（%）				
			很经常	经常	有时	很少	无	很经常	经常	有时	很少	无
浙江省	城	男	0.0	0.0	5.3	7.9	86.8	0.0	0.0	0.0	1.3	98.7
		女	0.0	0.0	6.8	13.7	79.5	0.0	0.0	1.4	0.0	98.6
		合计	0.0	0.0	6.0	10.7	83.2	0.0	0.0	0.7	0.7	98.7
	乡	男	0.0	3.0	1.0	8.0	88.0	0.0	1.0	3.0	3.0	93.0
		女	0.0	2.8	1.9	11.1	84.3	0.0	0.0	0.9	5.5	93.6
		合计	0.0	2.9	1.4	9.6	86.1	0.0	0.5	1.9	4.3	93.3
	合计	男	0.0	1.7	2.8	8.0	87.5	0.0	0.6	1.7	2.3	95.5
		女	0.0	1.7	3.9	12.2	82.3	0.0	0.0	1.1	3.3	95.6
		合计	0.0	1.7	3.4	10.1	84.9	0.0	0.3	1.4	2.8	95.5
杭州市江干区		男	0.0	0.0	3.3	10.0	86.7	0.0	0.0	0.0	0.0	100.0
		女	0.0	0.0	7.1	17.9	75.0	0.0	0.0	0.0	0.0	100.0
		合计	0.0	0.0	5.2	13.8	81.0	0.0	0.0	0.0	0.0	100.0
宁波市余姚市		男	0.0	3.5	3.5	3.5	89.7	0.0	0.0	3.4	0.0	96.6
		女	0.0	0.0	3.1	6.3	90.6	0.0	0.0	3.1	0.0	96.9
		合计	0.0	1.6	3.3	4.9	90.2	0.0	0.0	3.3	0.0	96.7
金华市武义县		男	0.0	0.0	3.4	10.3	86.2	0.0	0.0	6.9	3.4	89.7
		女	0.0	0.0	0.0	0.0	100.0	0.0	0.0	0.0	0.0	100.0
		合计	0.0	0.0	1.7	5.0	93.3	0.0	0.0	3.3	1.7	95.0
台州市路桥区		男	0.0	7.1	0.0	10.7	82.1	0.0	3.6	0.0	7.1	89.3
		女	0.0	0.0	0.0	28.1	71.9	0.0	0.0	3.1	15.6	81.3
		合计	0.0	3.3	0.0	20.0	76.7	0.0	1.7	1.7	11.7	85.0
台州市温岭市		男	0.0	0.0	3.2	12.9	83.9	0.0	0.0	0.0	0.0	100.0
		女	0.0	6.9	10.3	3.4	79.3	0.0	0.0	0.0	3.3	96.7
		合计	0.0	3.3	6.7	8.3	81.7	0.0	0.0	0.0	1.6	98.4
丽水市莲都区		男	0.0	0.0	3.4	6.9	89.7	0.0	0.0	0.0	0.0	100.0
		女	0.0	3.4	3.4	10.3	82.8	0.0	0.0	0.0	3.4	96.6
		合计	0.0	1.7	3.4	8.6	86.2	0.0	0.0	0.0	1.7	98.3

表 4-63 浙江省 35～44 岁年龄组口腔问题的影响 4

地区		性别	对牙齿、牙龈或义齿的外观感到不满意或不愉快（％）					用药物缓解口腔的疼痛或不适（％）				
			很经常	经常	有时	很少	无	很经常	经常	有时	很少	无
浙江省	城	男	0.0	10.5	7.9	6.6	75.0	0.0	0.0	7.9	11.8	80.3
		女	0.0	8.2	11.0	17.8	63.0	0.0	1.4	4.1	9.6	84.9
		合计	0.0	9.4	9.4	12.1	69.1	0.0	0.7	6.0	10.7	82.6
	乡	男	2.0	4.0	9.0	11.0	74.0	0.0	3.0	7.0	13.0	77.0
		女	2.8	3.7	6.4	7.3	79.8	0.0	1.9	5.6	7.4	85.2
		合计	2.4	3.8	7.7	9.1	77.0	0.0	2.4	6.3	10.1	81.3
	合计	男	1.1	6.8	8.5	9.1	74.4	0.0	1.7	7.4	12.5	78.4
		女	1.6	5.5	8.2	11.5	73.1	0.0	1.7	5.0	8.3	85.1
		合计	1.4	6.1	8.4	10.3	73.7	0.0	1.7	6.2	10.4	81.8
杭州市江干区		男	0.0	6.7	16.7	13.3	63.3	0.0	0.0	10.0	16.7	73.3
		女	0.0	10.7	7.1	17.9	64.3	0.0	0.0	7.1	14.3	78.6
		合计	0.0	8.6	12.1	15.5	63.8	0.0	0.0	8.6	15.5	75.9
宁波市余姚市		男	0.0	0.0	6.9	0.0	93.1	0.0	0.0	3.5	10.3	86.2
		女	0.0	0.0	6.3	9.4	84.4	0.0	0.0	3.1	9.4	87.5
		合计	0.0	0.0	6.6	4.9	88.5	0.0	0.0	3.3	9.8	86.9
金华市武义县		男	0.0	17.2	6.9	13.8	62.1	0.0	0.0	6.9	20.7	72.4
		女	0.0	0.0	9.7	3.2	87.1	0.0	0.0	0.0	0.0	100.0
		合计	0.0	8.3	8.3	8.3	75.0	0.0	0.0	3.3	10.0	86.7
台州市路桥区		男	0.0	7.1	7.1	7.1	78.6	0.0	7.1	0.0	10.7	82.1
		女	0.0	12.5	6.3	12.5	68.8	0.0	0.0	9.4	9.4	81.3
		合计	0.0	10.0	6.7	10.0	73.3	0.0	3.3	5.0	10.0	81.7
台州市温岭市		男	6.5	6.5	9.7	16.1	61.3	0.0	3.2	12.9	12.9	71.0
		女	10.0	3.3	16.7	10.0	60.0	0.0	10.3	10.3	10.3	69.0
		合计	8.2	4.9	13.1	13.1	60.7	0.0	6.7	11.7	11.7	70.0
丽水市莲都区		男	0.0	0.0	3.4	10.3	86.2	0.0	0.0	6.9	3.4	89.7
		女	0.0	10.3	3.4	10.3	75.9	0.0	0.0	3.4	6.9	89.7
		合计	0.0	5.2	3.4	10.3	81.0	0.0	0.0	5.2	5.2	89.7

表 4-64　浙江省 35～44 岁年龄组口腔问题的影响 5

地区		性别	担心或关注牙齿、牙龈或义齿的问题(%)					因牙齿、牙龈或义齿问题在别人面前感到紧张或不自在(%)				
			很经常	经常	有时	很少	无	很经常	经常	有时	很少	无
浙江省	城	男	2.6	9.2	10.5	19.7	57.9	0.0	0.0	1.3	3.9	94.7
		女	2.7	12.3	16.4	17.8	50.7	0.0	0.0	2.8	5.6	91.7
		合计	2.7	10.7	13.4	18.8	54.4	0.0	0.0	2.0	4.7	93.2
	乡	男	0.0	4.0	14.0	11.0	71.0	0.0	2.0	2.0	6.0	90.0
		女	0.9	6.5	6.5	9.3	76.9	0.0	0.0	0.0	3.7	96.3
		合计	0.5	5.3	10.1	10.1	74.0	0.0	1.0	1.0	4.8	93.3
	合计	男	1.1	6.3	12.5	14.8	65.3	0.0	1.1	1.7	5.1	92.0
		女	1.7	8.8	10.5	12.7	66.3	0.0	0.0	1.1	4.4	94.5
		合计	1.4	7.6	11.5	13.7	65.8	0.0	0.6	1.4	4.8	93.3
杭州市江干区		男	0.0	13.3	16.7	40.0	30.0	0.0	0.0	0.0	3.3	96.7
		女	0.0	21.4	28.6	17.9	32.1	0.0	0.0	3.7	3.7	92.6
		合计	0.0	17.2	22.4	29.3	31.0	0.0	0.0	1.8	3.5	94.7
宁波市余姚市		男	0.0	6.9	10.3	0.0	82.8	0.0	0.0	3.5	0.0	96.6
		女	0.0	9.4	6.3	18.8	65.6	0.0	0.0	0.0	3.1	96.9
		合计	0.0	8.2	8.2	9.8	73.8	0.0	0.0	1.6	1.6	96.7
金华市武义县		男	0.0	6.5	3.2	3.2	87.1	0.0	0.0	6.5	3.2	90.3
		女	3.6	7.1	3.6	0.0	85.7	3.6	0.0	0.0	3.6	92.9
		合计	1.7	6.8	3.4	1.7	86.4	1.7	0.0	3.4	3.4	91.5
台州市路桥区		男	0.0	7.1	7.1	10.7	75.0	0.0	3.6	0.0	10.7	85.7
		女	0.0	6.3	6.3	9.4	78.1	0.0	0.0	3.1	9.4	87.5
		合计	0.0	6.7	6.7	10.0	76.7	0.0	1.7	1.7	10.0	86.7
台州市温岭市		男	0.0	6.5	16.1	25.8	51.6	0.0	3.2	0.0	3.2	93.5
		女	10.3	13.8	6.9	13.8	55.2	0.0	0.0	0.0	0.0	100.0
		合计	5.0	10.0	11.7	20.0	53.3	0.0	1.6	0.0	1.6	96.7
丽水市莲都区		男	6.9	0.0	6.9	0.0	86.2	0.0	0.0	0.0	0.0	100.0
		女	0.0	3.4	17.2	10.3	69.0	0.0	0.0	3.4	6.9	89.7
		合计	3.4	1.7	12.1	5.2	77.6	0.0	0.0	1.7	3.4	94.8

表 4-65　浙江省 35～44 岁年龄组口腔问题的影响 6

地区		性别	因牙齿或义齿问题在别人面前吃东西时感到不舒服(%)					牙齿或牙龈对冷、热或甜刺激敏感(%)				
			很经常	经常	有时	很少	无	很经常	经常	有时	很少	无
浙江省	城	男	0.0	1.3	1.3	2.7	94.7	1.3	8.0	26.7	21.3	42.7
		女	0.0	0.0	1.4	6.8	91.8	1.4	13.7	32.9	15.1	37.0
		合计	0.0	0.7	1.4	4.7	93.2	1.4	10.8	29.7	18.2	39.9
	乡	男	0.0	2.0	0.0	7.0	91.0	0.0	11.0	23.0	10.0	56.0
		女	0.0	0.0	0.0	6.5	93.5	2.8	8.3	21.1	7.3	60.6
		合计	0.0	1.0	0.0	6.8	92.3	1.4	9.6	22.0	8.6	58.4
	合计	男	0.0	1.7	0.6	5.1	92.6	0.6	9.7	24.6	14.9	50.3
		女	0.0	0.0	0.6	6.7	92.8	2.2	10.4	25.8	10.4	51.1
		合计	0.0	0.8	0.6	5.9	92.7	1.4	10.1	25.2	12.6	50.7
杭州市江干区		男	0.0	3.3	3.3	0.0	93.3	0.0	13.3	23.3	33.3	30.0
		女	0.0	0.0	0.0	14.3	85.7	0.0	10.7	32.1	21.4	35.7
		合计	0.0	1.7	1.7	6.9	89.7	0.0	12.1	27.6	27.6	32.8
宁波市余姚市		男	0.0	0.0	0.0	6.9	93.1	0.0	6.9	20.7	6.9	65.5
		女	0.0	0.0	0.0	3.1	96.9	3.1	9.4	21.9	9.4	56.3
		合计	0.0	0.0	0.0	4.9	95.1	1.6	8.2	21.3	8.2	60.7
金华市武义县		男	0.0	0.0	6.5	3.2	90.3	0.0	9.7	22.6	3.2	64.5
		女	3.6	0.0	0.0	7.1	89.3	7.1	7.1	17.9	7.1	60.7
		合计	1.7	0.0	3.4	5.1	89.8	3.4	8.5	20.3	5.1	62.7
台州市路桥区		男	0.0	3.6	0.0	7.1	89.3	0.0	17.9	14.3	25.0	42.9
		女	0.0	0.0	3.1	15.6	81.3	3.1	9.4	15.6	9.4	62.5
		合计	0.0	1.7	1.7	11.7	85.0	1.7	13.3	15.0	16.7	53.3
台州市温岭市		男	0.0	3.3	0.0	0.0	96.7	0.0	13.3	36.7	3.3	46.7
		女	0.0	0.0	0.0	3.6	96.4	6.7	13.3	30.0	3.3	46.7
		合计	0.0	1.7	0.0	1.7	96.6	3.3	13.3	33.3	3.3	46.7
丽水市莲都区		男	0.0	0.0	0.0	0.0	100.0	0.0	6.9	17.2	3.4	72.4
		女	0.0	0.0	0.0	6.9	93.1	0.0	10.3	27.6	17.2	44.8
		合计	0.0	0.0	0.0	3.4	96.6	0.0	8.6	22.4	10.3	58.6

表 4-66　浙江省 35～44 岁年龄组对身体健康及口腔健康的自我评价

地区		性别	全身健康状况评价（%）					牙齿和口腔状况评价（%）				
			很好	较好	一般	较差	很差	很好	较好	一般	较差	很差
浙江省	城	男	15.8	56.6	27.6	0.0	0.0	3.9	34.2	50.0	11.8	0.0
		女	9.6	46.6	42.5	1.4	0.0	1.4	34.2	53.4	11.0	0.0
		合计	12.8	51.7	34.9	0.7	0.0	2.7	34.2	51.7	11.4	0.0
	乡	男	24.0	38.0	37.0	0.0	1.0	10.0	29.0	47.0	11.0	3.0
		女	14.7	42.2	41.3	1.8	0.0	10.1	29.4	48.6	8.3	3.7
		合计	19.1	40.2	39.2	1.0	0.5	10.0	29.2	47.8	9.6	3.3
	合计	男	20.5	46.0	33.0	0.0	0.6	7.4	31.3	48.3	11.4	1.7
		女	12.6	44.0	41.8	1.6	0.0	6.6	31.3	50.5	9.3	2.2
		合计	16.5	45.0	37.4	0.8	0.3	7.0	31.3	49.4	10.3	2.0
杭州市江干区		男	13.3	56.7	30.0	0.0	0.0	3.3	40.0	46.7	10.0	0.0
		女	3.6	57.1	39.3	0.0	0.0	0.0	42.9	50.0	7.1	0.0
		合计	8.6	56.9	34.5	0.0	0.0	1.7	41.4	48.3	8.6	0.0
宁波市余姚市		男	10.3	41.4	44.8	3.5	0.0	6.9	20.7	62.1	6.9	3.5
		女	6.3	34.4	59.4	0.0	0.0	3.1	31.3	56.3	9.4	0.0
		合计	8.2	37.7	52.5	1.6	0.0	4.9	26.2	59.0	8.2	1.6
金华市武义县		男	6.5	32.3	51.6	9.7	0.0	0.0	19.4	71.0	9.7	0.0
		女	13.8	6.9	69.0	10.3	0.0	6.9	6.9	69.0	17.2	0.0
		合计	10.0	20.0	60.0	10.0	0.0	3.3	13.3	70.0	13.3	0.0
台州市路桥区		男	42.9	39.3	17.9	0.0	0.0	25.0	21.4	32.1	21.4	0.0
		女	31.3	34.4	34.4	0.0	0.0	18.8	21.9	50.0	6.3	3.1
		合计	36.7	36.7	26.7	0.0	0.0	21.7	21.7	41.7	13.3	1.7
台州市温岭市		男	19.4	45.2	35.5	0.0	0.0	0.0	41.9	48.4	6.5	3.2
		女	10.0	50.0	33.3	6.7	0.0	10.0	33.3	43.3	6.7	6.7
		合计	14.8	47.5	34.4	3.3	0.0	4.9	37.7	45.9	6.6	4.9
丽水市莲都区		男	3.4	51.7	44.8	0.0	0.0	0.0	34.5	51.7	10.3	3.4
		女	13.8	44.8	41.4	0.0	0.0	0.0	24.1	41.4	31.0	3.4
		合计	8.6	48.3	43.1	0.0	0.0	0.0	29.3	46.6	20.7	3.4

表 4-67 浙江省 35～44 岁年龄组口腔保健态度

地区		性别	口腔健康对自己的生活很重要(%)				定期口腔检查是十分必要的(%)				牙齿的好坏是天生的，以自己的保护关系不大(%)				防护牙病首先靠自己(%)			
			同意	不同意	无所谓	不知道	同意	不同意	无所谓	不知道	同意	不同意	无所谓	不知道	同意	不同意	无所谓	不知道
浙江省	城	男	100.0	0.0	0.0	0.0	88.2	2.6	9.2	0.0	10.5	89.5	0.0	0.0	100.0	0.0	0.0	0.0
		女	100.0	0.0	0.0	0.0	94.5	1.4	2.7	1.4	6.8	91.8	0.0	1.4	98.6	1.4	0.0	0.0
		合计	100.0	0.0	0.0	0.0	91.3	2.0	6.0	0.7	8.7	90.6	0.0	0.7	99.3	0.7	0.0	0.0
	乡	男	95.0	0.0	2.0	3.0	72.0	6.0	16.0	6.0	15.0	76.0	2.0	7.0	96.0	1.0	2.0	1.0
		女	91.7	1.8	4.6	1.8	70.6	8.3	19.3	1.8	22.0	67.0	3.7	7.3	95.3	0.9	0.0	3.7
		合计	93.3	1.0	3.3	2.4	71.3	7.2	17.7	3.8	18.7	71.3	2.9	7.2	95.7	1.0	1.0	2.4
	合计	男	97.2	0.0	1.1	1.7	79.0	4.5	13.1	3.4	13.1	81.8	1.1	4.0	97.7	0.6	1.1	0.6
		女	95.1	1.1	2.7	1.1	80.2	5.5	12.6	1.6	15.9	76.9	2.2	4.9	96.6	1.1	0.0	2.2
		合计	96.1	0.6	2.0	1.4	79.6	5.0	12.8	2.5	14.5	79.3	1.7	4.5	97.2	0.8	0.6	1.4
杭州市江干区		男	100.0	0.0	0.0	0.0	86.7	3.3	10.0	0.0	10.0	90.0	0.0	0.0	100.0	0.0	0.0	0.0
		女	100.0	0.0	0.0	0.0	100.0	0.0	0.0	0.0	7.1	92.9	0.0	0.0	100.0	0.0	0.0	0.0
		合计	100.0	0.0	0.0	0.0	93.1	1.7	5.2	0.0	8.6	91.4	0.0	0.0	100.0	0.0	0.0	0.0
宁波市余姚市		男	100.0	0.0	0.0	0.0	72.4	0.0	20.7	6.9	72.4	0.0	20.7	6.9	96.6	3.5	0.0	0.0
		女	96.9	0.0	0.0	3.1	68.8	3.1	21.9	6.3	68.8	3.1	21.9	6.3	93.6	0.0	0.0	6.5
		合计	98.4	0.0	0.0	1.6	70.5	1.6	21.3	6.6	70.5	1.6	21.3	6.6	95.0	1.7	0.0	3.3
金华市武义县		男	93.1	0.0	0.0	6.9	69.0	6.9	24.1	0.0	10.3	82.8	3.4	3.4	96.6	0.0	3.4	0.0
		女	96.8	3.2	0.0	0.0	74.2	12.9	12.9	0.0	12.9	83.9	0.0	3.2	96.8	3.2	0.0	0.0
		合计	95.0	1.7	0.0	3.3	71.7	10.0	18.3	0.0	11.7	83.3	1.7	3.3	96.7	1.7	1.7	0.0
台州市路桥区		男	96.4	0.0	3.6	0.0	85.7	0.0	10.7	3.6	10.7	78.6	3.6	7.1	96.4	0.0	3.6	0.0
		女	93.8	0.0	6.3	0.0	75.0	6.3	18.8	0.0	25.0	59.4	6.3	9.4	93.8	0.0	0.0	6.3
		合计	95.0	0.0	5.0	0.0	80.0	3.3	15.0	1.7	18.3	68.3	5.0	8.3	95.0	0.0	1.7	3.3
台州市温岭市		男	96.8	0.0	3.2	0.0	80.6	3.2	9.7	6.5	9.7	83.9	0.0	6.5	100.0	0.0	0.0	0.0
		女	86.7	0.0	10.0	3.3	76.7	3.3	20.0	0.0	30.0	63.3	0.0	6.7	100.0	0.0	0.0	0.0
		合计	91.8	0.0	6.6	1.6	78.7	3.3	14.8	3.3	19.7	73.8	0.0	6.6	100.0	0.0	0.0	0.0
丽水市莲都区		男	93.1	3.4	3.4	0.0	72.4	17.2	3.4	6.9	17.2	72.4	3.4	6.9	96.6	0.0	0.0	3.4
		女	100.0	0.0	0.0	0.0	96.6	3.4	0.0	0.0	13.8	86.2	0.0	0.0	96.6	3.4	0.0	0.0
		合计	96.6	1.7	1.7	0.0	84.5	10.3	1.7	3.4	15.5	79.3	1.7	3.4	96.6	1.7	0.0	1.7

表 4-68　浙江省 35～44 岁年龄组口腔保健知识认知 1

地区	性别		刷牙时牙龈出血是正常的（%）			细菌可以引起牙龈发炎（%）			刷牙对预防牙龈出血没有用（%）			细菌可以引起龋齿（%）		
			正确	不正确	不知道	正确	不正确	不知道	正确	不正确	不知道	正确	不正确	不知道
浙江省	城	男	14.5	82.9	2.6	90.8	3.9	5.3	14.5	65.8	19.7	86.8	5.3	7.9
		女	6.9	90.3	2.8	95.8	1.4	2.8	18.1	62.5	19.4	83.3	1.4	15.3
		合计	10.8	86.5	2.7	93.2	2.7	4.1	16.2	64.2	19.6	85.1	3.4	11.5
	乡	男	21.0	73.0	6.0	84.0	8.0	8.0	24.0	55.0	21.0	81.0	4.0	15.0
		女	18.3	72.5	9.2	84.4	1.8	13.8	22.0	47.7	30.3	84.4	4.6	11.0
		合计	19.6	72.7	7.7	84.2	4.8	11.0	23.0	51.2	25.8	82.8	4.3	12.9
	合计	男	18.2	77.3	4.5	86.9	6.3	6.8	19.9	59.7	20.5	83.5	4.5	11.9
		女	13.8	79.6	6.6	89.0	1.7	9.4	20.4	53.6	26.0	84.0	3.3	12.7
		合计	16.0	78.4	5.6	88.0	3.9	8.1	20.2	56.6	23.2	83.8	3.9	12.3
杭州市江干区		男	20.0	80.0	0.0	90.0	3.3	6.7	3.3	80.0	16.7	83.3	10.0	6.7
		女	7.1	85.7	7.1	96.4	0.0	3.6	28.6	57.1	14.3	89.3	0.0	10.7
		合计	13.8	82.8	3.5	93.1	1.7	5.2	15.5	69.0	15.5	86.2	5.2	8.6
宁波市余姚市		男	13.8	79.3	6.9	89.7	3.5	6.9	17.2	65.5	17.2	86.2	0.0	13.8
		女	3.1	93.8	3.1	90.6	0.0	9.4	9.4	62.5	28.1	71.9	3.1	25.0
		合计	8.2	86.9	4.9	90.2	1.6	8.2	13.1	63.9	23.0	78.7	1.6	19.7
金华市武义县		男	13.8	82.8	3.4	82.8	6.9	10.3	20.7	51.7	27.6	82.8	10.3	6.9
		女	6.5	90.3	3.2	96.8	0.0	3.2	16.1	45.2	38.7	90.3	0.0	9.7
		合计	10.0	86.7	3.3	90.0	3.3	6.7	18.3	48.3	33.3	86.7	5.0	8.3
台州市路桥区		男	28.6	64.3	7.1	82.1	7.1	10.7	32.1	42.9	25.0	78.6	3.6	17.9
		女	46.9	46.9	6.3	87.5	3.1	9.4	28.1	53.1	18.8	78.1	9.4	12.5
		合计	38.3	55.0	6.7	85.0	5.0	10.0	30.0	48.3	21.7	78.3	6.7	15.0
台州市温岭市		男	16.1	83.9	0.0	87.1	9.7	3.2	19.4	61.3	19.4	87.1	0.0	12.9
		女	6.9	79.3	13.8	75.9	3.4	20.7	24.1	44.8	31.0	86.2	6.9	6.9
		合计	11.7	81.7	6.7	81.7	6.7	11.7	21.7	53.3	25.0	86.7	3.3	10.0
丽水市莲都区		男	10.3	72.4	17.2	79.3	10.3	10.3	31.0	48.3	20.7	86.2	0.0	13.8
		女	17.2	82.8	0.0	96.6	0.0	3.4	13.8	65.5	20.7	86.2	3.4	10.3
		合计	13.8	77.6	8.6	87.9	5.2	6.9	22.4	56.9	20.7	86.2	1.7	12.1

表 4-69　浙江省 35～44 岁年龄组口腔保健知识认知 2

地区		性别	吃糖可以导致龋齿（%）			氟化物对保护牙齿没有用（%）			窝沟封闭可以保护牙齿（%）			口腔疾病可能影响全身健康（%）		
			正确	不正确	不知道	正确	不正确	不知道	正确	不正确	不知道	正确	不正确	不知道
浙江省	城	男	93.4	1.3	5.3	9.2	57.9	32.9	46.1	5.3	48.7	94.7	1.3	3.9
		女	90.3	1.4	8.3	12.5	54.2	33.3	58.3	2.8	38.9	94.4	0.0	5.6
		合计	91.9	1.4	6.8	10.8	56.1	33.1	52.0	4.1	43.9	94.6	0.7	4.7
	乡	男	81.0	4.0	15.0	11.0	34.0	55.0	20.0	7.0	73.0	89.0	5.0	6.0
		女	88.1	2.8	9.2	9.2	17.4	73.4	18.5	1.9	79.6	74.3	5.5	20.2
		合计	84.7	3.3	12.0	10.0	25.4	64.6	19.2	4.3	76.4	81.3	5.3	13.4
	合计	男	86.4	2.8	10.8	10.2	44.3	45.5	31.3	6.3	62.5	91.5	3.4	5.1
		女	89.0	2.2	8.8	10.5	32.0	57.5	34.4	2.2	63.3	82.3	3.3	14.4
		合计	87.7	2.5	9.8	10.4	38.1	51.5	32.9	4.2	62.9	86.8	3.4	9.8
杭州市江干区		男	96.7	0.0	3.3	3.3	53.3	43.3	46.7	3.3	50.0	90.0	3.3	6.7
		女	92.9	3.6	3.6	10.7	57.1	32.1	64.3	3.6	32.1	92.9	0.0	7.1
		合计	94.8	1.7	3.5	6.9	55.2	37.9	55.2	3.5	41.4	91.4	1.7	6.9
宁波市余姚市		男	86.2	6.9	6.9	13.8	20.7	65.5	17.2	10.3	72.4	89.7	10.3	0.0
		女	90.6	0.0	9.4	3.1	21.9	75.0	25.0	0.0	75.0	87.5	0.0	12.5
		合计	88.5	3.3	8.2	8.2	21.3	70.5	21.3	4.9	73.8	88.5	4.9	6.6
金华市武义县		男	82.8	3.4	13.8	10.3	44.8	44.8	24.1	10.3	65.5	93.1	3.4	3.4
		女	90.3	3.2	6.5	16.1	22.6	61.3	25.8	3.2	71.0	93.5	3.2	3.2
		合计	86.7	3.3	10.0	13.3	33.3	53.3	25.0	6.7	68.3	93.3	3.3	3.3
台州市路桥区		男	75.0	3.6	21.4	17.9	35.7	46.4	28.6	0.0	71.4	96.4	0.0	3.6
		女	81.3	3.1	15.6	3.1	25.0	71.9	12.9	0.0	87.1	75.0	6.3	18.8
		合计	78.3	3.3	18.3	10.0	30.0	60.0	20.3	0.0	79.7	85.0	3.3	11.7
台州市温岭市		男	90.3	0.0	9.7	9.7	51.6	38.7	35.5	6.5	58.1	93.5	0.0	6.5
		女	93.1	3.4	3.4	13.8	24.1	62.1	24.1	3.4	72.4	65.5	6.9	27.6
		合计	91.7	1.7	6.7	11.7	38.3	50.0	30.0	5.0	65.0	80.0	3.3	16.7
丽水市莲都区		男	89.7	3.4	6.9	6.9	37.9	55.2	31.0	6.9	62.1	75.9	6.9	17.2
		女	82.8	0.0	17.2	17.2	65.5	17.2	62.1	3.4	34.5	89.7	0.0	10.3
		合计	86.2	1.7	12.1	12.1	51.7	36.2	46.6	5.2	48.3	82.8	3.4	13.8

表 4-70　浙江省 35～44 岁年龄组慢性病发病率

地区		性别	脑卒中（%）	糖尿病（%）	高血压（%）	心脏病（%）	慢性阻塞性肺部疾病（%）	其他（%）	没有（%）	不知道（%）
浙江省	城	男	0.0	1.4	4.1	0.0	0.0	1.4	93.2	0.0
		女	0.0	0.0	4.1	1.4	0.0	2.7	89.0	2.7
		合计	0.0	0.7	4.1	0.7	0.0	2.0	91.2	1.4
	乡	男	0.0	3.0	5.1	0.0	0.0	2.0	84.8	5.1
		女	0.0	0.0	4.6	0.9	0.0	0.0	93.5	0.9
		合计	0.0	1.4	4.8	0.5	0.0	1.0	89.4	2.9
	合计	男	0.0	2.3	4.6	0.0	0.0	1.7	88.4	2.9
		女	0.0	0.0	4.4	1.1	0.0	1.1	91.7	1.7
		合计	0.0	1.1	4.5	0.6	0.0	1.4	90.1	2.3
杭州市江干区		男	0.0	0.0	10.0	0.0	0.0	3.3	86.7	0.0
		女	0.0	0.0	7.1	3.6	0.0	0.0	85.7	3.6
		合计	0.0	0.0	8.6	1.7	0.0	1.7	86.2	1.7
宁波市余姚市		男	0.0	0.0	3.8	0.0	0.0	3.8	88.5	3.8
		女	0.0	0.0	0.0	0.0	0.0	0.0	100.0	0.0
		合计	0.0	0.0	1.8	0.0	0.0	1.8	94.7	1.8
金华市武义县		男	0.0	3.4	6.9	0.0	0.0	0.0	75.9	13.8
		女	0.0	0.0	3.2	0.0	0.0	3.2	93.5	0.0
		合计	0.0	1.7	5.0	0.0	0.0	1.7	85.0	6.7
台州市路桥区		男	0.0	3.6	7.1	0.0	0.0	0.0	89.3	0.0
		女	0.0	0.0	3.1	0.0	0.0	0.0	96.9	0.0
		合计	0.0	1.7	5.0	0.0	0.0	0.0	93.3	0.0
台州市温岭市		男	0.0	3.2	0.0	0.0	0.0	0.0	96.8	0.0
		女	0.0	2.0	3.0	4.0	0.0	6.0	7.0	0.0
		合计	0.0	1.6	3.3	1.6	0.0	1.6	91.8	0.0
丽水市莲都区		男	0.0	3.5	3.5	0.0	0.0	3.5	86.2	3.5
		女	0.0	0.0	3.5	0.0	0.0	0.0	93.1	3.5
		合计	0.0	1.7	3.5	0.0	0.0	1.7	89.7	3.5

表 4-71　浙江省 55～64 岁年龄组最高学历

年龄组		性别	没有上过学（%）	小学（%）	初中（%）	高中（%）	中专（%）	大专（%）	本科（%）	硕士及以上（%）
浙江省	城	男	4.0	20.0	34.7	20.0	6.7	13.3	1.3	0.0
		女	2.7	28.0	42.7	18.7	2.7	5.3	0.0	0.0
		合计	3.3	24.0	38.7	19.3	4.7	9.3	0.7	0.0
	乡	男	15.4	35.6	34.6	12.5	1.9	0.0	0.0	0.0
		女	34.5	46.4	15.5	3.6	0.0	0.0	0.0	0.0
		合计	25.2	41.1	24.8	7.9	0.9	0.0	0.0	0.0
	合计	男	10.6	29.1	34.6	15.6	3.9	5.6	0.6	0.0
		女	21.6	38.9	26.5	9.7	1.1	2.2	0.0	0.0
		合计	16.2	34.1	30.5	12.6	2.5	3.8	0.3	0.0
杭州市江干区		男	3.3	20.0	43.3	6.7	6.7	20.0	0.0	0.0
		女	6.7	50.0	33.3	6.7	0.0	3.3	0.0	0.0
		合计	5.0	35.0	38.3	6.7	3.3	11.7	0.0	0.0
宁波市余姚市		男	3.5	31.0	48.3	17.2	0.0	0.0	0.0	0.0
		女	18.8	50.0	28.1	3.1	0.0	0.0	0.0	0.0
		合计	11.5	41.0	37.7	9.8	0.0	0.0	0.0	0.0
金华市武义县		男	0.0	26.7	46.7	13.3	3.3	6.7	3.3	0.0
		女	9.7	38.7	41.9	9.7	0.0	0.0	0.0	0.0
		合计	4.9	32.8	44.3	11.5	1.6	3.3	1.6	0.0
台州市路桥区		男	30.0	33.3	16.7	16.7	3.3	0.0	0.0	0.0
		女	43.3	43.3	13.3	0.0	0.0	0.0	0.0	0.0
		合计	36.7	38.3	15.0	8.3	1.7	0.0	0.0	0.0
台州市温岭市		男	20.7	41.4	27.6	6.9	3.4	0.0	0.0	0.0
		女	35.5	32.3	12.9	16.1	0.0	3.2	0.0	0.0
		合计	28.3	36.7	20.0	11.7	1.7	1.7	0.0	0.0
丽水市莲都区		男	6.5	22.6	25.8	32.3	6.5	6.5	0.0	0.0
		女	16.1	19.4	29.0	22.6	6.5	6.5	0.0	0.0
		合计	11.3	21.0	27.4	27.4	6.5	6.5	0.0	0.0

表 4-72　浙江省 55～64 岁年龄组饮食习惯

地区		性别	进食甜点心及糖果的频率(%)						进食甜饮料的频率(%)						进食加糖的牛奶、酸奶、奶粉、茶、豆浆、咖啡的频率(%)					
			每天≥2次	每天1次	每周2~6次	每周1次	每月1~3次	很少/从不	每天≥2次	每天1次	每周2~6次	每周1次	每月1~3次	很少/从不	每天≥2次	每天1次	每周2~6次	每周1次	每月1~3次	很少/从不
浙江省	城	男	6.6	2.6	10.5	7.9	28.9	43.4	1.3	0.0	0.0	2.6	17.1	78.9	17.1	15.8	15.8	7.9	7.9	35.5
		女	2.7	8.0	9.3	14.7	25.3	40.0	0.0	1.3	4.0	2.7	8.0	84.0	1.3	24.0	10.7	9.3	12.0	42.7
		合计	4.6	5.3	9.9	11.3	27.2	41.7	0.7	0.7	2.0	2.6	12.6	81.5	9.3	19.9	13.2	8.6	9.9	39.1
	乡	男	0.0	1.9	13.5	9.6	22.1	52.9	0.0	1.9	11.5	3.8	20.2	62.5	1.0	1.9	12.5	5.8	17.3	61.5
		女	0.9	3.6	10.9	5.5	29.1	50.0	0.0	2.7	6.4	3.6	12.7	74.5	0.0	4.5	10.9	7.3	13.6	63.6
		合计	0.5	2.8	12.1	7.5	25.7	51.4	0.0	2.3	8.9	3.7	16.4	68.7	0.5	3.3	11.7	6.5	15.4	62.6
	合计	男	2.8	2.2	12.2	8.9	25.0	48.9	0.6	1.1	6.7	3.3	18.9	69.4	7.8	7.8	13.9	6.7	13.3	50.6
		女	1.6	5.4	10.3	9.2	27.6	45.9	0.0	2.2	5.4	3.2	10.8	78.4	0.5	12.4	10.8	8.1	13.0	55.1
		合计	2.2	3.8	11.2	9.0	26.3	47.4	0.3	1.6	6.0	3.3	14.8	74.0	4.1	10.1	12.3	7.4	13.2	52.9
杭州市江干区		男	0.0	0.0	10.0	3.3	33.3	53.3	0.0	0.0	0.0	0.0	16.7	83.3	33.3	23.3	3.3	6.7	6.7	26.7
		女	3.3	0.0	10.0	16.7	30.0	40.0	0.0	3.3	3.3	0.0	3.3	90.0	0.0	36.7	6.7	16.7	6.7	33.3
		合计	1.7	0.0	10.0	10.0	31.7	46.7	0.0	0.0	1.7	1.7	10.0	86.7	16.7	30.0	5.0	11.7	6.7	30.0
宁波市余姚市		男	3.3	3.3	13.3	20.0	16.7	43.3	3.3	0.0	10.0	3.3	26.7	56.7	3.3	0.0	10.0	13.3	6.7	66.7
		女	0.0	6.3	15.6	6.3	31.3	40.6	0.0	0.0	9.4	0.0	3.1	87.5	0.0	3.1	12.5	9.4	9.4	65.6
		合计	1.6	4.8	14.5	12.9	24.2	41.9	1.6	0.0	9.7	1.6	14.5	72.6	1.6	1.6	11.3	11.3	8.1	66.1
金华市武义县		男	3.3	3.3	20.0	3.3	40.0	30.0	0.0	6.7	6.7	0.0	26.7	60.0	6.7	10.0	20.0	3.3	26.7	33.3
		女	3.2	3.2	9.7	9.7	38.7	35.5	0.0	6.5	3.2	9.7	25.8	54.8	0.0	9.7	22.6	9.7	16.1	41.9
		合计	3.3	3.3	14.8	6.6	39.3	32.8	0.0	6.6	4.9	4.9	26.2	57.4	3.3	9.8	21.3	6.6	21.3	37.7
台州市路桥区		男	0.0	3.3	16.7	3.3	16.7	60.0	0.0	0.0	0.0	13.3	10.0	76.7	0.0	0.0	16.7	3.3	10.0	70.0
		女	0.0	6.7	10.0	3.3	23.3	56.7	0.0	0.0	3.3	6.7	16.7	73.3	0.0	6.7	3.3	0.0	20.0	70.0
		合计	0.0	5.0	13.3	3.3	20.0	58.3	0.0	0.0	1.7	10.0	13.3	75.0	0.0	3.3	10.0	1.7	15.0	70.0
台州市温岭市		男	3.4	0.0	6.9	6.9	24.1	58.6	0.0	0.0	3.4	3.4	17.2	75.9	3.4	3.4	6.9	6.9	20.7	58.6
		女	0.0	0.0	6.5	12.9	16.1	64.5	0.0	0.0	0.0	0.0	9.7	90.3	3.2	0.0	12.9	6.5	3.2	74.2
		合计	1.7	0.0	6.7	10.0	20.0	61.7	0.0	0.0	1.7	1.7	13.3	83.3	3.3	1.7	10.0	6.7	11.7	66.7
丽水市莲都区		男	6.5	3.2	6.5	16.1	19.4	48.4	0.0	0.0	6.5	12.9	16.1	64.5	0.0	9.7	25.8	6.5	9.7	48.4
		女	3.2	16.1	9.7	6.5	25.8	38.7	0.0	0.0	9.7	9.7	6.5	74.2	0.0	19.4	6.5	6.5	22.6	45.2
		合计	4.8	9.7	8.1	11.3	22.6	43.5	0.0	0.0	8.1	11.3	11.3	69.4	0.0	14.5	16.1	6.5	16.1	46.8

表 4-73 浙江省 55～64 岁年龄组抽烟及饮酒行为

地区		性别	吸烟(%)			近一个月内平均吸烟量(%)						喝白酒(%)				
			吸烟	从不吸	已戒烟	≤1支/d	1~5支/d	6~10支/d	11~20支/d	21~40支/d	≥41支/d	每天喝	每周喝	很少喝	从不喝	已戒酒
浙江省	城	男	56.0	30.7	13.3	4.8	9.5	21.4	45.2	11.9	7.1	41.3	6.7	13.3	32.0	6.7
		女	1.4	98.6	0.0	0.0	100.0	0.0	0.0	0.0	0.0	1.4	4.1	20.3	73.0	1.4
		合计	28.9	64.4	6.7	4.7	11.6	20.9	44.2	11.6	7.0	21.5	5.4	16.8	52.3	4.0
	乡	男	60.6	19.2	20.2	1.6	7.9	14.3	50.8	22.2	3.2	26.0	1.9	30.8	29.8	11.5
		女	0.9	99.1	0.0	0.0	0.0	0.0	0.0	0.0	0.0	4.6	1.8	15.6	75.2	2.8
		合计	30.2	59.9	9.9	1.6	7.9	14.3	50.8	22.2	3.2	15.0	1.9	23.0	53.1	7.0
	合计	男	58.7	24.0	17.3	2.9	8.6	17.1	48.6	18.1	4.8	32.4	3.9	23.5	30.7	9.5
		女	1.1	98.9	0.0	0.0	100.0	0.0	0.0	0.0	0.0	3.3	2.7	17.5	74.3	2.2
		合计	29.6	61.8	8.6	2.8	9.4	17.0	48.1	17.9	4.7	17.7	3.3	20.4	52.8	5.8
杭州市 江干区		男	66.7	23.3	10.0	10.5	15.8	15.8	42.1	10.5	5.3	58.6	3.4	6.9	27.6	3.4
		女	3.3	96.7	0.0	0.0	100.0	0.0	0.0	0.0	0.0	0.0	10.0	16.7	70.0	3.3
		合计	35.0	60.0	5.0	10.0	20.0	15.0	40.0	10.0	5.0	28.8	6.8	11.9	49.2	3.4
宁波市 余姚市		男	55.2	27.6	17.2	0.0	5.9	11.8	64.7	17.7	0.0	53.3	3.3	10.0	30.0	3.3
		女	3.2	96.8	0.0	0.0	0.0	0.0	0.0	0.0	0.0	12.9	3.2	12.9	67.7	3.2
		合计	28.3	63.3	8.3	0.0	5.9	11.8	64.7	17.7	0.0	32.8	3.3	11.5	49.2	3.3
金华市 武义县		男	53.3	26.7	20.0	6.3	12.5	18.8	43.8	18.8	0.0	23.3	3.3	30.0	40.0	3.3
		女	0.0	100.0	0.0	0.0	0.0	0.0	0.0	0.0	0.0	0.0	3.2	12.9	80.6	3.2
		合计	26.2	63.9	9.8	6.3	12.5	18.8	43.8	18.8	0.0	11.5	3.3	21.3	60.7	3.3
台州市 路桥区		男	56.7	26.7	16.7	0.0	11.8	17.6	47.1	17.6	5.9	20.0	3.3	43.3	20.0	13.3
		女	0.0	100.0	0.0	0.0	0.0	0.0	0.0	0.0	0.0	0.0	0.0	31.0	69.0	0.0
		合计	29.3	62.1	8.6	0.0	11.8	17.6	47.1	17.6	5.9	10.2	1.7	37.3	44.1	6.8
台州市 温岭市		男	75.9	6.9	17.2	0.0	4.5	13.6	40.9	31.8	9.1	6.9	6.9	27.6	34.5	24.1
		女	0.0	100.0	0.0	0.0	0.0	0.0	0.0	0.0	0.0	0.0	0.0	6.5	93.5	0.0
		合计	36.7	55.0	8.3	0.0	4.5	13.6	40.9	31.8	9.1	3.3	3.3	16.7	65.0	11.7
丽水市 莲都区		男	45.2	32.3	22.6	0.0	0.0	28.6	57.1	7.1	7.1	32.3	3.2	22.6	32.3	9.7
		女	0.0	100.0	0.0	0.0	0.0	0.0	0.0	0.0	0.0	6.5	0.0	25.8	64.5	3.2
		合计	22.6	66.1	11.3	0.0	0.0	28.6	57.1	7.1	7.1	19.4	1.6	24.2	48.4	6.5

表 4-74　浙江省 55～64 岁年龄组口腔卫生行为 1

地区		性别	刷牙（%）						使用牙签（%）					
			每天≥2次	每天1次	每周2~6次	每周1次	每月1~3次	很少/从不	每天≥2次	每天1次	每周2~6次	每周1次	每月1~3次	很少/从不
浙江省	城	男	46.1	53.9	0.0	0.0	0.0	0.0	25.0	15.8	13.2	3.9	6.6	35.5
		女	74.7	25.3	0.0	0.0	0.0	0.0	8.0	5.3	21.3	5.3	6.7	53.3
		合计	60.3	39.7	0.0	0.0	0.0	0.0	16.6	10.6	17.2	4.6	6.6	44.4
	乡	男	20.2	70.2	3.8	1.9	0.0	3.8	17.5	12.6	11.7	1.9	5.8	50.5
		女	34.5	63.6	0.9	0.0	0.0	0.9	15.5	3.6	19.1	0.9	11.8	49.1
		合计	27.6	66.8	2.3	0.9	0.0	2.3	16.4	8.0	15.5	1.4	8.9	49.8
	合计	男	31.1	63.3	2.2	1.1	0.0	2.2	20.7	14.0	12.3	2.8	6.1	44.1
		女	50.8	48.1	0.5	0.0	0.0	0.5	12.4	4.3	20.0	2.7	9.7	50.8
		合计	41.1	55.6	1.4	0.5	0.0	1.4	16.5	9.1	16.2	2.7	8.0	47.5
杭州市江干区		男	43.3	56.7	0.0	0.0	0.0	0.0	13.3	26.7	13.3	0.0	10.0	36.7
		女	73.3	26.7	0.0	0.0	0.0	0.0	6.7	10.0	10.0	6.7	10.0	56.7
		合计	58.3	41.7	0.0	0.0	0.0	0.0	10.0	18.3	11.7	3.3	10.0	46.7
宁波市余姚市		男	10.0	86.7	3.3	0.0	0.0	0.0	33.3	13.3	6.7	0.0	0.0	46.7
		女	37.5	62.5	0.0	0.0	0.0	0.0	21.9	3.1	18.8	0.0	3.1	53.1
		合计	24.2	74.2	1.6	0.0	0.0	0.0	27.4	8.1	12.9	0.0	1.6	50.0
金华市武义县		男	26.7	53.3	10.0	6.7	3.3	0.0	10.0	16.7	16.7	6.7	0.0	50.0
		女	35.5	58.1	3.2	0.0	3.2	0.0	3.2	3.2	16.1	0.0	12.9	64.5
		合计	31.1	55.7	6.6	3.3	3.3	0.0	6.6	9.8	16.4	3.3	6.6	57.4
台州市路桥区		男	30.0	66.7	0.0	0.0	0.0	3.3	24.1	3.4	13.8	3.4	13.8	41.4
		女	53.3	46.7	0.0	0.0	0.0	0.0	6.7	3.3	26.7	0.0	13.3	50.0
		合计	41.7	56.7	0.0	0.0	0.0	1.7	15.3	3.4	20.3	1.7	13.6	45.8
台州市温岭市		男	34.5	65.5	0.0	0.0	0.0	0.0	31.0	3.4	3.4	0.0	10.3	51.7
		女	45.2	54.8	0.0	0.0	0.0	0.0	29.0	0.0	19.4	6.5	12.9	32.3
		合计	40.0	60.0	0.0	0.0	0.0	0.0	30.0	1.7	11.7	3.3	11.7	41.7
丽水市莲都区		男	41.9	51.6	0.0	0.0	0.0	6.5	12.9	19.4	19.4	6.5	3.2	38.7
		女	61.3	38.7	0.0	0.0	0.0	0.0	6.5	6.5	29.0	3.2	6.5	48.4
		合计	51.6	45.2	0.0	0.0	0.0	3.2	9.7	12.9	24.2	4.8	4.8	43.5

表 4-75　浙江省 55～64 岁年龄组口腔卫生行为 2

地区		性别	使用牙线（%）						使用牙膏（%）			使用含氟牙膏（%）		
			每天≥2次	每天1次	每周2～6次	每周1次	每月1～3次	很少/从不	使用牙膏	不使用牙膏	不知道	使用含氟牙膏	使用不含氟牙膏	不知道
浙江省	城	男	2.6	0.0	0.0	0.0	0.0	97.4	98.7	1.3	0.0	23.0	0.0	77.0
		女	1.3	0.0	0.0	2.7	0.0	96.0	98.7	1.3	0.0	14.9	6.8	78.4
		合计	2.0	0.0	0.0	1.3	0.0	96.7	98.7	1.3	0.0	18.9	3.4	77.7
	乡	男	1.0	0.0	0.0	0.0	0.0	99.0	97.1	1.0	1.9	9.9	3.0	87.1
		女	0.0	0.0	1.8	0.0	0.0	98.2	98.2	1.8	0.0	6.4	3.7	89.9
		合计	0.5	0.0	0.9	0.0	0.0	98.6	97.7	1.4	0.9	8.1	3.3	88.6
	合计	男	1.7	0.0	0.0	0.0	0.0	98.3	97.8	1.1	1.1	15.4	1.7	82.9
		女	0.5	0.0	1.1	1.1	0.0	97.3	98.4	1.6	0.0	9.8	4.9	85.2
		合计	1.1	0.0	0.5	0.5	0.0	97.8	98.1	1.4	0.6	12.6	3.4	84.1
杭州市江干区		男	0.0	0.0	0.0	0.0	0.0	100.0	100.0	0.0	0.0	33.3	0.0	66.7
		女	0.0	0.0	0.0	0.0	0.0	100.0	100.0	0.0	0.0	3.3	13.3	83.3
		合计	0.0	0.0	0.0	0.0	0.0	100.0	100.0	0.0	0.0	18.3	6.7	75.0
宁波市余姚市		男	0.0	0.0	0.0	0.0	0.0	100.0	96.4	3.6	0.0	10.7	3.6	85.7
		女	0.0	0.0	3.1	0.0	0.0	96.9	96.9	3.1	0.0	0.0	3.1	96.9
		合计	0.0	0.0	1.6	0.0	0.0	98.4	96.7	3.3	0.0	5.0	3.3	91.7
金华市武义县		男	0.0	0.0	0.0	0.0	0.0	100.0	100.0	0.0	0.0	3.3	6.7	90.0
		女	3.2	0.0	0.0	0.0	0.0	96.8	93.5	6.5	0.0	6.9	3.4	89.7
		合计	1.6	0.0	0.0	0.0	0.0	98.4	96.7	3.3	0.0	5.1	5.1	89.8
台州市路桥区		男	3.3	0.0	0.0	0.0	0.0	96.7	100.0	0.0	0.0	13.3	0.0	86.7
		女	0.0	0.0	0.0	0.0	0.0	100.0	100.0	0.0	0.0	10.0	6.7	83.3
		合计	1.7	0.0	0.0	0.0	0.0	98.3	100.0	0.0	0.0	11.7	3.3	85.0
台州市温岭市		男	3.4	0.0	0.0	0.0	0.0	96.6	100.0	0.0	0.0	13.8	0.0	86.2
		女	0.0	0.0	6.5	0.0	0.0	93.5	100.0	0.0	0.0	16.1	0.0	83.9
		合计	1.7	0.0	3.3	0.0	0.0	95.0	100.0	0.0	0.0	15.0	0.0	85.0
丽水市莲都区		男	3.2	0.0	0.0	0.0	0.0	96.8	90.3	3.2	6.5	17.9	0.0	82.1
		女	0.0	0.0	3.2	0.0	0.0	96.8	100.0	0.0	0.0	22.6	3.2	74.2
		合计	1.6	0.0	1.6	0.0	0.0	96.8	95.2	1.6	3.2	20.3	1.7	78.0

表 4-76　浙江省 55～64 岁年龄组过去 12 个月未看牙的原因

地区		性别	牙齿没有问题（%）	牙病不重（%）	没有时间（%）	经济困难，看不起牙（%）	看牙不能报销（%）	附近没有牙医（%）	害怕传染病（%）	害怕看牙疼痛（%）	很难找到信得过的牙医（%）	挂号太难（%）	其他原因（%）
浙江省	城	男	53.3	38.3	13.3	3.3	0.0	1.7	1.7	3.3	6.7	0.0	6.7
		女	52.7	29.1	7.3	0.0	3.6	5.5	0.0	5.5	0.0	1.8	7.3
		合计	53.0	33.9	10.4	1.7	1.7	3.5	0.9	4.3	3.5	0.9	7.0
	乡	男	43.5	37.7	10.1	1.4	1.4	1.4	0.0	4.3	4.3	1.4	8.7
		女	53.8	41.0	3.8	3.8	0.0	0.0	0.0	5.1	0.0	1.3	3.8
		合计	49.0	39.5	6.8	2.7	0.7	0.7	0.0	4.8	2.0	1.4	6.1
	合计	男	48.1	38.0	11.6	2.3	0.8	1.6	0.8	3.9	5.4	0.8	7.8
		女	53.4	36.1	5.3	2.3	1.5	2.3	0.0	5.3	0.0	1.5	5.3
		合计	50.8	37.0	8.4	2.3	1.1	1.9	0.4	4.6	2.7	1.1	6.5
杭州市江干区		男	48.1	44.4	7.4	0.0	0.0	0.0	0.0	3.7	0.0	0.0	0.0
		女	56.0	24.0	0.0	0.0	4.0	8.0	0.0	8.0	4.0	4.0	24.0
		合计	51.9	34.6	3.8	0.0	1.9	3.8	0.0	5.8	1.9	1.9	11.5
宁波市余姚市		男	39.1	39.1	13.0	4.3	4.3	4.3	0.0	4.3	4.3	0.0	13.0
		女	70.0	35.0	5.0	0.0	0.0	0.0	0.0	0.0	0.0	0.0	4.3
		合计	53.5	37.2	9.3	2.3	2.3	2.3	0.0	2.3	2.3	0.0	9.3
金华市武义县		男	46.7	46.7	0.0	0.0	0.0	0.0	0.0	0.0	6.7	0.0	6.7
		女	50.0	50.0	0.0	0.0	0.0	4.6	0.0	0.0	0.0	0.0	9.1
		合计	48.7	48.7	0.0	0.0	0.0	2.7	0.0	0.0	2.7	0.0	8.1
台州市路桥区		男	47.8	34.8	13.0	0.0	0.0	0.0	0.0	8.7	8.7	0.0	8.7
		女	47.1	41.2	0.0	11.8	0.0	0.0	0.0	5.9	0.0	0.0	0.0
		合计	47.5	37.5	7.5	5.0	0.0	0.0	0.0	7.5	5.0	0.0	5.0
台州市温岭市		男	61.1	11.1	5.6	5.6	0.0	0.0	0.0	0.0	5.6	5.6	11.1
		女	53.8	34.6	15.4	3.8	0.0	0.0	0.0	7.7	0.0	7.7	0.0
		合计	56.8	25.0	11.4	4.5	0.0	0.0	0.0	4.5	2.3	6.8	4.5
丽水市莲都区		男	47.8	47.8	26.1	4.3	0.0	4.3	4.3	4.3	8.7	0.0	17.4
		女	43.5	34.8	8.7	0.0	4.3	0.0	0.0	4.3	0.0	0.0	8.7
		合计	45.7	41.3	17.4	2.2	2.2	2.2	2.2	4.3	4.3	0.0	13.0

表 4-77　浙江省 55～64 岁年龄组过去 12 个月洗牙及费用

地区		性别	过去 12 个月内洗牙（%）		洗牙费用的报销方式（%）						
			是	否	城镇职工基本医疗保险	城镇居民基本医疗保险	新型农村合作医疗	商业保险	公费医疗	其他途径报销	全部自费
浙江省	城	男	5.5	94.5	50.0	25.0	0.0	0.0	0.0	0.0	25.0
		女	5.4	94.6	25.0	50.0	0.0	0.0	25.0	0.0	25.0
		合计	5.4	94.6	37.5	37.5	0.0	0.0	12.5	0.0	25.0
	乡	男	1.9	98.1	0.0	0.0	100.0	0.0	0.0	0.0	0.0
		女	1.8	98.2	0.0	0.0	50.0	0.0	0.0	0.0	50.0
		合计	1.9	98.1	0.0	0.0	75.0	0.0	0.0	0.0	25.0
	合计	男	3.4	96.6	33.3	16.7	33.3	0.0	0.0	0.0	16.7
		女	3.3	96.7	16.7	33.3	16.7	0.0	16.7	0.0	33.3
		合计	3.3	96.7	25.0	25.0	25.0	0.0	8.3	0.0	25.0
杭州市江干区		男	6.7	93.3	0.0	0.0	0.0	0.0	0.0	0.0	0.0
		女	6.9	93.1	0.0	100.0	0.0	0.0	50.0	0.0	50.0
		合计	6.8	93.2	0.0	100.0	0.0	0.0	50.0	0.0	50.0
宁波市余姚市		男	3.6	96.4	100.0	0.0	0.0	0.0	0.0	0.0	0.0
		女	0.0	100.0	0.0	0.0	0.0	0.0	0.0	0.0	0.0
		合计	1.7	98.3	100.0	0.0	0.0	0.0	0.0	0.0	0.0
金华市武义县		男	3.3	96.7	0.0	0.0	100.0	0.0	0.0	0.0	0.0
		女	3.2	96.8	0.0	0.0	100.0	0.0	0.0	0.0	0.0
		合计	3.3	96.7	0.0	0.0	100.0	0.0	0.0	0.0	0.0
台州市路桥区		男	0.0	100.0	0.0	0.0	0.0	0.0	0.0	0.0	0.0
		女	0.0	100.0	0.0	0.0	0.0	0.0	0.0	0.0	0.0
		合计	0.0	100.0	0.0	0.0	0.0	0.0	0.0	0.0	0.0
台州市温岭市		男	0.0	100.0	30.0	0.0	0.0	0.0	0.0	0.0	70.0
		女	0.0	100.0	0.0	0.0	20.0	0.0	0.0	40.0	40.0
		合计	0.0	100.0	20.0	0.0	6.7	0.0	0.0	13.3	60.0
丽水市莲都区		男	6.5	93.5	16.7	0.0	0.0	0.0	0.0	0.0	83.3
		女	9.7	90.3	14.3	42.9	0.0	0.0	0.0	0.0	42.9
		合计	8.1	91.9	15.4	23.1	0.0	0.0	0.0	0.0	61.5

表 4-78 浙江省 55～64 岁年龄组医疗保障

地区		性别	城镇职工基本医疗保险（%）	城镇居民基本医疗保险（%）	新型农村合作医疗（%）	商业保险（%）	公费医疗（%）
浙江省	城	男	61.6	22.0	11.1	2.6	2.6
		女	70.4	16.2	7.1	5.0	1.2
		合计	66.1	19.1	9.1	3.8	1.9
	乡	男	7.8	8.8	79.5	3.9	0.0
		女	2.8	6.6	86.9	3.8	0.0
		合计	5.2	7.7	83.3	3.9	0.0
	合计	男	31.0	14.5	50.1	3.4	1.1
		女	31.8	10.7	52.6	4.3	0.5
		合计	31.4	12.6	51.4	3.8	0.8
杭州市江干区		男	66.7	23.3	10.0	6.7	3.3
		女	73.3	23.3	6.7	6.7	3.3
		合计	70.0	23.3	8.3	6.7	3.3
宁波市余姚市		男	37.5	40.9	37.5	5.0	0.0
		女	32.1	18.5	56.7	0.0	0.0
		合计	34.6	28.6	48.2	2.1	0.0
金华市武义县		男	20.0	10.0	70.0	6.7	0.0
		女	29.0	3.2	64.5	0.0	0.0
		合计	24.6	6.6	67.2	3.3	0.0
台州市路桥区		男	8.7	0.0	93.3	0.0	0.0
		女	3.8	0.0	96.7	0.0	0.0
		合计	6.1	0.0	95.0	0.0	0.0
台州市温岭市		男	31.0	3.4	62.1	0.0	0.0
		女	22.6	6.5	67.7	9.7	0.0
		合计	26.7	5.0	65.0	5.0	0.0
丽水市莲都区		男	32.3	19.4	48.4	3.2	3.2
		女	38.7	16.1	45.2	9.7	0.0
		合计	35.5	17.7	46.8	6.5	1.6

表 4-79 浙江省 55～64 岁年龄组口腔问题的影响 1

地区		性别	因牙齿或义齿原因限制食物的种类和数量（%）					咬或咀嚼食物时有困难（%）				
			很经常	经常	有时	很少	无	很经常	经常	有时	很少	无
浙江省	城	男	0.0	0.0	0.0	0.0	0.0	0.0	0.0	0.0	0.0	0.0
		女	0.0	0.0	0.0	0.0	0.0	0.0	0.0	0.0	0.0	0.0
		合计	0.0	0.0	0.0	0.0	0.0	0.0	0.0	0.0	0.0	0.0
	乡	男	0.0	0.0	0.0	0.0	0.0	0.0	0.0	0.0	0.0	0.0
		女	0.0	0.0	0.0	0.0	0.0	0.0	0.0	0.0	0.0	0.0
		合计	0.0	0.0	0.0	0.0	0.0	0.0	0.0	0.0	0.0	0.0
	合计	男	0.0	0.0	0.0	0.0	0.0	0.0	0.0	0.0	0.0	0.0
		女	0.0	0.0	0.0	0.0	0.0	0.0	0.0	0.0	0.0	0.0
		合计	0.0	0.0	0.0	0.0	0.0	0.0	0.0	0.0	0.0	0.0
杭州市江干区		男	0.0	31.0	10.3	3.5	55.2	3.5	17.2	17.2	3.5	58.6
		女	0.0	28.6	28.6	7.1	35.7	0.0	28.6	17.9	10.7	42.9
		合计	0.0	29.8	19.3	5.3	45.6	1.8	22.8	17.5	7.0	50.9
宁波市余姚市		男	0.0	23.3	20.0	10.0	46.7	3.3	10.0	23.3	3.3	60.0
		女	3.1	31.3	15.6	6.3	43.8	3.1	34.4	15.6	9.4	37.5
		合计	1.6	27.4	17.7	8.1	45.2	3.2	22.6	19.4	6.5	48.4
金华市武义县		男	0.0	0.0	0.0	0.0	0.0	0.0	0.0	0.0	0.0	0.0
		女	0.0	0.0	0.0	0.0	0.0	0.0	0.0	0.0	0.0	0.0
		合计	0.0	0.0	0.0	0.0	0.0	0.0	0.0	0.0	0.0	0.0
台州市路桥区		男	0.0	11.1	33.3	44.4	11.1	0.0	0.0	33.3	44.4	22.2
		女	0.0	0.0	16.7	33.3	50.0	0.0	0.0	33.3	16.7	50.0
		合计	0.0	6.7	26.7	40.0	26.7	0.0	0.0	33.3	33.3	33.3
台州市温岭市		男	0.0	0.0	0.0	0.0	0.0	0.0	0.0	0.0	0.0	0.0
		女	0.0	0.0	0.0	0.0	0.0	0.0	0.0	0.0	0.0	0.0
		合计	0.0	0.0	0.0	0.0	0.0	0.0	0.0	0.0	0.0	0.0
丽水市莲都区		男	0.0	0.0	0.0	0.0	0.0	0.0	0.0	0.0	0.0	0.0
		女	0.0	0.0	0.0	0.0	0.0	0.0	0.0	0.0	0.0	0.0
		合计	0.0	0.0	0.0	0.0	0.0	0.0	0.0	0.0	0.0	0.0

表 4-80　浙江省 55～64 岁年龄组口腔问题的影响 2

地区		性别	吞咽食物时经常感到不舒服或困难（%）					牙齿或义齿妨碍说话（%）				
			很经常	经常	有时	很少	无	很经常	经常	有时	很少	无
浙江省	城	男	0.0	0.0	0.0	0.0	0.0	0.0	0.0	0.0	0.0	0.0
		女	0.0	0.0	0.0	0.0	0.0	0.0	0.0	0.0	0.0	0.0
		合计	0.0	0.0	0.0	0.0	0.0	0.0	0.0	0.0	0.0	0.0
	乡	男	0.0	0.0	0.0	0.0	0.0	0.0	0.0	0.0	0.0	0.0
		女	0.0	0.0	0.0	0.0	0.0	0.0	0.0	0.0	0.0	0.0
		合计	0.0	0.0	0.0	0.0	0.0	0.0	0.0	0.0	0.0	0.0
	合计	男	0.0	0.0	0.0	0.0	0.0	0.0	0.0	0.0	0.0	0.0
		女	0.0	0.0	0.0	0.0	0.0	0.0	0.0	0.0	0.0	0.0
		合计	0.0	0.0	0.0	0.0	0.0	0.0	0.0	0.0	0.0	0.0
杭州市江干区		男	0.0	0.0	10.3	10.3	79.3	0.0	3.5	0.0	0.0	96.6
		女	0.0	0.0	7.1	7.1	85.7	0.0	7.1	3.6	7.1	82.1
		合计	0.0	0.0	8.8	8.8	82.5	0.0	5.3	1.8	3.5	89.5
宁波市余姚市		男	0.0	3.3	6.7	0.0	90.0	0.0	0.0	3.3	0.0	96.7
		女	0.0	3.1	6.3	9.4	81.3	0.0	9.4	0.0	3.1	87.5
		合计	0.0	3.2	6.5	4.8	85.5	0.0	4.8	1.6	1.6	91.9
金华市武义县		男	0.0	0.0	0.0	0.0	0.0	0.0	0.0	0.0	0.0	0.0
		女	0.0	0.0	0.0	0.0	0.0	0.0	0.0	0.0	0.0	0.0
		合计	0.0	0.0	0.0	0.0	0.0	0.0	0.0	0.0	0.0	0.0
台州市路桥区		男	0.0	0.0	0.0	55.6	44.4	0.0	0.0	0.0	44.4	55.6
		女	0.0	0.0	16.7	33.3	50.0	0.0	0.0	33.3	16.7	50.0
		合计	0.0	0.0	6.7	46.7	46.7	0.0	0.0	13.3	33.3	53.3
台州市温岭市		男	0.0	0.0	0.0	0.0	0.0	0.0	0.0	0.0	0.0	0.0
		女	0.0	0.0	0.0	0.0	0.0	0.0	0.0	0.0	0.0	0.0
		合计	0.0	0.0	0.0	0.0	0.0	0.0	0.0	0.0	0.0	0.0
丽水市莲都区		男	0.0	0.0	0.0	0.0	0.0	0.0	0.0	0.0	0.0	0.0
		女	0.0	0.0	0.0	0.0	0.0	0.0	0.0	0.0	0.0	0.0
		合计	0.0	0.0	0.0	0.0	0.0	0.0	0.0	0.0	0.0	0.0

表 4-81 浙江省 55～64 岁年龄组口腔问题的影响 3

地区		性别	吃东西时感到口腔内不舒服（%）					因牙齿或义齿原因限制与他人的交往（%）				
			很经常	经常	有时	很少	无	很经常	经常	有时	很少	无
浙江省	城	男	0.0	0.0	0.0	0.0	0.0	0.0	0.0	0.0	0.0	0.0
		女	0.0	0.0	0.0	0.0	0.0	0.0	0.0	0.0	0.0	0.0
		合计	0.0	0.0	0.0	0.0	0.0	0.0	0.0	0.0	0.0	0.0
	乡	男	0.0	0.0	0.0	0.0	0.0	0.0	0.0	0.0	0.0	0.0
		女	0.0	0.0	0.0	0.0	0.0	0.0	0.0	0.0	0.0	0.0
		合计	0.0	0.0	0.0	0.0	0.0	0.0	0.0	0.0	0.0	0.0
	合计	男	0.0	0.0	0.0	0.0	0.0	0.0	0.0	0.0	0.0	0.0
		女	0.0	0.0	0.0	0.0	0.0	0.0	0.0	0.0	0.0	0.0
		合计	0.0	0.0	0.0	0.0	0.0	0.0	0.0	0.0	0.0	0.0
杭州市江干区		男	0.0	0.0	0.0	0.0	0.0	0.0	0.0	0.0	0.0	0.0
		女	0.0	0.0	0.0	0.0	0.0	0.0	0.0	0.0	0.0	0.0
		合计	0.0	0.0	0.0	0.0	0.0	0.0	0.0	0.0	0.0	0.0
宁波市余姚市		男	0.0	0.0	10.0	3.3	86.7	0.0	0.0	0.0	3.3	96.7
		女	0.0	3.1	3.1	9.4	84.4	0.0	3.1	3.1	0.0	93.8
		合计	0.0	1.6	6.5	6.5	85.5	0.0	1.6	1.6	1.6	95.2
金华市武义县		男	0.0	0.0	0.0	0.0	0.0	0.0	0.0	0.0	0.0	0.0
		女	0.0	0.0	0.0	0.0	0.0	0.0	0.0	0.0	0.0	0.0
		合计	0.0	0.0	0.0	0.0	0.0	0.0	0.0	0.0	0.0	0.0
台州市路桥区		男	0.0	0.0	11.1	33.3	55.6	0.0	0.0	0.0	33.3	66.7
		女	0.0	0.0	16.7	50.0	33.3	0.0	0.0	33.3	16.7	50.0
		合计	0.0	0.0	13.3	40.0	46.7	0.0	0.0	13.3	26.7	60.0
台州市温岭市		男	0.0	0.0	0.0	0.0	0.0	0.0	0.0	0.0	0.0	0.0
		女	0.0	0.0	0.0	0.0	0.0	0.0	0.0	0.0	0.0	0.0
		合计	0.0	0.0	0.0	0.0	0.0	0.0	0.0	0.0	0.0	0.0
丽水市莲都区		男	0.0	0.0	0.0	0.0	0.0	0.0	0.0	0.0	0.0	0.0
		女	0.0	0.0	0.0	0.0	0.0	0.0	0.0	0.0	0.0	0.0
		合计	0.0	0.0	0.0	0.0	0.0	0.0	0.0	0.0	0.0	0.0

表 4-82　浙江省 55～64 岁年龄组口腔问题的影响 4

地区		性别	对牙齿、牙龈或义齿的外观感到不满意或不愉快(%)					用药物缓解口腔的疼痛或不适(%)				
			很经常	经常	有时	很少	无	很经常	经常	有时	很少	无
浙江省	城	男	0.0	0.0	0.0	0.0	0.0	0.0	0.0	0.0	0.0	0.0
		女	0.0	0.0	0.0	0.0	0.0	0.0	0.0	0.0	0.0	0.0
		合计	0.0	0.0	0.0	0.0	0.0	0.0	0.0	0.0	0.0	0.0
	乡	男	0.0	0.0	0.0	0.0	0.0	0.0	0.0	0.0	0.0	0.0
		女	0.0	0.0	0.0	0.0	0.0	0.0	0.0	0.0	0.0	0.0
		合计	0.0	0.0	0.0	0.0	0.0	0.0	0.0	0.0	0.0	0.0
	合计	男	0.0	0.0	0.0	0.0	0.0	0.0	0.0	0.0	0.0	0.0
		女	0.0	0.0	0.0	0.0	0.0	0.0	0.0	0.0	0.0	0.0
		合计	0.0	0.0	0.0	0.0	0.0	0.0	0.0	0.0	0.0	0.0
杭州市江干区		男	0.0	0.0	0.0	0.0	0.0	0.0	0.0	0.0	0.0	0.0
		女	0.0	0.0	0.0	0.0	0.0	0.0	0.0	0.0	0.0	0.0
		合计	0.0	0.0	0.0	0.0	0.0	0.0	0.0	0.0	0.0	0.0
宁波市余姚市		男	0.0	3.5	3.5	3.5	89.7	0.0	3.3	13.3	13.3	70.0
		女	0.0	3.1	12.5	3.1	81.3	0.0	6.3	6.3	3.1	84.4
		合计	0.0	3.3	8.2	3.3	85.3	0.0	4.8	9.7	8.1	77.4
金华市武义县		男	0.0	0.0	0.0	0.0	0.0	0.0	0.0	0.0	0.0	0.0
		女	0.0	0.0	0.0	0.0	0.0	0.0	0.0	0.0	0.0	0.0
		合计	0.0	0.0	0.0	0.0	0.0	0.0	0.0	0.0	0.0	0.0
台州市路桥区		男	0.0	0.0	11.1	22.2	66.7	0.0	0.0	11.1	0.0	88.9
		女	0.0	0.0	33.3	16.7	50.0	0.0	0.0	33.3	33.3	33.3
		合计	0.0	0.0	20.0	20.0	60.0	0.0	0.0	20.0	13.3	66.7
台州市温岭市		男	0.0	0.0	0.0	0.0	0.0	0.0	0.0	0.0	0.0	0.0
		女	0.0	0.0	0.0	0.0	0.0	0.0	0.0	0.0	0.0	0.0
		合计	0.0	0.0	0.0	0.0	0.0	0.0	0.0	0.0	0.0	0.0
丽水市莲都区		男	0.0	0.0	0.0	0.0	0.0	0.0	0.0	0.0	0.0	0.0
		女	0.0	0.0	0.0	0.0	0.0	0.0	0.0	0.0	0.0	0.0
		合计	0.0	0.0	0.0	0.0	0.0	0.0	0.0	0.0	0.0	0.0

表 4-83　浙江省 55～64 岁年龄组口腔问题的影响 5

地区		性别	担心或关注牙齿、牙龈或义齿的问题（%）					因牙齿、牙龈或义齿问题在别人面前感到紧张或不自在（%）				
			很经常	经常	有时	很少	无	很经常	经常	有时	很少	无
浙江省	城	男	0.0	0.0	0.0	0.0	0.0	0.0	0.0	0.0	0.0	0.0
		女	0.0	0.0	0.0	0.0	0.0	0.0	0.0	0.0	0.0	0.0
		合计	0.0	0.0	0.0	0.0	0.0	0.0	0.0	0.0	0.0	0.0
	乡	男	0.0	0.0	0.0	0.0	0.0	0.0	0.0	0.0	0.0	0.0
		女	0.0	0.0	0.0	0.0	0.0	0.0	0.0	0.0	0.0	0.0
		合计	0.0	0.0	0.0	0.0	0.0	0.0	0.0	0.0	0.0	0.0
	合计	男	0.0	0.0	0.0	0.0	0.0	0.0	0.0	0.0	0.0	0.0
		女	0.0	0.0	0.0	0.0	0.0	0.0	0.0	0.0	0.0	0.0
		合计	0.0	0.0	0.0	0.0	0.0	0.0	0.0	0.0	0.0	0.0
杭州市江干区		男	0.0	0.0	0.0	0.0	0.0	0.0	0.0	0.0	0.0	0.0
		女	0.0	0.0	0.0	0.0	0.0	0.0	0.0	0.0	0.0	0.0
		合计	0.0	0.0	0.0	0.0	0.0	0.0	0.0	0.0	0.0	0.0
宁波市余姚市		男	0.0	0.0	0.0	0.0	0.0	0.0	0.0	0.0	0.0	0.0
		女	0.0	0.0	0.0	0.0	0.0	0.0	0.0	0.0	0.0	0.0
		合计	0.0	0.0	0.0	0.0	0.0	0.0	0.0	0.0	0.0	0.0
金华市武义县		男	0.0	0.0	0.0	0.0	0.0	0.0	0.0	0.0	0.0	0.0
		女	0.0	0.0	0.0	0.0	0.0	0.0	0.0	0.0	0.0	0.0
		合计	0.0	0.0	0.0	0.0	0.0	0.0	0.0	0.0	0.0	0.0
台州市路桥区		男	0.0	0.0	0.0	11.1	88.9	0.0	0.0	0.0	11.1	88.9
		女	0.0	0.0	33.3	16.7	50.0	0.0	16.7	33.3	0.0	50.0
		合计	0.0	0.0	13.3	13.3	73.3	0.0	6.7	13.3	6.7	73.3
台州市温岭市		男	0.0	0.0	0.0	0.0	0.0	0.0	0.0	0.0	0.0	0.0
		女	0.0	0.0	0.0	0.0	0.0	0.0	0.0	0.0	0.0	0.0
		合计	0.0	0.0	0.0	0.0	0.0	0.0	0.0	0.0	0.0	0.0
丽水市莲都区		男	0.0	0.0	0.0	0.0	0.0	0.0	0.0	0.0	0.0	0.0
		女	0.0	0.0	0.0	0.0	0.0	0.0	0.0	0.0	0.0	0.0
		合计	0.0	0.0	0.0	0.0	0.0	0.0	0.0	0.0	0.0	0.0

表 4-84 浙江省 55～64 岁年龄组口腔问题的影响 6

地区		性别	因牙齿或义齿问题在别人面前吃东西时感到不舒服（％）					牙齿或牙龈对冷、热或甜刺激敏感（％）				
			很经常	经常	有时	很少	无	很经常	经常	有时	很少	无
浙江省	城	男	0.0	0.0	0.0	0.0	0.0	0.0	0.0	0.0	0.0	0.0
		女	0.0	0.0	0.0	0.0	0.0	0.0	0.0	0.0	0.0	0.0
		合计	0.0	0.0	0.0	0.0	0.0	0.0	0.0	0.0	0.0	0.0
	乡	男	0.0	0.0	0.0	0.0	0.0	0.0	0.0	0.0	0.0	0.0
		女	0.0	0.0	0.0	0.0	0.0	0.0	0.0	0.0	0.0	0.0
		合计	0.0	0.0	0.0	0.0	0.0	0.0	0.0	0.0	0.0	0.0
	合计	男	0.0	0.0	0.0	0.0	0.0	0.0	0.0	0.0	0.0	0.0
		女	0.0	0.0	0.0	0.0	0.0	0.0	0.0	0.0	0.0	0.0
		合计	0.0	0.0	0.0	0.0	0.0	0.0	0.0	0.0	0.0	0.0
杭州市江干区		男	0.0	0.0	0.0	0.0	0.0	0.0	0.0	0.0	0.0	0.0
		女	0.0	0.0	0.0	0.0	0.0	0.0	0.0	0.0	0.0	0.0
		合计	0.0	0.0	0.0	0.0	0.0	0.0	0.0	0.0	0.0	0.0
宁波市余姚市		男	0.0	0.0	0.0	0.0	0.0	0.0	0.0	0.0	0.0	0.0
		女	0.0	0.0	0.0	0.0	0.0	0.0	0.0	0.0	0.0	0.0
		合计	0.0	0.0	0.0	0.0	0.0	0.0	0.0	0.0	0.0	0.0
金华市武义县		男	0.0	0.0	0.0	0.0	0.0	0.0	0.0	0.0	0.0	0.0
		女	0.0	0.0	0.0	0.0	0.0	0.0	0.0	0.0	0.0	0.0
		合计	0.0	0.0	0.0	0.0	0.0	0.0	0.0	0.0	0.0	0.0
台州市路桥区		男	0.0	0.0	0.0	22.2	77.8	11.1	0.0	11.1	0.0	77.8
		女	0.0	0.0	16.7	50.0	33.3	0.0	16.7	50.0	0.0	33.3
		合计	0.0	0.0	6.7	33.3	60.0	6.7	6.7	26.7	0.0	60.0
台州市温岭市		男	0.0	0.0	0.0	0.0	0.0	0.0	0.0	0.0	0.0	0.0
		女	0.0	0.0	0.0	0.0	0.0	0.0	0.0	0.0	0.0	0.0
		合计	0.0	0.0	0.0	0.0	0.0	0.0	0.0	0.0	0.0	0.0
丽水市莲都区		男	0.0	0.0	0.0	0.0	0.0	0.0	0.0	0.0	0.0	0.0
		女	0.0	0.0	0.0	0.0	0.0	0.0	0.0	0.0	0.0	0.0
		合计	0.0	0.0	0.0	0.0	0.0	0.0	0.0	0.0	0.0	0.0

表 4-85　浙江省 35～44 岁年龄组对身体健康及口腔健康的自我评价

地区	性别	全身健康状况评价（%）					牙齿和口腔状况评价（%）				
		很好	较好	一般	较差	很差	很好	较好	一般	较差	很差
浙江省 城	男	6.7	40.0	49.3	4.0	0.0	5.3	26.7	45.3	20.0	2.7
	女	9.3	33.3	50.7	6.7	0.0	5.3	25.3	49.3	17.3	2.7
	合计	8.0	36.7	50.0	5.3	0.0	5.3	26.0	47.3	18.7	2.7
浙江省 乡	男	12.5	26.9	48.1	11.5	1.0	2.9	12.5	57.7	22.1	4.8
	女	12.8	24.8	49.5	11.9	0.9	9.2	18.3	50.5	19.3	2.8
	合计	12.7	25.8	48.8	11.7	0.9	6.1	15.5	54.0	20.7	3.8
浙江省 合计	男	10.1	32.4	48.6	8.4	0.6	3.9	18.4	52.5	21.2	3.9
	女	11.4	28.3	50.0	9.8	0.5	7.6	21.2	50.0	18.5	2.7
	合计	10.7	30.3	49.3	9.1	0.6	5.8	19.8	51.2	19.8	3.3
杭州市江干区	男	3.3	50.0	46.7	0.0	0.0	6.7	36.7	33.3	20.0	3.3
	女	3.3	30.0	60.0	6.7	0.0	6.7	30.0	46.7	13.3	3.3
	合计	3.3	40.0	53.3	3.3	0.0	6.7	33.3	40.0	16.7	3.3
宁波市余姚市	男	3.5	31.0	58.6	6.9	0.0	3.5	13.8	69.0	13.8	0.0
	女	3.1	21.9	59.4	15.6	0.0	0.0	15.6	62.5	21.9	0.0
	合计	3.3	26.2	59.0	11.5	0.0	1.6	14.8	65.6	18.0	0.0
金华市武义县	男	3.3	26.7	53.3	16.7	0.0	0.0	20.0	66.7	10.0	3.3
	女	12.9	29.0	45.2	12.9	0.0	9.7	22.6	54.8	12.9	0.0
	合计	8.2	27.9	49.2	14.8	0.0	4.9	21.3	60.7	11.5	1.6
台州市路桥区	男	33.3	23.3	36.7	6.7	0.0	6.7	6.7	53.3	33.3	0.0
	女	27.6	17.2	48.3	3.4	3.4	20.7	10.3	37.9	24.1	6.9
	合计	30.5	20.3	42.4	5.1	1.7	13.6	8.5	45.8	28.8	3.4
台州市温岭市	男	3.4	20.7	58.6	13.8	3.4	0.0	17.2	41.4	27.6	13.8
	女	3.2	32.3	48.4	16.1	0.0	3.2	19.4	48.4	25.8	3.2
	合计	3.3	26.7	53.3	15.0	1.7	1.7	18.3	45.0	26.7	8.3
丽水市莲都区	男	12.9	41.9	38.7	6.5	0.0	6.5	16.1	51.6	22.6	3.2
	女	19.4	38.7	38.7	3.2	0.0	6.5	29.0	48.4	12.9	3.2
	合计	16.1	40.3	38.7	4.8	0.0	6.5	22.6	50.0	17.7	3.2

表 4-86　浙江省 35～44 岁年龄组口腔保健态度

地区		性别	口腔健康对自己的生活很重要(%)				定期口腔检查是十分必要的(%)				牙齿的好坏是天生的,以自己的保护关系不大(%)				防护牙病首先靠自己(%)			
			同意	不同意	无所谓	不知道	同意	不同意	无所谓	不知道	同意	不同意	无所谓	不知道	同意	不同意	无所谓	不知道
浙江省	城	男	98.7	0.0	1.3	0.0	73.3	8.0	16.0	2.7	26.7	64.0	6.7	2.7	96.0	0.0	1.3	2.7
		女	98.7	0.0	1.3	0.0	84.0	2.7	13.3	0.0	37.3	60.0	1.3	1.3	97.3	0.0	1.3	1.3
		合计	98.7	0.0	1.3	0.0	78.7	5.3	14.7	1.3	32.0	62.0	4.0	2.0	96.7	0.0	1.3	2.0
	乡	男	81.7	3.8	1.9	12.5	63.5	12.5	17.3	6.7	28.8	51.9	4.8	14.4	80.6	1.9	3.9	13.6
		女	85.5	0.9	3.6	10.0	59.1	10.9	13.6	16.4	30.9	50.9	2.7	15.5	80.0	1.8	3.6	14.5
		合计	83.6	2.3	2.8	11.2	61.2	11.7	15.4	11.7	29.9	51.4	3.7	15.0	80.3	1.9	3.8	14.1
	合计	男	88.8	2.2	1.7	7.3	67.6	10.6	16.8	5.0	27.9	57.0	5.6	9.5	87.1	1.1	2.8	9.0
		女	90.8	0.5	2.7	5.9	69.2	7.6	13.5	9.7	33.5	54.6	2.2	9.7	87.0	1.1	2.7	9.2
		合计	89.8	1.4	2.2	6.6	68.4	9.1	15.1	7.4	30.8	55.8	3.8	9.6	87.1	1.1	2.8	9.1
杭州市江干区		男	100.0	0.0	0.0	0.0	80.0	6.7	6.7	6.7	46.7	53.3	0.0	0.0	100.0	0.0	0.0	0.0
		女	96.7	0.0	3.3	0.0	73.3	3.3	23.3	0.0	46.7	50.0	3.3	0.0	96.7	0.0	0.0	3.3
		合计	98.3	0.0	1.7	0.0	76.7	5.0	15.0	3.3	46.7	51.7	1.7	0.0	98.3	0.0	0.0	1.7
宁波市余姚市		男	93.1	0.0	0.0	6.9	48.3	17.2	34.5	0.0	31.0	55.2	6.9	6.9	89.7	0.0	0.0	10.3
		女	87.5	0.0	0.0	12.5	56.3	12.5	12.5	18.8	28.1	65.6	0.0	6.3	84.4	0.0	0.0	15.6
		合计	90.2	0.0	0.0	9.8	52.5	14.8	23.0	9.8	29.5	60.7	3.3	6.6	86.9	0.0	0.0	13.1
金华市武义县		男	86.7	0.0	3.3	10.0	60.0	20.0	13.3	6.7	13.3	63.3	6.7	16.7	86.7	0.0	0.0	13.3
		女	96.8	0.0	3.2	0.0	58.1	12.9	22.6	6.5	29.0	51.6	3.2	16.1	83.9	3.2	9.7	3.2
		合计	91.8	0.0	3.3	4.9	59.0	16.4	18.0	6.6	21.3	57.4	4.9	16.4	85.2	1.6	4.9	8.2
台州市路桥区		男	83.3	3.3	0.0	13.3	66.7	3.3	13.3	16.7	26.7	50.0	3.3	20.0	76.7	0.0	3.3	20.0
		女	93.3	0.0	6.7	0.0	73.3	6.7	10.0	10.0	26.7	56.7	0.0	16.7	86.7	3.3	0.0	10.0
		合计	88.3	1.7	3.3	6.7	70.0	5.0	11.7	13.3	26.7	53.3	1.7	18.3	81.7	1.7	1.7	15.0
台州市温岭市		男	75.9	6.9	6.9	10.3	75.9	3.4	20.7	0.0	31.0	44.8	13.8	10.3	67.9	7.1	14.3	10.7
		女	74.2	3.2	3.2	19.4	71.0	0.0	9.7	19.4	41.9	35.5	3.2	19.4	74.2	0.0	6.5	19.4
		合计	75.0	5.0	5.0	15.0	73.3	1.7	15.0	10.0	36.7	40.0	8.3	15.0	71.2	3.4	10.2	15.3
丽水市莲都区		男	93.5	3.2	0.0	3.2	74.2	12.9	12.9	0.0	19.4	74.2	3.2	3.2	100.0	0.0	0.0	0.0
		女	96.8	0.0	0.0	3.2	83.9	9.7	3.2	3.2	29.0	67.7	3.2	0.0	96.8	0.0	0.0	3.2
		合计	95.2	1.6	0.0	3.2	79.0	11.3	8.1	1.6	24.2	71.0	3.2	1.6	98.4	0.0	0.0	1.6

表 4-87　浙江省 55～64 岁年龄组口腔保健知识认知 1

地区		性别	刷牙时牙龈出血是正常的（%）			细菌可以引起牙龈发炎（%）			刷牙对预防牙龈出血没有用（%）			细菌可以引起龋齿（%）		
			正确	不正确	不知道	正确	不正确	不知道	正确	不正确	不知道	正确	不正确	不知道
浙江省	城	男	21.3	73.3	5.3	88.0	4.0	8.0	20.0	54.7	25.3	82.4	4.1	13.5
		女	22.7	72.0	5.3	80.0	9.3	10.7	32.0	45.3	22.7	86.5	4.1	9.5
		合计	22.0	72.7	5.3	84.0	6.7	9.3	26.0	50.0	24.0	84.5	4.1	11.5
	乡	男	38.5	45.2	16.3	56.3	6.8	36.9	23.1	30.8	46.2	56.3	1.9	41.7
		女	38.2	44.5	17.3	47.3	3.6	49.1	20.9	24.5	54.5	47.3	3.6	49.1
		合计	38.3	44.9	16.8	51.6	5.2	43.2	22.0	27.6	50.5	51.6	2.8	45.5
	合计	男	31.3	57.0	11.7	69.7	5.6	24.7	21.8	40.8	37.4	67.2	2.8	29.9
		女	31.9	55.7	12.4	60.5	5.9	33.5	25.4	33.0	41.6	63.0	3.8	33.2
		合计	31.6	56.3	12.1	65.0	5.8	29.2	23.6	36.8	39.6	65.1	3.3	31.6
杭州市江干区		男	26.7	70.0	3.3	90.0	6.7	3.3	30.0	53.3	16.7	86.7	3.3	10.0
		女	20.0	76.7	3.3	76.7	13.3	10.0	36.7	36.7	26.7	86.7	6.7	6.7
		合计	23.3	73.3	3.3	83.3	10.0	6.7	33.3	45.0	21.7	86.7	5.0	8.3
宁波市余姚市		男	24.1	62.1	13.8	24.1	62.1	13.8	10.3	51.7	37.9	55.6	0.0	44.4
		女	18.8	65.6	15.6	18.8	65.6	15.6	9.4	40.6	50.0	56.3	3.1	40.6
		合计	21.3	63.9	14.8	21.3	63.9	14.8	9.8	45.9	44.3	55.9	1.7	42.4
金华市武义县		男	33.3	60.0	6.7	73.3	0.0	26.7	10.0	30.0	60.0	60.0	6.7	33.3
		女	48.4	45.2	6.5	51.6	9.7	38.7	19.4	38.7	41.9	51.6	3.2	45.2
		合计	41.0	52.5	6.6	62.3	4.9	32.8	14.8	34.4	50.8	55.7	4.9	39.3
台州市路桥区		男	50.0	36.7	13.3	53.3	3.3	43.3	33.3	20.0	46.7	60.0	0.0	40.0
		女	43.3	33.3	23.3	56.7	0.0	43.3	36.7	26.7	36.7	60.0	6.7	33.3
		合计	46.7	35.0	18.3	55.0	1.7	43.3	35.0	23.3	41.7	60.0	3.3	36.7
台州市温岭市		男	34.5	44.8	20.7	50.0	10.7	39.3	24.1	37.9	37.9	55.2	3.4	41.4
		女	45.2	35.5	19.4	58.1	0.0	41.9	12.9	22.6	64.5	46.7	0.0	53.3
		合计	40.0	40.0	20.0	54.2	5.1	40.7	18.3	30.0	51.7	50.8	1.7	47.5
丽水市莲都区		男	19.4	67.7	12.9	83.9	6.5	9.7	22.6	51.6	25.8	83.9	3.2	12.9
		女	16.1	77.4	6.5	74.2	6.5	19.4	38.7	32.3	29.0	77.4	3.2	19.4
		合计	17.7	72.6	9.7	79.0	6.5	14.5	30.6	41.9	27.4	80.6	3.2	16.1

表 4-88　浙江省 55～64 岁年龄组口腔保健知识认知 2

地区		性别	吃糖可以导致龋齿（%）			氟化物对保护牙齿没有用（%）			窝沟封闭可以保护牙齿（%）			口腔疾病可能会影响全身健康（%）		
			正确	不正确	不知道	正确	不正确	不知道	正确	不正确	不知道	正确	不正确	不知道
浙江省	城	男	84.0	8.0	8.0	4.0	14.7	81.3	4.0	4.0	92.0	91.9	2.7	5.4
		女	92.0	4.0	4.0	12.0	10.7	77.3	16.0	2.7	81.3	89.3	4.0	6.7
		合计	88.0	6.0	6.0	8.0	12.7	79.3	10.0	3.3	86.7	90.6	3.4	6.0
	乡	男	71.2	4.8	24.0	11.5	6.7	81.7	10.8	2.0	87.3	66.0	7.8	26.2
		女	68.5	3.7	27.8	6.4	3.6	90.0	7.3	0.9	91.8	57.8	9.2	33.0
		合计	69.8	4.2	25.9	8.9	5.1	86.0	9.0	1.4	89.6	61.8	8.5	29.7
	合计	男	76.5	6.1	17.3	8.4	10.1	81.6	7.9	2.8	89.3	76.5	5.6	17.5
		女	78.1	3.8	18.0	8.6	6.5	84.9	10.8	1.6	87.6	70.7	7.1	22.3
		合计	77.3	5.0	17.7	8.5	8.2	83.2	9.4	2.2	88.4	73.7	6.4	19.9
杭州市江干区		男	90.0	3.3	6.7	0.0	13.3	86.7	3.3	10.0	86.7	100.0	0.0	0.0
		女	93.3	6.7	0.0	10.0	13.3	76.7	16.7	3.3	80.0	83.3	10.0	6.7
		合计	91.7	5.0	3.3	5.0	13.3	81.7	10.0	6.7	83.3	91.5	5.1	3.4
宁波市余姚市		男	75.9	6.9	17.2	0.0	6.9	93.1	0.0	0.0	100.0	72.4	6.9	20.7
		女	80.7	3.2	16.1	3.1	0.0	96.9	3.1	0.0	96.9	62.5	6.3	31.3
		合计	78.3	5.0	16.7	1.6	3.3	95.1	1.7	0.0	98.3	67.2	6.6	26.2
金华市武义县		男	80.0	3.3	16.7	16.7	3.3	80.0	13.3	3.3	83.3	76.7	3.3	20.0
		女	64.5	6.5	29.0	6.5	6.5	87.1	9.7	0.0	90.3	71.0	3.2	25.8
		合计	72.1	4.9	23.0	11.5	4.9	83.6	11.5	1.6	86.9	73.8	3.3	23.0
台州市路桥区		男	53.3	6.7	40.0	10.0	3.3	86.7	13.3	0.0	86.7	60.0	6.7	33.3
		女	56.7	3.3	40.0	6.7	3.3	90.0	10.0	3.3	86.7	62.1	3.4	34.5
		合计	55.0	5.0	40.0	8.3	3.3	88.3	11.7	1.7	86.7	61.0	5.1	33.9
台州市温岭市		男	79.3	6.9	13.8	6.9	10.3	82.8	0.0	0.0	100.0	67.9	14.3	17.9
		女	83.3	3.3	13.3	9.7	6.5	83.9	0.0	0.0	100.0	51.6	19.4	29.0
		合计	81.4	5.1	13.6	8.3	8.3	83.3	0.0	0.0	100.0	59.3	16.9	23.7
丽水市莲都区		男	80.6	9.7	9.7	16.1	22.6	61.3	16.1	3.2	80.6	83.9	3.2	12.9
		女	90.3	0.0	9.7	16.1	9.7	74.2	25.8	3.2	71.0	93.5	0.0	6.5
		合计	85.5	4.8	9.7	16.1	16.1	67.7	21.0	3.2	75.8	88.7	1.6	9.7

表 4-89 浙江省 55～64 岁年龄组慢性病发病率

地区		性别	脑卒中（%）	糖尿病（%）	高血压（%）	心脏病（%）	慢性阻塞性肺部疾病（%）	其他（%）	没有（%）	不知道（%）
浙江省	城	男	4.0	10.7	30.7	4.0	2.7	8.0	45.3	2.7
		女	1.4	4.1	29.7	8.1	1.4	12.2	47.3	2.7
		合计	2.7	7.4	30.2	6.0	2.0	10.1	46.3	2.7
	乡	男	4.8	19.2	30.8	2.9	0.0	8.7	47.1	1.9
		女	0.0	11.0	19.3	3.7	0.0	5.5	59.6	6.4
		合计	2.3	15.0	24.9	3.3	0.0	7.0	53.5	4.2
	合计	男	4.5	15.6	30.7	3.4	1.1	8.4	46.4	2.2
		女	0.5	8.2	23.5	5.5	0.5	8.2	54.6	4.9
		合计	2.5	11.9	27.1	4.4	0.8	8.3	50.6	3.6
杭州市江干区		男	6.7	20.0	50.0	6.7	0.0	3.3	33.3	3.3
		女	0.0	3.4	24.1	17.2	3.4	10.3	48.3	6.9
		合计	3.4	8.5	37.3	11.9	1.7	6.8	40.7	5.1
宁波市余姚市		男	0.0	10.3	20.7	0.0	0.0	6.9	65.5	3.4
		女	3.1	3.1	25.0	6.3	0.0	0.0	68.8	3.1
		合计	1.6	6.6	23.0	3.3	0.0	3.3	67.2	3.3
金华市武义县		男	3.3	3.3	20.0	6.7	0.0	3.3	63.3	0.0
		女	0.0	6.5	22.6	0.0	0.0	12.9	58.1	0.0
		合计	1.6	4.9	21.3	3.3	0.0	8.2	60.7	0.0
台州市路桥区		男	6.7	46.7	36.7	0.0	0.0	6.7	36.7	0.0
		女	0.0	10.0	13.3	0.0	0.0	10.0	53.3	16.7
		合计	3.3	23.3	25.0	0.0	0.0	8.3	45.0	8.3
台州市温岭市		男	10.3	17.2	34.5	0.0	3.4	17.2	41.4	3.4
		女	0.0	16.7	26.7	6.7	0.0	10.0	46.7	3.3
		合计	5.1	16.9	30.5	3.4	1.7	13.6	44.1	3.4
丽水市莲都区		男	0.0	12.9	22.6	6.5	3.2	12.9	38.7	3.2
		女	0.0	9.7	29.0	3.2	0.0	6.5	51.6	0.0
		合计	0.0	11.3	25.8	4.8	1.6	9.7	45.2	1.6

表 4-90　浙江省 65～74 岁年龄组最高学历

地区		性别	没有上过学（%）	小学（%）	初中（%）	高中（%）	中专（%）	大专（%）	本科（%）	硕士及以上（%）
浙江省	城	男	2.7	44.0	36.0	8.0	0.0	6.7	2.7	0.0
		女	12.3	41.1	31.5	9.6	5.5	0.0	0.0	0.0
		合计	7.4	42.6	33.8	8.8	2.7	3.4	1.4	0.0
	乡	男	16.5	61.2	21.4	1.0	0.0	0.0	0.0	0.0
		女	41.6	48.5	8.9	1.0	0.0	0.0	0.0	0.0
		合计	28.9	54.9	15.2	1.0	0.0	0.0	0.0	0.0
	合计	男	10.7	53.9	27.5	3.9	0.0	2.8	1.1	0.0
		女	29.3	45.4	18.4	4.6	2.3	0.0	0.0	0.0
		合计	19.9	49.7	23.0	4.3	1.1	1.4	0.6	0.0
杭州市江干区		男	0.0	51.7	41.4	0.0	0.0	3.4	3.4	0.0
		女	11.1	48.1	25.9	14.8	0.0	0.0	0.0	0.0
		合计	5.4	50.0	33.9	7.1	0.0	1.8	1.8	0.0
宁波市余姚市		男	6.7	70.0	23.3	0.0	0.0	0.0	0.0	0.0
		女	21.9	56.3	18.8	3.1	0.0	0.0	0.0	0.0
		合计	14.5	62.9	21.0	1.6	0.0	0.0	0.0	0.0
金华市武义县		男	9.7	41.9	32.3	12.9	0.0	3.2	0.0	0.0
		女	31.0	44.8	13.8	0.0	10.3	0.0	0.0	0.0
		合计	20.0	43.3	23.3	6.7	5.0	1.7	0.0	0.0
台州市路桥区		男	16.7	76.7	6.7	0.0	0.0	0.0	0.0	0.0
		女	56.7	43.3	0.0	0.0	0.0	0.0	0.0	0.0
		合计	36.7	60.0	3.3	0.0	0.0	0.0	0.0	0.0
台州市温岭市		男	21.4	50.0	25.0	0.0	0.0	3.6	0.0	0.0
		女	35.5	41.9	22.6	0.0	0.0	0.0	0.0	0.0
		合计	28.8	45.8	23.7	0.0	0.0	1.7	0.0	0.0
丽水市莲都区		男	10.0	33.3	36.7	10.0	0.0	10.0	0.0	0.0
		女	16.0	36.0	32.0	12.0	4.0	0.0	0.0	0.0
		合计	12.7	34.5	34.5	10.9	1.8	5.5	0.0	0.0

表 4-91　浙江省65～74岁年龄组饮食习惯

地区		性别	进食甜点心及糖果的频率（%）						进食甜饮料的频率（%）						进食加糖的牛奶、酸奶、奶粉、茶、豆浆、咖啡的频率（%）					
			每天≥2次	每天1次	每周2~6次	每周1次	每月1~3次	很少/从不	每天≥2次	每天1次	每周2~6次	每周1次	每月1~3次	很少/从不	每天≥2次	每天1次	每周2~6次	每周1次	每月1~3次	很少/从不
浙江省	城	男	4.0	10.7	20.0	5.3	25.3	34.7	0.0	1.3	4.0	5.3	10.7	78.7	9.3	21.3	6.7	1.3	14.7	46.7
		女	0.0	6.8	18.9	10.8	21.6	41.9	0.0	1.4	2.7	2.7	10.8	82.4	4.1	18.9	10.8	1.4	9.5	55.4
		合计	2.0	8.7	19.5	8.1	23.5	38.3	0.0	1.3	3.4	4.0	10.7	80.5	6.7	20.1	8.7	1.3	12.1	51.0
	乡	男	3.9	7.8	17.5	7.8	24.3	38.8	1.0	1.9	8.7	7.8	17.5	63.1	3.9	3.9	10.7	5.8	18.4	57.3
		女	1.0	4.0	9.9	8.9	19.8	56.4	0.0	0.0	2.0	5.9	14.9	77.2	0.0	5.0	8.9	5.0	14.9	66.3
		合计	2.5	5.9	13.7	8.3	22.1	47.5	0.5	1.0	5.4	6.9	16.2	70.1	2.0	4.4	9.8	5.4	16.7	61.8
	合计	男	3.9	9.0	18.5	6.7	24.7	37.1	0.6	1.7	6.7	6.7	14.6	69.7	6.2	11.2	9.0	3.9	16.9	52.8
		女	0.6	5.1	13.7	9.7	20.6	50.3	0.0	0.6	2.3	4.6	13.1	79.4	1.7	10.9	9.7	3.4	12.6	61.7
		合计	2.3	7.1	16.1	8.2	22.7	43.6	0.3	1.1	4.5	5.7	13.9	74.5	4.0	11.0	9.3	3.7	14.7	57.2
杭州市江干区		男	3.4	17.2	17.2	3.4	31.0	27.6	0.0	0.0	6.9	6.9	6.9	79.3	20.0	41.4	0.0	0.0	3.4	34.5
		女	0.0	7.1	25.0	14.3	21.4	32.1	0.0	0.0	7.1	0.0	7.1	85.7	10.7	35.7	3.6	0.0	0.0	50.0
		合计	1.8	12.3	21.1	8.8	26.3	29.8	0.0	0.0	7.0	3.5	7.0	82.5	15.8	38.6	1.8	0.0	1.8	42.1
宁波市余姚市		男	3.3	20.0	13.3	6.7	16.7	40.0	0.0	10.0	0.0	13.3	3.3	73.3	10.0	3.3	0.0	3.3	10.0	73.3
		女	3.1	15.6	12.5	3.1	25.0	40.6	0.0	0.0	6.3	15.6	78.1		0.0	9.4	6.3	6.3	3.1	75.0
		合计	3.2	17.7	12.9	4.8	21.0	40.3	0.0	4.8	0.0	9.7	9.7	75.8	4.8	6.5	3.2	4.8	6.5	74.2
金华市武义县		男	6.5	0.0	16.1	12.9	22.6	41.9	0.0	0.0	12.9	12.9	22.6	51.6	0.0	3.2	22.6	9.7	25.8	38.7
		女	0.0	3.4	6.9	6.9	27.6	55.2	0.0	0.0	0.0	0.0	17.2	82.8	0.0	6.9	0.0	0.0	20.7	72.4
		合计	3.3	1.7	11.7	10.0	25.0	48.3	0.0	0.0	6.7	6.7	20.0	66.7	0.0	5.0	11.7	5.0	23.3	55.0
台州市路桥区		男	0.0	3.3	16.7	6.7	23.3	50.0	3.3	0.0	13.3	0.0	16.7	66.7	0.0	3.3	10.0	3.3	20.0	63.3
		女	0.0	0.0	10.0	6.7	10.0	73.3	0.0	0.0	6.7	10.0	10.0	73.3	0.0	0.0	13.3	6.7	13.3	66.7
		合计	0.0	1.7	13.3	6.7	16.7	61.7	1.7	0.0	10.0	5.0	13.3	70.0	0.0	1.7	11.7	5.0	16.7	65.0
台州市温岭市		男	3.6	7.1	17.9	0.0	35.7	35.7	0.0	0.0	3.6	0.0	32.1	64.3	7.1	3.6	0.0	3.6	25.0	60.7
		女	0.0	0.0	3.2	9.7	22.6	64.5	0.0	0.0	0.0	6.5	12.9	80.6	0.0	9.7	9.7	3.2	16.1	64.5
		合计	1.7	3.4	10.2	5.1	28.8	50.8	0.0	0.0	1.7	3.4	22.0	72.9	3.4	5.1	5.1	3.4	20.3	62.7
丽水市莲都区		男	6.7	6.7	30.0	10.0	20.0	26.7	0.0	0.0	3.3	6.7	6.7	83.3	0.0	13.3	20.0	3.3	16.7	46.7
		女	0.0	4.0	28.0	20.0	16.0	32.0	0.0	4.0	0.0	4.0	16.0	76.0	0.0	8.0	28.0	4.0	24.0	36.0
		合计	3.6	5.5	29.1	14.5	18.2	29.1	0.0	1.8	1.8	5.5	10.9	80.0	0.0	10.9	23.6	3.6	20.0	41.8

表 4-92 浙江省 65～74 岁年龄组抽烟及饮酒行为

地区		性别	吸烟（%）			近一个月内平均吸烟量（%）						喝白酒（%）				
			吸烟	从不吸	已戒烟	≤1支/d	1～5支/d	6～10支/d	11～20支/d	21～40支/d	≥41支/d	每天喝	每周喝	很少喝	从不喝	已戒酒
浙江省	城	男	37.0	34.2	28.8	7.7	23.1	19.2	30.8	15.4	3.8	26.0	4.1	19.2	42.5	8.2
		女	4.1	93.2	2.7	0.0	0.0	0.0	0.0	0.0	0.0	5.5	2.7	19.2	68.5	4.1
		合计	20.4	63.9	15.6	7.7	23.1	19.2	30.8	15.4	3.8	15.8	3.4	19.2	55.5	6.2
	乡	男	40.8	39.8	19.4	4.9	0.0	24.4	48.8	19.5	2.4	34.0	7.8	13.6	35.0	9.7
		女	4.0	95.0	1.0	0.0	33.3	0.0	66.7	0.0	0.0	2.0	0.0	19.0	75.0	4.0
		合计	22.5	67.2	10.3	4.5	2.3	22.7	50.0	18.2	2.3	18.2	3.9	16.3	54.7	6.9
	合计	男	39.2	37.5	23.3	6.0	9.0	22.4	41.8	17.9	3.0	30.7	6.3	15.9	38.1	9.1
		女	4.0	94.3	1.7	0.0	33.3	0.0	66.7	0.0	0.0	3.5	1.2	19.1	72.3	4.0
		合计	21.7	65.8	12.5	5.7	10.0	21.4	42.9	17.1	2.9	17.2	3.7	17.5	55.0	6.6
杭州市江干区		男	40.7	44.4	14.8	8.3	33.3	25.0	25.0	8.3	0.0	33.3	7.4	14.8	40.7	3.7
		女	10.7	89.3	0.0	0.0	0.0	0.0	0.0	0.0	0.0	7.4	0.0	3.7	81.5	7.4
		合计	25.5	67.3	7.3	8.3	33.3	25.0	25.0	0.0	8.3	20.4	3.7	9.3	61.1	5.6
宁波市余姚市		男	50.0	36.7	13.3	7.1	0.0	42.9	35.7	7.1	7.1	46.7	6.7	3.3	33.3	10.0
		女	6.3	93.8	0.0	0.0	0.0	100.0	0.0	0.0	0.0	6.3	0.0	18.8	75.0	0.0
		合计	27.4	66.1	6.5	6.3	0.0	37.5	43.8	6.3	6.3	25.8	3.2	11.3	54.8	4.8
金华市武义县		男	38.7	38.7	22.6	0.0	8.3	75.0	16.7	0.0	0.0	48.4	3.2	9.7	38.7	0.0
		女	0.0	93.1	6.9	0.0	0.0	0.0	0.0	0.0	0.0	3.4	0.0	31.0	65.5	0.0
		合计	20.0	65.0	15.0	0.0	8.3	75.0	16.7	0.0	0.0	26.7	1.7	20.0	51.7	0.0
台州市路桥区		男	46.7	30.0	23.3	7.7	0.0	30.8	38.5	23.1	0.0	16.7	10.0	13.3	46.7	13.3
		女	3.3	93.3	3.3	0.0	0.0	0.0	0.0	0.0	0.0	0.0	0.0	20.0	73.3	6.7
		合计	25.0	61.7	13.3	7.7	0.0	30.8	38.5	23.1	0.0	8.3	5.0	16.7	60.0	10.0
台州市温岭市		男	42.9	25.0	32.1	8.3	0.0	16.7	33.3	41.7	0.0	7.1	7.1	25.0	42.9	17.9
		女	3.2	96.8	0.0	0.0	100.0	0.0	0.0	0.0	0.0	0.0	0.0	9.7	83.9	6.5
		合计	22.0	62.7	15.3	7.7	7.7	15.4	30.8	38.5	0.0	3.4	3.4	16.9	64.4	11.9
丽水市莲都区		男	16.7	50.0	33.3	0.0	25.0	0.0	50.0	25.0	0.0	30.0	3.3	30.0	26.7	10.0
		女	0.0	100.0	0.0	0.0	0.0	0.0	0.0	0.0	0.0	4.0	8.0	32.0	52.0	4.0
		合计	9.1	72.7	18.2	0.0	25.0	0.0	50.0	25.0	0.0	18.2	5.5	30.9	38.2	7.3

表 4-93 浙江省 65～74 岁年龄组口腔卫生行为 1

地区		性别	刷牙（%）						使用牙签（%）					
			每天≥2次	每天1次	每周2～6次	每周1次	每月1～3次	很少/从不	每天≥2次	每天1次	每周2～6次	每周1次	每月1～3次	很少/从不
浙江省	城	男	41.3	57.3	0.0	1.3	0.0	0.0	21.3	8.0	16.0	1.3	14.7	38.7
		女	64.9	31.1	2.7	0.0	0.0	1.4	14.9	8.1	20.3	2.7	6.8	47.3
		合计	53.0	44.3	1.3	0.7	0.0	0.7	18.1	8.1	18.1	2.0	10.7	43.0
	乡	男	26.2	64.1	2.9	0.0	0.0	6.8	20.4	5.8	9.7	4.9	1.9	57.3
		女	33.7	61.4	2.0	0.0	1.0	2.0	4.0	1.0	10.9	4.0	6.9	73.3
		合计	29.9	62.7	2.5	0.0	0.5	4.4	12.3	3.4	10.3	4.4	4.4	65.2
	合计	男	32.6	61.2	1.7	0.6	0.0	3.9	20.8	6.7	12.4	3.4	7.3	49.4
		女	46.9	48.6	2.3	0.0	0.6	1.7	8.6	4.0	14.9	3.4	6.9	62.3
		合计	39.7	55.0	2.0	0.3	0.3	2.8	14.7	5.4	13.6	3.4	7.1	55.8
杭州市江干区		男	48.3	51.7	0.0	0.0	0.0	0.0	24.1	13.8	6.9	0.0	13.8	41.4
		女	57.1	35.7	7.1	0.0	0.0	0.0	10.7	7.1	21.4	7.1	7.1	46.4
		合计	52.6	43.9	3.5	0.0	0.0	0.0	17.5	10.5	14.0	3.5	10.5	43.9
宁波市余姚市		男	20.0	70.0	0.0	0.0	0.0	10.0	26.7	3.3	13.3	6.7	3.3	46.7
		女	40.6	53.1	0.0	0.0	0.0	6.3	12.5	3.1	15.6	3.1	3.1	62.5
		合计	30.7	61.3	0.0	0.0	0.0	8.1	19.4	3.2	14.5	4.8	3.2	54.8
金华市武义县		男	29.0	61.3	6.5	0.0	0.0	3.2	3.2	0.0	9.7	3.2	3.2	80.6
		女	44.8	51.7	3.4	0.0	0.0	0.0	3.4	3.4	13.8	3.4	0.0	75.9
		合计	36.7	56.7	5.0	0.0	0.0	1.7	3.3	1.7	11.7	3.3	1.7	78.3
台州市路桥区		男	23.3	70.0	3.3	0.0	0.0	3.3	13.3	6.7	13.3	10.0	3.3	53.3
		女	33.3	63.3	0.0	0.0	0.0	3.3	3.3	3.3	10.0	6.7	10.0	66.7
		合计	28.3	66.7	1.7	0.0	0.0	1.7	8.3	5.0	11.7	8.3	6.7	60.0
台州市温岭市		男	28.6	67.9	0.0	0.0	0.0	3.6	28.6	7.1	17.9	0.0	7.1	39.3
		女	45.2	51.6	3.2	0.0	0.0	0.0	12.9	3.2	6.5	0.0	12.9	64.5
		合计	37.3	59.3	1.7	0.0	0.0	1.7	20.3	5.1	11.9	0.0	10.2	52.5
丽水市莲都区		男	46.7	46.7	0.0	3.3	0.0	3.3	30.0	10.0	13.3	0.0	13.3	33.3
		女	64.0	32.0	0.0	0.0	4.0	0.0	8.0	4.0	24.0	0.0	8.0	56.0
		合计	54.5	40.0	0.0	1.8	1.8	1.8	20.0	7.3	18.2	0.0	10.9	43.6

表 4-94　浙江省 65～74 岁年龄组口腔卫生行为 2

地区		性别	使用牙线（%）						使用牙膏（%）			使用含氟牙膏（%）		
			每天≥2次	每天1次	每周2～6次	每周1次	每月1～3次	很少/从不	使用牙膏	不使用牙膏	不知道	使用含氟牙膏	使用不含氟牙膏	不知道
浙江省	城	男	1.3	1.3	0.0	0.0	1.3	96.0	97.3	2.7	0.0	6.8	9.6	83.6
		女	0.0	0.0	2.7	0.0	1.4	95.9	95.9	2.7	1.4	9.9	7.0	83.1
		合计	0.7	0.7	1.3	0.0	1.3	96.0	96.6	2.7	0.7	8.3	8.3	83.3
	乡	男	0.0	0.0	0.0	0.0	0.0	100.0	90.2	8.8	1.0	7.4	10.5	82.1
		女	0.0	0.0	2.0	0.0	0.0	98.0	93.1	5.0	2.0	3.2	2.1	94.7
		合计	0.0	0.0	1.0	0.0	0.0	99.0	91.6	6.9	1.5	5.3	6.3	88.4
	合计	男	0.6	0.6	0.0	0.0	0.6	98.3	93.2	6.2	0.6	7.1	10.1	82.7
		女	0.0	0.0	2.3	0.0	0.6	97.1	94.3	4.0	1.7	6.0	4.2	89.8
		合计	0.3	0.3	1.1	0.0	0.6	97.7	93.8	5.1	1.1	6.6	7.2	86.2
杭州市江干区		男	0.0	3.5	0.0	0.0	3.5	93.1	100.0	0.0	0.0	6.9	10.3	82.8
		女	0.0	0.0	7.1	0.0	3.6	89.3	96.4	3.6	0.0	7.4	7.4	85.2
		合计	0.0	1.8	3.5	0.0	3.5	91.2	98.3	1.8	0.0	7.1	8.9	83.9
宁波市余姚市		男	0.0	0.0	0.0	0.0	0.0	100.0	89.7	6.9	3.5	0.0	3.7	96.3
		女	0.0	0.0	3.1	0.0	0.0	96.9	93.8	3.1	3.1	0.0	3.3	96.7
		合计	0.0	0.0	1.6	0.0	0.0	98.4	91.8	4.9	3.3	0.0	3.5	96.5
金华市武义县		男	0.0	0.0	0.0	0.0	0.0	100.0	83.9	16.1	0.0	11.5	11.5	76.9
		女	0.0	0.0	0.0	0.0	0.0	100.0	86.2	10.3	3.4	0.0	4.0	96.0
		合计	0.0	0.0	0.0	0.0	0.0	100.0	85.0	13.3	1.7	5.9	7.8	86.3
台州市路桥区		男	0.0	0.0	0.0	0.0	0.0	100.0	96.7	3.3	0.0	3.3	30.0	66.7
		女	0.0	0.0	0.0	0.0	0.0	100.0	96.7	3.3	0.0	0.0	6.7	93.3
		合计	0.0	0.0	0.0	0.0	0.0	100.0	96.7	3.3	0.0	1.7	18.3	80.0
台州市温岭市		男	0.0	0.0	0.0	0.0	0.0	100.0	96.4	3.6	0.0	10.7	3.6	85.7
		女	0.0	0.0	0.0	0.0	0.0	100.0	100.0	0.0	0.0	6.5	3.2	90.3
		合计	0.0	0.0	0.0	0.0	0.0	100.0	98.3	1.7	0.0	8.5	3.4	88.1
丽水市莲都区		男	3.3	0.0	0.0	0.0	0.0	96.7	93.3	6.7	0.0	10.7	0.0	89.3
		女	0.0	0.0	4.0	0.0	0.0	96.0	92.0	4.0	4.0	26.1	0.0	73.9
		合计	1.8	0.0	1.8	0.0	0.0	96.4	92.7	5.5	1.8	17.6	0.0	82.4

表 4-95　浙江省 65～74 岁年龄组过去 12 个月未看牙的原因

地区		性别	牙齿没有问题（%）	牙病不重（%）	没有时间（%）	经济困难，看不起牙（%）	看牙不能报销（%）	附近没有牙医（%）	害怕传染病（%）	害怕看牙疼痛（%）	很难找到信得过的牙医（%）	挂号太难（%）	其他原因（%）
浙江省	城	男	47.2	41.5	5.7	0.0	0.0	1.9	0.0	0.0	1.9	0.0	13.2
		女	48.6	37.8	2.7	2.7	0.0	0.0	0.0	5.4	0.0	2.7	16.2
		合计	47.8	40.0	4.4	1.1	0.0	1.1	0.0	2.2	1.1	1.1	14.4
	乡	男	68.4	22.4	1.3	0.0	1.3	0.0	0.0	1.3	0.0	0.0	10.5
		女	46.5	35.2	0.0	1.4	0.0	2.8	0.0	2.8	2.8	1.4	16.9
		合计	57.8	28.6	0.7	0.7	0.7	1.4	0.0	2.0	1.4	0.7	13.6
	合计	男	59.7	30.2	3.1	0.0	0.8	0.8	0.0	0.8	0.8	0.0	11.6
		女	47.2	36.1	0.9	1.9	0.0	1.9	0.0	3.7	1.9	1.9	16.7
		合计	54.0	32.9	2.1	0.8	0.4	1.3	0.0	2.1	1.3	0.8	13.9
杭州市江干区		男	50.0	40.9	0.0	0.0	0.0	4.5	0.0	0.0	4.5	0.0	0.0
		女	53.8	38.5	0.0	0.0	0.0	0.0	0.0	0.0	0.0	7.7	7.7
		合计	51.4	40.0	0.0	0.0	0.0	2.9	0.0	0.0	2.9	2.9	2.9
宁波市余姚市		男	72.7	27.3	0.0	0.0	0.0	0.0	0.0	0.0	0.0	0.0	4.5
		女	32.0	52.0	0.0	0.0	0.0	0.0	0.0	4.0	0.0	0.0	12.0
		合计	51.1	40.4	0.0	0.0	0.0	0.0	0.0	2.1	0.0	0.0	8.5
金华市武义县		男	65.0	25.0	0.0	0.0	0.0	0.0	0.0	0.0	0.0	0.0	15.0
		女	24.4	28.6	0.0	4.8	0.0	0.0	0.0	4.8	0.0	0.0	33.3
		合计	56.1	26.8	0.0	2.4	0.0	0.0	0.0	2.4	0.0	0.0	24.4
台州市路桥区		男	66.7	19.1	0.0	0.0	4.8	0.0	0.0	4.8	0.0	0.0	4.8
		女	47.6	23.8	0.0	0.0	0.0	9.5	0.0	9.5	0.0	4.8	19.1
		合计	57.1	21.4	0.0	0.0	2.4	4.8	0.0	7.1	0.0	2.4	11.9
台州市温岭市		男	55.0	30.0	5.0	0.0	0.0	0.0	0.0	0.0	0.0	0.0	20.0
		女	71.4	23.8	0.0	4.8	0.0	0.0	0.0	0.0	0.0	0.0	4.8
		合计	63.4	26.8	2.4	2.4	0.0	0.0	0.0	0.0	0.0	0.0	12.2
丽水市莲都区		男	50.0	37.5	12.5	0.0	0.0	0.0	0.0	0.0	0.0	0.0	20.8
		女	14.3	71.4	14.3	0.0	0.0	0.0	0.0	0.0	0.0	0.0	28.6
		合计	41.9	45.2	12.9	0.0	0.0	0.0	0.0	0.0	0.0	0.0	22.6

表 4-96　浙江省 65～74 岁年龄组过去 12 个月洗牙情况及费用

地区	性别	过去 12 个月内洗牙（%）		洗牙费用的报销方式（%）						
		是	否	城镇职工基本医疗保险	城镇居民基本医疗保险	新型农村合作医疗	商业保险	公费医疗	其他途径报销	全部自费
浙江省	城 男	2.7	97.3	100.0	0.0	0.0	0.0	0.0	0.0	0.0
	城 女	2.7	97.3	50.0	0.0	0.0	0.0	0.0	0.0	50.0
	城 合计	2.7	97.3	75.0	0.0	0.0	0.0	0.0	0.0	25.0
	乡 男	2.0	98.0	0.0	0.0	42.9	0.0	14.3	0.0	42.9
	乡 女	2.0	98.0	0.0	0.0	0.0	0.0	0.0	0.0	100.0
	乡 合计	2.0	98.0	0.0	0.0	37.5	0.0	12.5	0.0	50.0
	合计 男	3.4	96.6	22.2	0.0	33.3	0.0	11.1	0.0	33.3
	合计 女	1.2	98.8	33.3	0.0	0.0	0.0	0.0	0.0	66.7
	合计 合计	2.3	97.7	25.0	0.0	25.0	0.0	8.3	0.0	41.7
杭州市江干区	男	0.0	100.0	0.0	0.0	0.0	0.0	0.0	0.0	0.0
	女	3.7	96.3	100.0	0.0	0.0	0.0	0.0	0.0	0.0
	合计	1.8	98.2	100.0	0.0	0.0	0.0	0.0	0.0	0.0
宁波市余姚市	男	0.0	100.0	0.0	0.0	0.0	0.0	0.0	0.0	0.0
	女	0.0	100.0	0.0	0.0	0.0	0.0	0.0	0.0	0.0
	合计	0.0	100.0	0.0	0.0	0.0	0.0	0.0	0.0	0.0
金华市武义县	男	9.7	90.3	33.3	0.0	33.3	0.0	0.0	0.0	33.3
	女	3.4	96.6	0.0	0.0	0.0	0.0	0.0	0.0	100.0
	合计	6.7	93.3	25.0	0.0	25.0	0.0	0.0	0.0	50.0
台州市路桥区	男	6.7	93.3	0.0	0.0	40.0	0.0	20.0	0.0	40.0
	女	0.0	100.0	0.0	0.0	0.0	0.0	0.0	0.0	0.0
	合计	3.3	96.7	0.0	0.0	40.0	0.0	20.0	0.0	40.0
台州市温岭市	男	0.0	100.0	14.3	14.3	0.0	0.0	0.0	0.0	71.4
	女	0.0	100.0	10.0	0.0	0.0	0.0	0.0	0.0	90.0
	合计	0.0	100.0	11.8	5.9	0.0	0.0	0.0	0.0	82.4
丽水市莲都区	男	3.3	96.7	20.0	0.0	0.0	0.0	0.0	20.0	60.0
	女	0.0	100.0	23.1	0.0	0.0	0.0	7.7	7.7	61.5
	合计	1.8	98.2	22.2	0.0	0.0	0.0	5.6	11.1	61.1

表 4-97 浙江省 65～74 岁年龄组医疗保障情况

地区		性别	城镇职工基本医疗保险（%）	城镇居民基本医疗保险（%）	新型农村合作医疗（%）	商业保险（%）	公费医疗（%）
浙江省	城	男	79.3	10.5	6.3	2.6	1.3
		女	57.3	24.9	13.9	2.6	1.3
		合计	68.3	17.7	10.1	2.6	1.3
	乡	男	5.0	15.2	79.8	0.0	0.0
		女	1.0	8.3	90.7	0.0	0.0
		合计	3.1	11.8	85.2	0.0	0.0
	合计	男	37.4	13.1	47.8	1.1	0.6
		女	25.9	15.6	56.8	1.2	0.6
		合计	31.7	14.4	52.2	1.1	0.6
杭州市江干区		男	79.3	13.8	6.9	3.5	0.0
		女	60.7	29.6	14.3	3.6	0.0
		合计	70.2	21.4	10.5	3.5	0.0
宁波市余姚市		男	14.8	42.3	51.7	0.0	0.0
		女	16.1	25.8	56.3	0.0	0.0
		合计	15.5	33.3	54.1	0.0	0.0
金华市武义县		男	35.5	0.0	64.5	0.0	0.0
		女	24.1	3.4	72.4	0.0	0.0
		合计	30.0	1.7	68.3	0.0	0.0
台州市路桥区		男	7.4	7.4	93.3	0.0	0.0
		女	0.0	0.0	100.0	0.0	0.0
		合计	3.8	3.8	96.7	0.0	0.0
台州市温岭市		男	38.5	7.7	51.9	0.0	0.0
		女	22.6	12.9	64.5	3.2	0.0
		合计	29.8	10.5	58.6	1.8	0.0
丽水市莲都区		男	53.3	13.3	26.7	3.3	3.3
		女	36.0	24.0	36.0	0.0	4.0
		合计	45.5	18.2	30.9	1.8	3.6

表 4-98　浙江省 65～74 岁年龄组口腔问题的影响 1

地区		性别	因牙齿或义齿原因限制食物的种类和数量（%）					咬或咀嚼食物时有困难（%）				
			很经常	经常	有时	很少	无	很经常	经常	有时	很少	无
浙江省	城	男	1.3	30.7	13.3	8.0	46.7	2.7	21.3	16.0	10.7	49.3
		女	1.4	30.1	24.7	11.0	32.9	0.0	23.3	20.5	9.6	46.6
		合计	1.4	30.4	18.9	9.5	39.9	1.4	22.3	18.2	10.1	48.0
	乡	男	2.0	23.5	14.7	17.6	42.2	6.9	14.7	17.6	10.8	50.0
		女	7.1	27.3	18.2	14.1	33.3	10.1	23.2	18.2	14.1	34.3
		合计	4.5	25.4	16.4	15.9	37.8	8.5	18.9	17.9	12.4	42.3
	合计	男	1.7	26.6	14.1	13.6	44.1	5.1	17.5	16.9	10.7	49.7
		女	4.7	28.5	20.9	12.8	33.1	5.8	23.3	19.2	12.2	39.5
		合计	3.2	27.5	17.5	13.2	38.7	5.4	20.3	18.1	11.5	44.7
杭州市江干区		男	0.0	17.0	15.3	8.5	59.3	1.7	8.5	11.9	5.1	72.9
		女	1.8	17.9	19.6	7.1	53.6	0.0	14.3	12.5	5.4	67.9
		合计	0.9	17.4	17.4	7.8	56.5	0.9	11.3	12.2	5.2	70.4
宁波市余姚市		男	1.7	15.3	17.0	11.9	54.2	1.7	10.2	18.6	3.4	66.1
		女	3.1	20.3	14.1	6.3	56.3	1.6	18.8	12.5	9.4	57.8
		合计	2.4	17.9	15.5	8.9	55.3	1.6	14.6	15.5	6.5	61.8
金华市武义县		男	3.2	25.8	9.7	6.5	54.8	0.0	32.3	6.5	6.5	54.8
		女	3.6	35.7	21.4	0.0	39.3	7.1	28.6	21.4	3.6	39.3
		合计	3.4	30.5	15.3	3.4	47.5	3.4	30.5	13.6	5.1	47.5
台州市路桥区		男	3.3	26.7	13.3	30.0	26.7	6.7	20.0	16.7	23.3	33.3
		女	13.3	16.7	10.0	36.7	23.3	20.0	10.0	10.0	33.3	26.7
		合计	8.3	21.7	11.7	33.3	25.0	13.3	15.0	13.3	28.3	30.0
台州市温岭市		男	3.7	25.9	11.1	18.5	40.7	18.5	11.1	18.5	14.8	37.0
		女	3.4	37.9	24.1	6.9	27.6	3.4	31.0	24.1	3.4	37.9
		合计	3.6	32.1	17.9	12.5	33.9	10.7	21.4	21.4	8.9	37.5
丽水市莲都区		男	0.0	26.7	20.0	13.3	40.0	0.0	13.3	20.0	13.3	53.3
		女	4.0	20.0	28.0	20.0	28.0	0.0	4.0	28.0	12.0	56.0
		合计	1.8	23.6	23.6	16.4	34.5	0.0	9.1	23.6	12.7	54.5

表 4-99 浙江省 65～74 岁年龄组口腔问题的影响（续 1）

地区		性别	吞咽食物时经常感到不舒服或困难（%）					牙齿或义齿妨碍说话（%）				
			很经常	经常	有时	很少	无	很经常	经常	有时	很少	无
浙江省	城	男	0.0	4.1	8.1	8.1	79.7	0.0	1.4	2.7	1.4	94.6
		女	0.0	6.8	6.8	6.8	79.5	0.0	4.1	2.7	2.7	90.4
		合计	0.0	5.4	7.5	7.5	79.6	0.0	2.7	2.7	2.0	92.5
	乡	男	2.0	5.9	2.0	10.9	79.2	1.0	2.9	2.0	5.9	88.2
		女	5.1	2.0	4.1	15.3	73.5	3.0	3.0	6.1	9.1	78.8
		合计	3.5	4.0	3.0	13.1	76.4	2.0	3.0	4.0	7.5	83.6
	合计	男	1.1	5.1	4.6	9.7	79.4	0.6	2.3	2.3	4.0	90.9
		女	2.9	4.1	5.3	11.7	76.0	1.7	3.5	4.7	6.4	83.7
		合计	2.0	4.6	4.9	10.7	77.7	1.1	2.9	3.4	5.2	87.4
杭州市江干区		男	0.0	0.0	5.1	10.2	84.8	0.0	1.7	0.0	0.0	98.3
		女	0.0	0.0	3.6	12.5	83.9	0.0	3.6	1.8	5.4	89.3
		合计	0.0	0.0	4.4	11.3	84.4	0.0	2.6	0.9	2.6	93.9
宁波市余姚市		男	0.0	1.7	5.1	1.7	91.5	0.0	0.0	3.4	0.0	96.6
		女	0.0	1.6	4.7	6.3	87.5	0.0	4.7	0.0	1.6	93.8
		合计	0.0	1.6	4.9	4.1	89.4	0.0	2.4	1.6	0.8	95.1
金华市武义县		男	0.0	3.2	0.0	9.7	87.1	0.0	0.0	3.2	0.0	96.8
		女	7.1	7.1	3.6	7.1	75.0	3.6	0.0	10.7	3.6	82.1
		合计	3.4	5.1	1.7	8.5	81.4	1.7	0.0	6.8	1.7	89.8
台州市路桥区		男	0.0	13.8	3.4	27.6	55.2	0.0	3.3	0.0	20.0	76.7
		女	6.9	0.0	3.4	27.6	62.1	6.7	3.3	3.3	23.3	63.3
		合计	3.4	6.9	3.4	27.6	58.6	3.3	3.3	1.7	21.7	70.0
台州市温岭市		男	7.4	11.1	3.7	11.1	66.7	3.7	3.7	3.7	0.0	88.9
		女	3.4	13.8	10.3	6.9	65.5	0.0	0.0	6.9	0.0	93.1
		合计	5.4	12.5	7.1	8.9	66.1	1.8	1.8	5.4	0.0	91.1
丽水市莲都区		男	0.0	0.0	3.4	0.0	96.6	0.0	3.4	3.4	3.4	89.7
		女	0.0	0.0	0.0	12.0	88.0	0.0	0.0	4.0	0.0	96.0
		合计	0.0	0.0	1.9	5.6	92.6	0.0	1.9	3.7	1.9	92.6

表 4-100　浙江省 65～74 岁年龄组口腔问题的影响(续 2)

地区		性别	吃东西时感到口腔内不舒服(%)					因牙齿或义齿原因限制与他人的交往(%)				
			很经常	经常	有时	很少	无	很经常	经常	有时	很少	无
浙江省	城	男	0.0	4.1	4.1	1.4	90.5	0.0	0.0	0.0	2.7	97.3
		女	0.0	4.1	12.3	9.6	74.0	0.0	0.0	4.1	0.0	95.9
		合计	0.0	4.1	8.2	5.4	82.3	0.0	0.0	2.0	1.4	96.6
	乡	男	2.9	2.0	10.8	8.8	75.5	0.0	3.9	2.0	4.9	89.2
		女	4.0	4.0	6.1	12.1	73.7	3.0	1.0	4.0	12.1	79.8
		合计	3.5	3.0	8.5	10.4	74.6	1.5	2.5	3.0	8.5	84.6
	合计	男	1.7	2.8	8.0	5.7	81.8	0.0	2.3	1.1	4.0	92.6
		女	2.3	4.1	8.7	11.0	73.8	1.7	0.6	4.1	7.0	86.6
		合计	2.0	3.4	8.3	8.3	77.9	0.9	1.4	2.6	5.5	89.7
杭州市江干区		男	0.0	10.3	3.5	0.0	86.2	0.0	0.0	0.0	100.0	0.0
		女	0.0	7.1	17.9	10.7	64.3	0.0	0.0	10.7	89.3	0.0
		合计	0.0	8.8	10.5	5.3	75.4	0.0	0.0	5.3	94.7	0.0
宁波市余姚市		男	0.0	1.7	6.8	3.4	88.1	0.0	0.0	1.7	1.7	96.6
		女	0.0	1.6	3.1	7.8	87.5	0.0	1.6	3.1	0.0	95.3
		合计	0.0	1.6	4.9	5.7	87.8	0.0	0.8	2.4	0.8	95.9
金华市武义县		男	0.0	0.0	6.5	3.2	90.3	0.0	0.0	0.0	6.5	93.5
		女	7.1	0.0	0.0	14.3	78.6	3.6	0.0	0.0	7.1	89.3
		合计	3.4	0.0	3.4	8.5	84.7	1.7	0.0	0.0	6.8	91.5
台州市路桥区		男	3.3	3.3	16.7	20.0	56.7	0.0	3.3	6.7	13.3	76.7
		女	6.7	6.7	0.0	20.0	66.7	6.7	0.0	6.7	20.0	66.7
		合计	5.0	5.0	8.3	20.0	61.7	3.3	1.7	6.7	16.7	71.7
台州市温岭市		男	7.4	3.7	11.1	3.7	74.1	0.0	11.1	0.0	0.0	88.9
		女	0.0	3.4	31.0	6.9	58.6	0.0	0.0	3.4	6.9	89.7
		合计	3.6	3.6	21.4	5.4	66.1	0.0	5.4	1.8	3.6	89.3
丽水市莲都区		男	0.0	0.0	0.0	3.4	96.6	0.0	0.0	0.0	0.0	100.0
		女	0.0	4.0	0.0	4.0	92.0	0.0	0.0	0.0	8.0	92.0
		合计	0.0	1.9	0.0	3.7	94.4	0.0	0.0	0.0	3.7	96.3

表 4-101　浙江省 65～74 岁年龄组口腔问题的影响（续 3）

地区		性别	对牙齿、牙龈或义齿的外观感到 不满意或不愉快（%）					用药物缓解口腔的疼痛或不适（%）				
			很经常	经常	有时	很少	无	很经常	经常	有时	很少	无
浙江省	城	男	0.0	4.1	6.8	6.8	82.4	0.0	4.0	10.7	10.7	74.7
		女	0.0	0.0	8.2	9.6	82.2	0.0	0.0	11.0	15.1	74.0
		合计	0.0	2.0	7.5	8.2	82.3	0.0	2.0	10.8	12.8	74.3
	乡	男	2.0	2.0	4.0	7.9	84.2	2.0	2.9	12.7	11.8	70.6
		女	1.0	4.0	11.1	10.1	73.7	3.0	5.1	5.1	7.1	79.8
		合计	1.5	3.0	7.5	9.0	79.0	2.5	4.0	9.0	9.5	75.1
	合计	男	1.1	2.9	5.1	7.4	83.4	1.1	3.4	11.9	11.3	72.3
		女	0.6	2.3	9.9	9.9	77.3	1.7	2.9	7.6	10.5	77.3
		合计	0.9	2.6	7.5	8.6	80.4	1.4	3.2	9.7	10.9	74.8
杭州市江干区		男	0.0	3.5	6.9	10.3	79.3	0.0	3.5	3.5	6.9	86.2
		女	0.0	0.0	14.3	14.3	71.4	0.0	0.0	14.3	14.3	71.4
		合计	0.0	1.8	10.5	12.3	75.4	0.0	1.8	8.8	10.5	79.0
宁波市余姚市		男	0.0	1.7	5.2	1.7	91.4	0.0	1.7	8.5	11.9	78.0
		女	0.0	1.6	9.4	6.3	82.8	0.0	3.1	4.7	6.3	85.9
		合计	0.0	1.6	7.4	4.1	86.9	0.0	2.4	6.5	8.9	82.1
金华市武义县		男	0.0	3.2	6.5	0.0	90.3	0.0	3.2	9.7	6.5	80.6
		女	0.0	0.0	7.1	10.7	82.1	3.6	3.6	7.1	7.1	78.6
		合计	0.0	1.7	6.8	5.1	86.4	1.7	3.4	8.5	6.8	79.7
台州市路桥区		男	0.0	3.3	6.7	16.7	73.3	6.7	0.0	13.3	16.7	63.3
		女	3.3	10.0	10.0	16.7	60.0	6.7	0.0	6.7	13.3	73.3
		合计	1.7	6.7	8.3	16.7	66.7	6.7	0.0	10.0	15.0	68.3
台州市温岭市		男	7.4	3.7	7.4	3.7	77.8	0.0	11.1	29.6	14.8	44.4
		女	0.0	0.0	6.9	10.3	82.8	0.0	6.9	3.4	17.2	72.4
		合计	3.6	1.8	7.1	7.1	80.4	0.0	8.9	16.1	16.1	58.9
丽水市莲都区		男	0.0	0.0	0.0	10.3	89.7	0.0	0.0	3.3	10.0	86.7
		女	0.0	0.0	8.0	4.0	88.0	0.0	0.0	8.0	8.0	84.0
		合计	0.0	0.0	3.7	7.4	88.9	0.0	0.0	5.5	9.1	85.5

表 4-102 浙江省 65～74 岁年龄组口腔问题的影响(续 4)

地区		性别	担心或关注牙齿、牙龈或义齿的问题(%)					因牙齿、牙龈或义齿问题在别人面前感到紧张或不自在(%)				
			很经常	经常	有时	很少	无	很经常	经常	有时	很少	无
浙江省	城	男	1.4	10.8	13.5	5.4	68.9	0.0	0.0	5.4	4.1	90.5
		女	2.7	13.7	9.6	9.6	64.4	0.0	1.4	4.1	0.0	94.5
		合计	2.0	12.2	11.6	7.5	66.7	0.0	0.7	4.8	2.0	92.5
	乡	男	1.0	2.9	8.8	9.8	77.5	1.0	1.0	1.0	5.0	92.1
		女	4.0	4.0	6.1	10.1	75.8	2.0	0.0	3.1	3.1	91.8
		合计	2.5	3.5	7.5	10.0	76.6	1.5	0.5	2.0	4.0	92.0
	合计	男	1.1	6.3	10.8	8.0	73.9	0.6	0.6	2.9	4.6	91.4
		女	3.5	8.1	7.6	9.9	70.9	1.2	0.6	3.5	1.8	93.0
		合计	2.3	7.2	9.2	8.9	72.4	0.9	0.6	3.2	3.2	92.2
杭州市江干区		男	3.5	20.7	20.7	6.9	48.3	0.0	6.9	6.9	86.2	0.0
		女	0.0	25.0	14.3	17.9	42.9	3.6	10.7	0.0	85.7	0.0
		合计	1.8	22.8	17.5	12.3	45.6	1.8	8.8	3.5	86.0	0.0
宁波市余姚市		男	0.0	0.0	16.7	10.0	73.3	0.0	0.0	0.0	3.3	96.7
		女	0.0	3.1	12.5	15.6	68.8	0.0	0.0	0.0	3.1	96.9
		合计	0.0	1.6	14.5	12.9	71.0	0.0	0.0	0.0	3.2	96.8
金华市武义县		男	0.0	6.5	3.2	3.2	87.1	0.0	0.0	6.5	3.2	90.3
		女	3.6	7.1	3.6	0.0	85.7	3.6	0.0	0.0	3.6	92.9
		合计	1.7	6.8	3.4	1.7	86.4	1.7	0.0	3.4	3.4	91.5
台州市路桥区		男	0.0	6.7	6.7	13.3	73.3	0.0	3.4	0.0	13.8	82.8
		女	6.7	0.0	0.0	16.7	76.7	3.4	0.0	3.4	3.4	89.7
		合计	3.3	3.3	3.3	15.0	75.0	1.7	1.7	1.7	8.6	86.2
台州市温岭市		男	3.7	3.7	14.8	11.1	66.7	3.7	0.0	3.7	0.0	92.6
		女	10.3	13.8	13.8	0.0	62.1	0.0	0.0	3.4	0.0	96.6
		合计	7.1	8.9	14.3	5.4	64.3	1.8	0.0	3.6	0.0	94.6
丽水市莲都区		男	0.0	0.0	3.4	3.4	93.1	0.0	0.0	0.0	0.0	100.0
		女	0.0	0.0	0.0	8.0	92.0	0.0	0.0	4.0	0.0	96.0
		合计	0.0	0.0	1.9	5.6	92.6	0.0	0.0	1.9	0.0	98.1

表 4-103　浙江省 65～74 岁年龄组口腔问题的影响(续 5)

地区		性别	因牙齿或义齿问题在别人面前吃东西时感到不舒服(%)					牙齿或牙龈对冷、热或甜刺激敏感(%)				
			很经常	经常	有时	很少	无	很经常	经常	有时	很少	无
浙江省	城	男	0.0	0.0	4.1	2.7	93.2	1.4	8.1	32.4	9.5	48.6
		女	0.0	1.4	2.7	4.1	91.8	6.9	18.1	30.6	8.3	36.1
		合计	0.0	0.7	3.4	3.4	92.5	4.1	13.0	31.5	8.9	42.5
	乡	男	1.0	2.9	2.0	4.9	89.2	1.0	12.7	27.5	5.9	52.9
		女	3.0	1.0	2.0	4.0	89.9	3.0	17.2	25.3	11.1	43.4
		合计	2.0	2.0	2.0	4.5	89.6	2.0	14.9	26.4	8.5	48.3
	合计	男	0.6	1.7	2.8	4.0	90.9	1.1	10.8	29.5	7.4	51.1
		女	1.7	1.2	2.3	4.1	90.7	4.7	17.5	27.5	9.9	40.4
		合计	1.1	1.4	2.6	4.0	90.8	2.9	14.1	28.5	8.6	45.8
杭州市江干区		男	0.0	0.0	6.9	3.5	89.7	3.5	3.5	24.1	10.3	58.6
		女	0.0	3.6	7.1	3.6	85.7	0.0	17.9	28.6	10.7	42.9
		合计	0.0	1.8	7.0	3.5	87.7	1.8	10.5	26.3	10.5	50.9
宁波市余姚市		男	0.0	0.0	0.0	3.3	96.7	0.0	13.3	23.3	6.7	56.7
		女	0.0	0.0	0.0	3.1	96.9	0.0	29.0	19.4	9.7	41.9
		合计	0.0	0.0	0.0	3.2	96.8	0.0	21.3	21.3	8.2	49.2
金华市武义县		男	0.0	0.0	6.5	3.2	90.3	0.0	9.7	22.6	3.2	64.5
		女	3.6	0.0	0.0	7.1	89.3	7.1	7.1	17.9	7.1	60.7
		合计	1.7	0.0	3.4	5.1	89.8	3.4	8.5	20.3	5.1	62.7
台州市路桥区		男	0.0	6.7	3.3	13.3	76.7	0.0	3.3	30.0	10.0	56.7
		女	6.7	0.0	3.3	6.7	83.3	6.7	20.0	16.7	16.7	40.0
		合计	3.3	3.3	3.3	10.0	80.0	3.3	11.7	23.3	13.3	48.3
台州市温岭市		男	3.7	3.7	0.0	0.0	92.6	3.7	25.9	37.0	3.7	29.6
		女	0.0	0.0	3.4	0.0	96.6	10.3	17.2	37.9	10.3	24.1
		合计	1.8	1.8	1.8	0.0	94.6	7.1	21.4	37.5	7.1	26.8
丽水市莲都区		男	0.0	0.0	0.0	0.0	100.0	0.0	10.3	41.4	10.3	37.9
		女	0.0	4.0	0.0	4.0	92.0	4.0	12.0	48.0	4.0	32.0
		合计	0.0	1.9	0.0	1.9	96.3	1.9	11.1	44.4	7.4	35.2

表 4-104 浙江省65～74岁年龄组对身体健康及口腔健康的自我评价

地区		性别	全身健康状况评价（%）					牙齿和口腔状况评价（%）				
			很好	较好	一般	较差	很差	很好	较好	一般	较差	很差
浙江省	城	男	6.7	46.7	41.3	5.3	0.0	4.0	22.7	61.3	12.0	0.0
		女	5.4	32.4	55.4	6.8	0.0	4.1	15.1	64.4	15.1	1.4
		合计	6.0	39.6	48.3	6.0	0.0	4.1	18.9	62.8	13.5	0.7
	乡	男	8.7	35.9	45.6	7.8	1.9	3.9	22.3	51.5	20.4	1.9
		女	8.9	20.8	44.6	23.8	2.0	4.0	17.8	49.5	24.8	4.0
		合计	8.8	28.4	45.1	15.7	2.0	3.9	20.1	50.5	22.5	2.9
	合计	男	7.9	40.4	43.8	6.7	1.1	3.9	22.5	55.6	16.9	1.1
		女	7.4	25.7	49.1	16.6	1.1	4.0	16.7	55.7	20.7	2.9
		合计	7.6	33.1	46.5	11.6	1.1	4.0	19.6	55.7	18.8	2.0
杭州市江干区		男	6.9	37.9	55.2	0.0	0.0	10.3	24.1	51.7	13.8	0.0
		女	3.6	32.1	53.6	10.7	0.0	3.7	14.8	70.4	7.4	3.7
		合计	5.3	35.1	54.4	5.3	0.0	7.1	19.6	60.7	10.7	1.8
宁波市余姚市		男	3.3	50.0	43.3	3.3	0.0	0.0	33.3	53.3	13.3	0.0
		女	6.3	40.6	37.5	15.6	0.0	6.3	25.0	53.1	12.5	3.1
		合计	4.8	45.2	40.3	9.7	0.0	3.2	29.0	53.2	12.9	1.6
金华市武义县		男	6.5	32.3	51.6	9.7	0.0	0.0	19.4	71.0	9.7	0.0
		女	13.8	6.9	69.0	10.3	0.0	6.9	6.9	69.0	17.2	0.0
		合计	10.0	20.0	60.0	10.0	0.0	3.3	13.3	70.0	13.3	0.0
台州市路桥区		男	20.0	36.7	36.7	3.3	3.3	6.7	23.3	36.7	30.0	3.3
		女	13.3	10.0	46.7	26.7	3.3	6.7	16.7	36.7	36.7	3.3
		合计	16.7	23.3	41.7	15.0	3.3	6.7	20.0	36.7	33.3	3.3
台州市温岭市		男	3.6	35.7	35.7	21.4	3.6	3.6	10.7	60.7	21.4	3.6
		女	3.2	22.6	45.2	25.8	3.2	0.0	19.4	51.6	25.8	3.2
		合计	3.4	28.8	40.7	23.7	3.4	1.7	15.3	55.9	23.7	3.4
丽水市莲都区		男	6.7	50.0	40.0	3.3	0.0	3.3	23.3	60.0	13.3	0.0
		女	4.0	44.0	44.0	8.0	0.0	0.0	16.0	56.0	24.0	4.0
		合计	5.5	47.3	41.8	5.5	0.0	1.8	20.0	58.2	18.2	1.8

表 4-105　浙江省 65～74 岁年龄组口腔保健态度

地区	性别		口腔健康对自己的生活很重要(%)				定期口腔检查是十分必要的(%)				牙齿的好坏是天生的，以自己的保护关系不大(%)				防护牙病首先靠自己(%)			
			同意	不同意	无所谓	不知道	同意	不同意	无所谓	不知道	同意	不同意	无所谓	不知道	同意	不同意	无所谓	不知道
浙江省	城	男	100.0	0.0	0.0	0.0	84.0	5.3	8.0	2.7	37.3	61.3	1.3	0.0	97.3	1.3	1.3	0.0
		女	100.0	0.0	0.0	0.0	85.1	6.8	8.1	0.0	39.2	56.8	1.4	2.7	100.0	0.0	0.0	0.0
		合计	100.0	0.0	0.0	0.0	84.6	6.0	8.1	1.3	38.3	59.1	1.3	1.3	98.7	0.7	0.7	0.0
	乡	男	83.5	1.0	4.9	10.7	60.2	8.7	15.5	15.5	33.0	44.7	2.9	19.4	75.7	2.9	2.9	18.4
		女	73.3	2.0	8.9	15.8	49.5	10.9	21.8	17.8	38.0	37.0	2.0	23.0	68.3	4.0	2.0	25.7
		合计	78.4	1.5	6.9	13.2	54.9	9.8	18.6	16.7	35.5	40.9	2.5	21.2	72.1	3.4	2.5	22.1
	合计	男	90.4	0.6	2.8	6.2	70.2	7.3	12.4	10.1	34.8	51.7	2.2	11.2	84.8	2.2	2.2	10.7
		女	84.6	1.1	5.1	9.1	64.6	9.1	16.0	10.3	38.5	45.4	1.7	14.4	81.7	2.3	1.1	14.9
		合计	87.5	0.9	4.0	7.7	67.4	8.2	14.2	10.2	36.6	48.6	2.0	12.8	83.3	2.3	1.7	12.7
杭州市江干区		男	100.0	0.0	0.0	0.0	86.2	3.5	6.9	3.5	48.3	51.7	0.0	0.0	93.1	3.5	3.5	0.0
		女	100.0	0.0	0.0	0.0	89.3	3.6	7.1	0.0	57.1	35.7	0.0	7.1	100.0	0.0	0.0	0.0
		合计	100.0	0.0	0.0	0.0	87.7	3.5	7.0	1.8	52.6	43.9	0.0	3.5	96.5	1.8	1.8	0.0
宁波市余姚市		男	93.3	0.0	0.0	6.7	70.0	6.7	16.7	6.7	40.0	56.7	0.0	3.3	90.0	0.0	0.0	10.0
		女	87.5	0.0	6.3	6.3	62.5	3.1	21.9	12.5	35.5	51.6	0.0	12.9	81.3	3.1	0.0	15.6
		合计	90.3	0.0	3.2	6.5	66.1	4.8	19.4	9.7	37.7	54.1	0.0	8.2	85.5	1.6	0.0	12.9
金华市武义县		男	93.5	0.0	3.2	3.2	64.5	3.2	22.6	9.7	32.3	48.4	0.0	19.4	80.6	3.2	0.0	16.1
		女	79.3	3.4	10.3	6.9	55.2	17.2	20.7	6.9	13.8	72.4	0.0	13.8	86.2	0.0	0.0	13.8
		合计	86.7	1.7	6.7	5.0	60.0	10.0	21.7	8.3	23.3	60.0	0.0	16.7	83.3	1.7	0.0	15.0
台州市路桥区		男	76.7	0.0	10.0	13.3	63.3	3.3	13.3	20.0	10.0	53.3	10.0	26.7	73.3	0.0	6.7	20.0
		女	66.7	3.3	10.0	20.0	53.3	6.7	13.3	26.7	33.3	33.3	3.3	30.0	66.7	3.3	0.0	30.0
		合计	71.7	1.7	10.0	16.7	58.3	5.0	13.3	23.3	21.7	43.3	6.7	28.3	70.0	1.7	3.3	25.0
台州市温岭市		男	82.1	3.6	3.6	10.7	60.7	17.9	7.1	14.3	53.6	25.0	3.6	17.9	82.1	3.6	3.6	10.7
		女	77.4	0.0	3.2	19.4	41.9	22.6	22.6	12.9	51.6	29.0	3.2	16.1	61.3	6.5	6.5	25.8
		合计	79.7	1.7	3.4	15.3	50.8	20.3	15.3	13.6	52.5	27.1	3.4	16.9	71.2	5.1	5.1	18.6
丽水市莲都区		男	96.7	0.0	0.0	3.3	76.7	10.0	6.7	6.7	26.7	73.3	0.0	0.0	90.0	3.3	0.0	6.7
		女	100.0	0.0	0.0	0.0	92.0	0.0	8.0	0.0	40.0	52.0	4.0	4.0	100.0	0.0	0.0	0.0
		合计	98.2	0.0	0.0	1.8	83.6	5.5	7.3	3.6	32.7	63.6	1.8	1.8	94.5	1.8	0.0	3.6

表 4-106 浙江省 65～74 岁年龄组口腔保健知识认知

地区		性别	刷牙时牙龈出血是正常的(%)			细菌可以引起牙龈发炎(%)			刷牙对预防牙龈出血没有用(%)			细菌可以引起龋齿(%)		
			正确	不正确	不知道	正确	不正确	不知道	正确	不正确	不知道	正确	不正确	不知道
浙江省	城	男	25.3	69.3	5.3	82.7	0.0	17.3	25.3	42.7	32.0	77.3	2.7	20.0
		女	20.3	70.3	9.5	79.7	2.7	17.6	28.4	43.2	28.4	85.1	1.4	13.5
		合计	22.8	69.8	7.4	81.2	1.3	17.4	26.8	43.0	30.2	81.2	2.0	16.8
	乡	男	40.2	36.3	23.5	46.6	9.7	43.7	23.3	26.2	50.5	54.4	1.0	44.7
		女	37.6	31.7	30.7	40.6	6.9	52.5	24.8	14.9	60.4	43.6	3.0	53.5
		合计	38.9	34.0	27.1	43.6	8.3	48.0	24.0	20.6	55.4	49.0	2.0	49.0
	合计	男	33.9	50.3	15.8	61.8	5.6	32.6	24.2	33.1	42.7	64.0	1.7	34.3
		女	30.3	48.0	21.7	57.1	5.1	37.7	26.3	26.9	46.9	61.1	2.3	36.6
		合计	32.1	49.1	18.8	59.5	5.4	35.1	25.2	30.0	44.8	62.6	2.0	35.4
杭州市江干区		男	31.0	65.5	3.5	79.3	0.0	20.7	34.5	41.4	24.1	72.4	6.9	20.7
		女	25.0	60.7	14.3	92.9	0.0	7.1	46.4	42.9	10.7	92.9	0.0	7.1
		合计	28.1	63.2	8.8	86.0	0.0	14.0	40.4	42.1	17.5	82.5	3.5	14.0
宁波市余姚市		男	43.3	43.3	13.3	53.3	16.7	30.0	20.0	36.7	43.3	63.3	0.0	36.7
		女	37.5	40.6	21.9	43.8	6.3	50.0	3.1	31.3	65.6	53.1	3.1	43.8
		合计	40.3	41.9	17.7	48.4	11.3	40.3	11.3	33.9	54.8	58.1	1.6	40.3
金华市武义县		男	19.4	58.1	22.6	51.6	3.2	45.2	25.8	19.4	54.8	48.4	51.6	0.0
		女	27.6	55.2	17.2	44.8	3.4	51.7	24.1	13.8	62.1	51.7	48.3	0.0
		合计	23.3	56.7	20.0	48.3	3.3	48.3	25.0	16.7	58.3	50.0	50.0	0.0
台州市路桥区		男	51.7	13.8	34.5	56.7	0.0	43.3	36.7	13.3	50.0	63.3	0.0	36.7
		女	46.7	20.0	33.3	46.7	3.3	50.0	43.3	10.0	46.7	50.0	0.0	50.0
		合计	49.2	16.9	33.9	51.7	1.7	46.7	40.0	11.7	48.3	56.7	0.0	43.3
台州市温岭市		男	42.9	42.9	14.3	57.1	7.1	35.7	21.4	39.3	39.3	57.1	0.0	42.9
		女	29.0	35.5	35.5	54.8	3.2	41.9	22.6	16.1	61.3	51.6	0.0	48.4
		合计	35.6	39.0	25.4	55.9	5.1	39.0	22.0	27.1	50.8	54.2	0.0	45.8
丽水市莲都区		男	16.7	76.7	6.7	73.3	6.7	20.0	6.7	50.0	43.3	80.0	3.3	16.7
		女	12.0	84.0	4.0	64.0	16.0	20.0	20.0	52.0	28.0	72.0	12.0	16.0
		合计	14.5	80.0	5.5	69.1	10.9	20.0	12.7	50.9	36.4	76.4	7.3	16.4

表 4-107　浙江省 65～74 岁年龄组口腔保健知识认知（续 1）

地区		性别	吃糖可以导致龋齿（%）			氟化物对保护牙齿没有用（%）			窝沟封闭可以保护牙齿（%）			口腔疾病可能会影响全身健康（%）		
			正确	不正确	不知道	正确	不正确	不知道	正确	不正确	不知道	正确	不正确	不知道
浙江省	城	男	89.3	1.3	9.3	8.0	12.0	80.0	8.0	4.0	88.0	82.7	0.0	17.3
		女	83.8	5.4	10.8	0.0	10.8	89.2	8.2	1.4	90.4	90.4	2.7	6.8
		合计	86.6	3.4	10.1	4.0	11.4	84.6	8.1	2.7	89.2	86.5	1.4	12.2
	乡	男	65.0	7.8	27.2	3.9	5.9	90.2	4.9	1.9	93.2	61.2	5.8	33.0
		女	64.4	4.0	31.7	7.0	3.0	90.0	6.0	2.0	92.0	51.5	3.0	45.5
		合计	64.7	5.9	29.4	5.4	4.5	90.1	5.4	2.0	92.6	56.4	4.5	39.1
	合计	男	75.3	5.1	19.7	5.6	8.5	85.9	6.2	2.8	91.0	70.2	3.4	26.4
		女	72.6	4.6	22.9	4.0	6.3	89.7	6.9	1.7	91.3	68.0	2.9	29.1
		合计	73.9	4.8	21.2	4.8	7.4	87.7	6.6	2.3	91.2	69.1	3.1	27.7
杭州市江干区		男	82.8	0.0	17.2	6.9	0.0	93.1	6.9	0.0	93.1	82.8	0.0	17.2
		女	82.1	7.1	10.7	0.0	7.1	92.9	3.6	0.0	96.4	81.5	7.4	11.1
		合计	82.5	3.5	14.0	3.5	3.5	93.0	5.3	0.0	94.7	82.1	3.6	14.3
宁波市余姚市		男	80.0	10.0	10.0	0.0	3.3	96.7	0.0	0.0	100.0	76.7	6.7	16.7
		女	62.5	3.1	34.4	0.0	0.0	100.0	0.0	0.0	100.0	61.3	3.2	35.5
		合计	71.0	6.5	22.6	0.0	1.6	98.4	0.0	0.0	100.0	68.9	4.9	26.2
金华市武义县		男	61.3	3.2	35.5	19.4	6.5	74.2	9.7	0.0	90.3	61.3	0.0	38.7
		女	75.9	0.0	24.1	13.8	3.4	82.8	20.7	0.0	79.3	72.4	0.0	27.6
		合计	68.3	1.7	30.0	16.7	5.0	78.3	15.0	0.0	85.0	66.7	0.0	33.3
台州市路桥区		男	63.3	3.3	33.3	3.4	0.0	96.6	6.7	3.3	90.0	53.3	6.7	40.0
		女	73.3	0.0	26.7	6.7	0.0	93.3	3.3	0.0	96.7	50.0	0.0	50.0
		合计	68.3	1.7	30.0	5.1	0.0	94.9	5.0	1.7	93.3	51.7	3.3	45.0
台州市温岭市		男	78.6	7.1	14.3	0.0	17.9	82.1	7.1	0.0	92.9	64.3	7.1	28.6
		女	58.1	6.5	35.5	0.0	3.2	96.8	0.0	0.0	100.0	51.6	6.5	41.9
		合计	67.8	6.8	25.4	0.0	10.2	89.8	3.4	0.0	96.6	57.6	6.8	35.6
丽水市莲都区		男	86.7	6.7	6.7	3.3	23.3	73.3	6.7	13.3	80.0	83.3	0.0	16.7
		女	88.0	12.0	0.0	4.0	28.0	68.0	16.0	12.0	72.0	96.0	0.0	4.0
		合计	87.3	9.1	3.6	3.6	25.5	70.9	10.9	12.7	76.4	89.1	0.0	10.9

表 4-108　浙江省 65～74 岁年龄组慢性病发病率

地区		性别	脑卒中（%）	糖尿病（%）	高血压（%）	心脏病（%）	慢性阻塞性肺部疾病（%）	其他（%）	没有（%）	不知道（%）
浙江省	城	男	1.3	18.7	38.7	9.3	2.7	5.3	38.7	1.3
		女	0.0	16.2	51.4	13.5	1.4	5.4	25.7	0.0
		合计	0.7	17.4	45.0	11.4	2.0	5.4	32.2	0.7
	乡	男	0.0	8.9	38.6	5.9	1.0	5.0	42.6	4.0
		女	3.0	15.8	35.6	6.9	1.0	10.9	37.6	2.0
		合计	1.5	12.4	37.1	6.4	1.0	7.9	40.1	3.0
	合计	男	0.6	13.1	38.6	7.4	1.7	5.1	40.9	2.8
		女	1.7	16.0	42.3	9.7	1.1	8.6	32.6	1.1
		合计	1.1	14.5	40.5	8.5	1.4	6.8	36.8	2.0
杭州市江干区		男	3.4	17.2	48.3	10.3	3.4	6.9	31.0	0.0
		女	0.0	25.0	57.1	14.3	0.0	10.7	21.4	0.0
		合计	1.8	21.1	52.6	12.3	1.8	8.8	26.3	0.0
宁波市余姚市		男	0.0	7.1	28.6	14.3	0.0	0.0	53.6	7.1
		女	0.0	3.3	60.0	6.7	0.0	13.3	26.7	0.0
		合计	0.0	5.2	44.8	10.3	0.0	6.9	39.7	3.4
金华市武义县		男	0.0	12.9	25.8	3.2	6.5	3.2	45.2	3.2
		女	0.0	17.2	24.1	3.4	3.4	6.9	41.4	3.4
		合计	0.0	15.0	25.0	3.3	5.0	5.0	43.3	3.3
台州市路桥区		男	6.7	46.7	30.0	0.0	0.0	6.67	36.7	0.0
		女	0.0	10.0	13.3	0.0	0.0	10.0	53.33	16.7
		合计	3.3	23.3	21.7	0.0	0.0	8.3	45.0	8.3
台州市温岭市		男	0.0	15.4	34.6	15.4	0.0	11.5	46.2	3.8
		女	6.5	6.5	51.6	9.7	0.0	6.5	35.5	3.2
		合计	3.5	10.5	43.9	12.3	0.0	8.8	40.4	3.5
丽水市莲都区		男	0.0	13.3	40.0	0.0	0.0	6.7	40.0	0.0
		女	0.0	16.0	28.0	20.0	0.0	0.0	36.0	0.0
		合计	0.0	14.6	34.6	9.1	0.0	3.6	38.2	0.0

第五部分　口腔常见疾病预防及保健

一、龋病的预防

(一)龋病是什么？它有哪些常见表现？它对我们的健康有哪些不良影响？

龋病就是人们通常说的"虫牙"。据浙江省第四次流调显示，浙江省 12～15 岁学生的患龋率为 44.7%，其他各年龄段患龋率都高达 70% 以上。"虫牙"可不是由虫子引起的，它实际上是一种以细菌为主的多种因素共同作用导致的牙体破坏性牙病，所谓"虫"其实指的是细菌。龋病最典型的表现就是牙体组织的破溃缺损，也就是我们常说的"被虫蛀空了"，若不及时医治，还会继发牙髓炎和根尖周炎，甚至引起牙槽骨和颌骨炎症(见图 5-1 和图 5-2)。

龋病早期没有明显症状，容易被忽视，但如果平时注意观察牙齿颜色变化或定期进行口腔检查，就会发现牙齿上有白垩色的斑点。当龋病发展到中龋时，牙齿对酸甜及过冷过热的饮食较为敏感，龋洞出现，颜色呈黄褐甚至深褐色的改变。到深龋阶段，若龋洞明显，食物嵌塞其中，就会造成疼痛；若龋洞外观不明显而病变深，则容易错失诊疗时机。未经治疗的龋洞是不会自行愈合的，其发展的最终后果是牙齿组织的丧失。

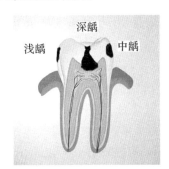

图 5-1　浅龋、中龋及深龋示意图

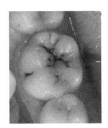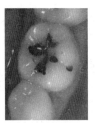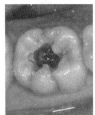

图 5-2　浅龋、中龋、深龋(从左到右)

龋病的特点是发病率高，分布广。但龋病并非无法预防，健康的生活和行为方式可以有效降低其发病概率。

(二)导致龋病的常见因素有哪些？

龋病的危害不容忽视，那么龋病是由什么引起的呢？目前，公认的龋病病因有四大方面。

1.细菌

细菌是龋病发生的必要条件。口腔里的一些细菌利用食物中的糖发酵产酸，导致牙齿无机质脱矿，另一些致龋菌则会产生致龋物质，久而久之，就会发生龋病。

2.宿主

宿主因素主要包括牙、唾液以及行为和生活方式等因素。牙齿是龋病过程中的靶器官。牙齿的形态、组织结构和位置与龋病的发生有直接关系。唾液是牙齿的外环境,起着缓冲、洗涤、抑菌等作用。另外,我们的食物越来越精细,咀嚼器官逐渐退化,口腔与机体的生态平衡被打破也促使龋病发病率上升。

3.食物

食物主要指碳水化合物,细菌能利用碳水化合物代谢产生酸,并合成细胞外多糖,为细菌滋生和繁殖提供能源。

4.时间

龋病的发生经历较长的过程,在致龋细菌、酸性环境和易感宿主同时存在的情况下,牙齿长期受到腐蚀和破坏,才会发生龋病。

(三)如何进行龋病的分级预防?

龋病很常见,发病率很高,但是可以预防的。目前,针对龋病可以实施"三级预防"。就如同打仗一般,有三道防线可以抵御外来之敌的入侵。

1.一级预防

(1)日常生活中预防龋病的方法
- 我们能采取哪些措施有效地控制致龋菌?

在我们的牙齿表面存在一层有机物薄膜,上面附着大量的细菌,是口腔内致龋菌的大本营,我们称之为牙菌斑。想要有效控制致龋菌,在这场对抗龋病的战争中取得胜利,最重要的就是清除牙菌斑,捣毁致龋菌的巢穴。

控制牙菌斑最简易也最有效的自我保健方法就是机械清除法。所谓机械清除法就是使用工具,通过机械的摩擦,像扫地、拖地一样将牙菌斑从牙面上清除。该方法包括使用牙刷和牙膏刷牙,使用牙线、牙间隙刷、冲牙器等清洁牙间隙。刷牙需注意使用正确的刷牙方法(详见本部分"三、口腔自我保健"),做到"面面俱到"。但仅靠刷牙往往难以完全清除相邻牙齿间隙内的食物残渣和牙菌斑。所以除了正确刷牙外,我们还应养成用牙线清洁牙齿邻面的良好习惯。有条件者也可以使用冲牙器,比使用牙线更为方便。而牙缝较宽的人,特别是牙龈明显退缩、牙根暴露的中老年人,还可以用间隙刷来清洁牙间隙。由于竹制牙签容易对牙龈造成较大的损伤,所以一般不建议使用。

除机械方法外,还可以用化学方法来控制牙菌斑,即使用漱口液。但漱口液仅能控制牙菌斑生长,而不能完全清除它。化学方法不能替代机械方法,只能作为一种辅助手段。
- 如何在日常饮食中预防龋病?

①降低糖类的摄入量和摄入频率。②少喝酸性饮料。酸性饮料不仅含糖量较高,而且其中的酸性物质会进一步加重牙面的龋坏。③不要在睡前加餐,特别是甜食。因为口腔的自洁能力在睡眠时降低,所以若睡前所摄入食物的含糖量较高,且未注意清洁口腔,则致龋菌会大量繁殖,促进龋病的发生。④减少精细食物的摄入。精细食物容易黏着、滞留于牙面,不利于牙面的清洁。⑤使用蔗糖代用品。可以选择对牙安全的蔗糖代用品(见图5-3)作为甜味剂,以减少蔗糖的摄入。

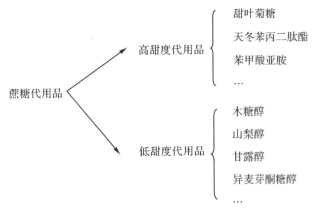

图 5-3　蔗糖代用品的分类

- 特定人群如何增强牙齿的抗龋坏能力？

我们的牙和口腔的状态一直处于变化中,不同生命时期的口腔健康状况和患病特点不同,所以对特定人群应量身制订相应的口腔保健计划,以增强牙齿的抗龋坏能力。

妊娠期妇女应在妊娠前及时治疗口腔疾病,在妊娠期加强口腔卫生,同时注意营养和保健,以保证胎儿全身及口腔的正常生长发育,避免牙齿的发育缺陷,增强牙齿抗龋能力。

对婴幼儿(3 岁以内)应注重营养和膳食均衡,正确喂养,合理补钙,以保证乳牙的正常发育、萌出及恒牙的发育。

对儿童及青少年,则应及时对已萌出的乳、恒磨牙进行窝沟封闭,同时应合理使用氟化物(含氟牙膏等)。

（2）窝沟封闭

- 什么是窝沟封闭？窝沟封闭的目的是什么？

我们的牙齿由于发育的问题往往存在较深的沟裂,成为口腔内藏污纳垢之处。细菌及其代谢产物非常容易滞留在这些部位,又难以通过刷牙等口腔保健措施清除,从而发生龋坏。窝沟封闭就是将一种粘接性树脂材料涂布在这些沟裂上,保护牙齿表面不受细菌及其代谢产物的侵蚀,从而达到预防窝沟龋的目的。该防龋技术不磨除牙体组织,是一种无痛、无创伤的方法。

- 窝沟封闭的效果如何？什么时候做窝沟封闭效果最好？

大量研究表明,窝沟封闭是预防窝沟龋的一种有效方法,它能够明显降低磨牙的龋病发生率。一般在牙萌出后 4 年内,在牙齿完全萌出到咬合平面且未发生窝沟龋时进行窝沟封闭。因此,第一恒磨牙的最佳封闭年龄为 6～7 岁,而第二恒磨牙的最佳封闭年龄为 11～13 岁。此外,乳磨牙也可以进行窝沟封闭,最适宜年龄为 3～4 岁。

- 做了窝沟封闭就绝对不长虫牙了吗？窝沟封闭只需要做一次吗？

窝沟封闭仅对窝沟龋有预防作用,而对平滑面龋则无效。即使做了窝沟封闭,也不能掉以轻心,日常的口腔保健措施始终要贯彻到位,否则牙齿还是会龋坏。在窝沟封闭中,起防龋作用的是涂布于窝沟内的封闭剂,这些封闭剂是有可能脱落的,所以做完窝沟封闭之后需定期检查,若发现封闭剂脱落,则需重新进行封闭。

（3）涂氟

- 什么是涂氟？

氟元素是人体必需的 14 种微量元素之一,适量的氟能够提高牙齿的抗龋能力。所谓涂氟就是将一种含氟化物的有机溶液涂布于牙齿表面,给牙齿穿上一层保护衣。涂氟需要由口腔医务人员来操作,以达到安全、有效的防龋效果。

• 哪些人需要涂氟？

事实上，涂氟作为局部用氟的一种常规方法，适用于大多数人群，尤其适用于容易患龋的人群，如自我口腔保健能力较差的儿童、残疾人，及佩戴固定矫治器的正畸患者等。儿童一般可以从 3 岁左右开始进行每年两次的涂氟治疗。

• 医用含氟药物与平时家里用的含氟牙膏有什么不同？

含氟牙膏作为口腔保健的日常用品，含氟浓度低于医用含氟药物，相对来说比较安全，所以含氟牙膏可以由个人自行使用；而含氟药物则必须由专业人员控制用量、使用频率和时间，以避免氟摄入过量而导致氟中毒。若儿童在牙发育时期（6～7 岁之前）摄入过量的氟，还可能导致氟牙症。但含氟药物相对含氟牙膏来说，所需剂量较少，被吞咽的危险也更小，所以只要控制好使用的剂量就不必担心涂氟会导致氟牙症。

• 涂氟 1 次能管终身吗？

涂氟 1 次并不能终身防龋。含氟涂料一般只能在牙面上保持 1～2d，且口腔内的氟浓度会随着时间的推移慢慢降低，最终回到原始水平，所以涂氟需定期进行。半年涂氟 1 次有显著的防龋效果；对于易患龋者，可酌情增加为半年 2 次。

• 涂氟有什么好处和危害？

由于涂氟所用含氟涂料的氟浓度较高，且与牙齿表面釉质的接触时间较长，所以防龋作用较持续，防龋效果也较显著。但也正因为其含氟浓度较高，所以若滥用、误用含氟涂料可能损害人体健康。因此，涂氟操作需由专业人员完成。此外，含氟材料涂布于牙面后会导致短暂的牙齿变色，影响美观，也有少数人可能对其接触性过敏。然而瑕不掩瑜，对大多数人而言，涂氟仍然是一种有效的防龋方法。

2. 二级预防

二级预防是针对龋病早期的防治，即早发现、早诊断、早治疗，防微杜渐。

（1）如何早发现？

想要较早发现龋病，应对易感人群和易感因素予以重视，包括患龋经历、致龋微生物、唾液及全身健康和社会行为等。

• 患龋经历

儿童既往的患龋经历可以作为乳牙或恒牙未来患龋情况的预测指标。有患乳牙龋经历的儿童后期更容易患恒牙龋。

• 致龋微生物

唾液中变形链球菌水平是低龄儿童龋（Early child caries，ECC）的预测指标；而乳杆菌数量与患龋程度和龋活跃度有关，可以用来预测儿童是否容易患龋。

• 唾液

唾液缓冲系统可以调整口腔酸碱环境，中和致龋菌所产生的酸。唾液的缓冲能力越强，患龋风险越低。

• 全身健康和社会行为

头颈部恶性肿瘤放射治疗后、低出生体重和早产儿以及某些需要长期用药的全身疾病等都会对口腔环境及唾液腺功能产生一定的影响；家庭背景、饮食行为、认知和态度、口腔卫生习惯、口腔保健措施等都能作为预测乳恒牙龋的指标。

（2）如何早诊断？

通过定期口腔临床检查、必要的检测手段（如 X 线片等）和特殊仪器诊断（如激光荧光龋探测仪、电阻法、数字成像光纤透照等),提高发现早期龋的准确性,为后续治疗做准备。

(3)如何早治疗?

对早期龋的治疗主要包括预防性树脂充填和非创伤性修复治疗。树脂充填是在去除病变组织后,用树脂材料填充龋洞并恢复牙形态。非创伤性修复治疗则是在去除龋坏组织后,用新型玻璃离子材料进行充填,这项技术更容易操作,且患者的接受度也更高。

3.三级预防

三级预防主要是针对已发龋病的有效治疗,亡羊补牢,为时未晚。一方面,防止龋病的并发症,对龋病引起的牙髓炎、根尖周炎及时诊断与治疗,防止炎症继续扩展,同时对无法保留的牙齿应及时拔除。另一方面,及时修复缺损的牙列和牙体,以恢复口腔正常功能,保持身体健康。

二、牙周病的预防

(一)牙周病是什么?

牙周病(见图 5-4)主要指发生在牙周组织的慢性感染性疾病,是口腔两大类主要疾病之一,在全球范围内都有较高的发病率。在我国中老年人中,牙周病的患病率高于龋病(见表 5-1)。牙周病包括两大类,即牙龈病和牙周炎。牙龈病指只发生于牙龈组织的疾病。而当牙龈病进一步发展,累及深部牙周支持组织(牙龈、牙周膜、牙槽骨、牙骨质)(见图 5-5)时,即为牙周炎。牙龈病是牙周炎的前期阶段,但并不是所有的牙龈炎都会发展成牙周炎。

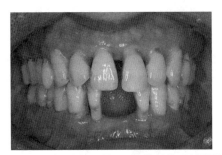

图 5-4　牙周病:牙龈退缩,牙槽骨吸收,牙根面暴露

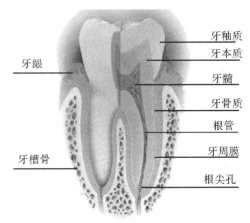

图 5-5　牙齿及周围组织结构

表 5-1　第四次全国口腔健康调查各年龄组患龋率和牙周病患病率

	12～15 岁(%)	35～44 岁(%)	65～74 岁(%)
患龋率	44.7	70.0	70.0
龈炎检出率	26.2	84.0	84.0
牙石检出率	31.0	90.0	90.0

牙周病的主要感染源是堆积在牙颈部和龈沟内的微生物。这些微生物及其产物长期作用于牙龈,首先导致牙龈的慢性炎症,表现为刷牙或咬硬物时牙龈出血,牙龈色泽由粉红色变为鲜红或暗红色,质地由坚韧变为松软、脆弱,牙龈肿胀等。若慢性牙龈炎没有及时得到治疗,牙龈炎的病变就会向

牙周深部组织发展,导致牙齿支持组织破坏,表现为牙齿松动甚至脱落、牙龈退缩、咀嚼困难、急性肿胀疼痛等(见图5-6)。除此之外,妊娠期妇女由于激素紊乱,牙周病病情会加重,还可能诱发妊娠期龈瘤;伴发胃溃疡的患者,胃溃疡可能因牙周病复发;牙周病还会加重糖尿病病情,增加心脑血管疾病、呼吸道疾病的患病率。由此可见,牙周病的危害是非常严重的,会对我们的生活质量、身体健康等产生明显的负面影响。

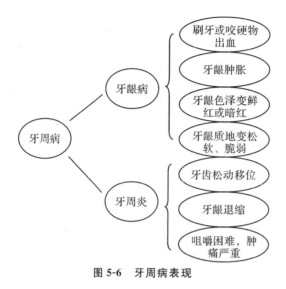

图 5-6　牙周病表现

(二)引起牙周病的常见因素有哪些?

与牙周病的发生相关的众多因素可分为局部因素和全身因素。局部因素是导致牙周病发生的主要因素;全身因素是牙周病的促进因素,通过降低机体抵抗力,可以增加牙周病的易感性。

局部因素主要包括牙菌斑、牙石、创伤性殆、食物嵌塞以及一些不良习惯。很多研究表明,牙菌斑是牙周病的始动因子,是牙周病的主要致病因素,那么牙菌斑是什么呢?牙菌斑其实是聚集在牙齿表面、两牙之间或者义齿表面的细菌团块。这种细菌团块类似于人类的社区,里面各种细菌各司其职、互利共生,形成一个内含大量细菌的"社区"。而牙菌斑很难被水冲掉或者漱掉,导致牙周病发病率很高。牙石是沉积在牙面或修复体上已钙化的菌斑及沉积物,由唾液或龈沟液内的矿物盐沉积而成。根据牙石沉积位置,以龈缘为界,可分为龈上牙石和龈下牙石。牙石对牙周病的影响主要体现在牙石形成后不能用刷牙方法去除,细菌可以在牙石表面大量聚集,加速牙菌斑的形成,同时牙石本身妨碍了对口腔卫生的维护。创伤性合指不正常的合接触关系或过大的合力在咬合时造成了牙周组织的损伤,进而引发牙周病。食物嵌塞是导致局部牙周组织炎症和被破坏的常见原因之一。其易导致牙周病的原因是塞嵌物对牙龈有机械刺激作用,且容易被细菌定植。其他如用口呼吸、吐舌习惯、错误刷牙等不良习惯也会引起牙周的炎症。

全身因素主要包括内分泌失调,如肾上腺素、性激素等的分泌量异常。一些系统性疾病,如糖尿病、艾滋病、骨质疏松症,使者更易罹患牙周病或使牙周病病情加重。吸烟、精神压力过大也会加重牙周病。

(三)如何进行牙周病的分级预防?

牙周病的发生通常最先从牙龈开始。牙龈出血、肿胀是牙周病早期最常见的症状。如果在这个时候进行早期预防、早期治疗,那么治愈率将很高。因此,对牙周病应做好三级预防,提倡早期预防。

1.一级预防

一级预防又称病因预防或发病前期预防,是最积极的预防措施,指采取各种措施控制或消除牙周病的致病因素对健康人群的危害。那么一级预防要怎么进行呢?

首先,相关医疗保健部门要广泛宣传和普及牙周病的知识,通过对人群开展口腔健康教育和指导,增强人们的自我保护意识,使人群自发地养成和保持良好的口腔卫生习惯,并采取措施,抑制上述致病因素。

再者,在引起牙周炎的众多因素中,牙菌斑和牙石最为重要。因此,消除牙菌斑,除去龈上、龈下牙石,是预防牙周病的重要措施。对于我们来说,想要有效地控制牙菌斑,先要养成良好的卫生习惯。

(1)要正确、定期刷牙,餐后漱口,及时清除牙面附着物,提倡使用牙线去除牙间隙的菌斑,用含氟牙膏或抗牙石牙膏辅助刷牙。

(2)控制吸烟及饮酒等不良嗜好,养成健康的饮食习惯。注意饮食结构要营养均衡,多吃白肉、蛋、蔬菜、瓜果等有益于口腔健康的食物。尽量少吃含糖食品,多吃富含纤维的耐嚼食物,有效增加唾液分泌,有利于牙面及口腔清洁。

(3)注意饮食方面的卫生预防意识。切勿常喝软饮料,如冰茶、可乐、柠檬汽水等各种碳酸饮料均会对牙齿造成不同程度的伤害。尤其注意,在睡前刚吃完酸性食物(如柠檬、西柚汁)后,不要马上刷牙,因为酸性液体容易使牙齿表面的釉质软化,此时刷牙容易破坏牙釉质,导致牙齿损耗。应先漱口,过一段时间后再刷牙。

(4)定期进行口腔检查、牙周洁治,去除留存于牙面且刷牙不能去除的牙垢、牙结石。

(5)去除不良修复体,调整咬合关系,避免咬合创伤,恢复牙龈及骨质的形态。

2.二级预防

二级预防又称临床前期预防或发病期预防,指做到疾病的早期发现、早期诊断和早期治疗,即早期发现后,有针对性地进行预防与治疗。

(1)早期发现。当发现自己牙面及牙周有白色软垢积聚、持续口臭、刷牙出血、牙龈发胀或肿痛时,要及早重视,因为这很有可能是牙周炎的前期表现,应加强自我清洁或尽早到医院就诊。

(2)早期诊断。若出现牙龈出血、牙齿松动或移位,要尽早去医院就诊。若检查时发现牙周袋形成、附着丧失等情况,或 X 线片显示牙槽骨已经吸收,则很有可能已经发生牙周炎。对牙周炎,越早诊断并介入治疗,预后越好。

(3)早期治疗。在发现已经有牙周炎症状后,可自行用一些漱口液含漱,避免和减少牙周病的发生。研究表明,用 0.2% 氯己定溶液漱口者,24h 内唾液内的细菌减少 85%,5d 后减少 95%。用氟化物涂擦牙面可抑制细菌和蛋白质吸附在牙面上。上述措施都可以减少牙齿表面牙菌斑的形成,从而减少或抑制牙周病的发生与发展。

在确诊有牙周炎后,若听从医嘱进行相应的洁治、刮治等,并且注重对口腔卫生的维护,则能有效延缓牙周炎的发展。

3.三级预防

三级预防又称临床预防或发病后期预防,指对牙周病患者采取有效的治疗措施,合理使用药物治疗和行牙周手术等,最大限度地减轻牙周组织的病损,防止功能障碍,恢复失牙,重建功能。如果出现以下情况,说明此时牙周病已经严重到一定程度,患者必须尽快前往牙科医院或诊所就诊,避免牙周病造成更大危重,影响人们的口腔健康和身体健康:①刷牙、咬硬物时出血严重,甚至自发出血;②牙龈退缩,牙根暴露;③牙缝变大,牙齿松动。

三、口腔自我保健

(一)如何正确地刷牙?刷牙有什么注意事项?

刷牙已成为人们每天必做的事情之一,是一项非常重要的口腔保健方法。相信大家每天都在刷牙,但是刷牙方法是否正确呢?

目前,我们比较提倡的就是"水平短距离颤动刷牙法",也称"巴氏刷牙法"。"巴氏刷牙法"的方法如下。

(1)将牙刷对准牙齿与牙龈交接的地方,在刷下排牙齿时,刷毛朝上,涵盖一点牙龈,牙刷做水平短距离的运动;在刷上排牙齿时,刷毛朝上,依同样的要领刷(见图5-7)。

(2)刷毛与牙齿呈45°角,同时将刷毛向牙齿轻压,使刷毛略呈圆弧,刷毛的侧边也与牙齿有相当大的接触。

(3)牙刷定位后,开始做短距离的水平运动,从后牙颊侧开始,以2～3颗牙为一组,用短距离水平颤动的动作在同一部位往返数次,然后将牙刷向牙冠方向转动,刷拂颊面。在刷完第一个部位后,将牙刷移至下一组2～3颗牙的位置重新放置,注意与前一部位有重叠,继续刷下一部位,按顺序刷完上下牙齿的唇面。

(4)以同样的方法刷后牙舌(腭)侧。

(5)在刷上前牙舌面时,使前部刷毛接触龈缘,自上而下刷拂;在刷下前牙舌面时,自下而上刷拂。

(6)在刷咬合面时,刷毛指向咬合面,稍用力做前后短距离来回刷。

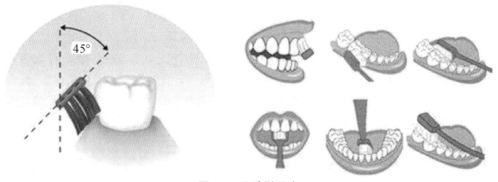

图 5-7　巴氏刷牙法

一次刷牙的时间一般需要3min左右,尽量不要用凉水刷牙,应使用温水刷牙。早晚至少各刷一次,晚上刷牙后尽量不要进食了。根据自己需要,决定中午是否再增加一次刷牙。若是正畸患者,则需要在吃东西之后半小时后即刷牙。

在刷牙前,不要用水漱口,牙刷也不要沾水,因为水会使牙刷、牙膏、牙齿的摩擦性减小。

在刷牙过程中,切忌来回横刷,因为这样对于牙齿损伤较大,容易造成楔状缺损(见图5-8)。饭后不要立即刷牙,尤其在吃了一些酸性食物后,应先用温水漱口后再刷牙。刷牙要掌握几个原则:方法正确,面面俱到,动作力度适宜。

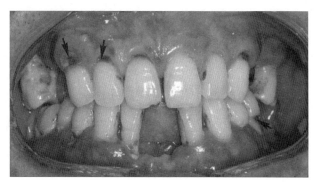

图 5-8　楔状缺损

(二)怎么样选择牙刷? 电动牙刷和手动牙刷的区别大吗?

牙刷是最常用的口腔卫生保健用具,生活中很多人在挑选牙刷时并不在意牙刷的质量,这种认识是错误的。选一把符合卫生要求、口腔生理的牙刷,才能既清洁牙齿,又不损伤牙体与牙周组织。牙刷不仅可以对牙齿起到清洁、抑菌、保健的作用,而且也是洁齿和防治牙病的小卫士。

一把好的牙刷应该符合以下要求:刷头短而窄,刷柄扁而直,刷面平而齐,有弹性,刷头放在嘴里转动自如,既不伤害牙龈,也不损伤牙齿。牙刷根据刷毛软硬不同分为硬毛牙刷与软毛牙刷。日常刷牙应选用软硬适中、顶端呈圆形、细而富有弹性的牙刷。刷毛太硬的牙刷虽然对牙齿的清洁效果较好,但对牙齿的磨损和损伤也较大,用力过猛还会有损伤牙龈的风险;而刷毛太软的牙刷则不能完全去除较厚的菌斑,无法起到清洁牙齿的作用。

不同的人群应选用不同类型的牙刷。如吸烟者可选用中等硬度的牙刷,而牙周病患者、老年人和儿童宜选用较软的牙刷。切忌几个人合用一把牙刷,这样既不利于牙刷的清洁,也易发生交叉感染。每次刷牙完毕,应将牙刷洗净后将刷头朝上放入杯内,置于通风干燥处。每1~3个月应换一把新牙刷,如发现刷毛散开变曲、倾斜,则应及时更换。

此外,常有人问,电动牙刷与手动牙刷到底哪个好? 如果手动刷牙的方法正确,力度适中,那么可以达到既清洁口腔又不损伤口腔组织的目的。然而,这对刷牙者的要求相对较高。因此,电动牙刷的使用对大多数人群来说是有好处的。

刷牙刷得是否干净,取决于刷牙速度和时间。刷牙速度越快,时间越长,牙齿刷得越干净。电动牙刷一般有计时功能,可以保证刷牙时间适中,在节省时间的同时将牙齿刷干净。相对于手动牙刷,电动牙刷可以更好地去除烟渍、茶渍等牙面色素。因此,电动牙刷尤其适用于刷牙困难或动手能力差的人,它能更好地清洁牙齿。

20年来的大量研究证实,电动牙刷比手动牙刷更加安全,对软硬组织危害较小,可以减少对牙齿的损伤。

(三)怎样选择不同种类的牙膏?

现在市面上牙膏种类繁多,那么究竟有哪几种牙膏,我们又该如何来挑选适合自己的牙膏呢?

因为单纯用机械性的方法很难彻底去除牙菌斑。因此,从20世纪70年代以来提出了在牙膏中加入一定的抗菌剂,这类牙膏被统称为功效牙膏。按照加入成分的不同,可以将牙膏分为以下几类。

1.含氟牙膏

氟可以提高牙齿的抗腐蚀能力,抑制致龋细菌的生长繁殖。将适量氟化物加入牙膏内,可以增加口腔局部的氟含量,在牙齿表面形成保护层,从而减少龋齿的发生。而含氟牙膏并不是用得越多越好,成年人使用含氟牙膏的用量约在 1/2 牙刷头的位置就足够了;3 岁以下的儿童应避免使用含氟牙膏,预防氟牙症;4～6 岁的儿童应在大人指导下使用,每次刷牙使用量应为黄豆粒大小。

2. 中草药牙膏

中草药牙膏是指在普通牙膏的基础上添加了某些中草药,具有清热解毒、消炎止血的作用,对缓解牙龈炎症有一定的辅助作用。

3. 消炎牙膏

在普通牙膏的基础上加入某些抗菌药物以消炎抗菌、抑制牙结石和菌斑的形成,起到改善口腔环境、预防和辅助治疗牙龈出血、牙周病的作用。此类牙膏不能长期使用,否则会导致口腔内正常菌群失调,引起口腔霉菌感染等问题。

4. 防牙本质过敏牙膏

防牙本质过敏牙膏里含有硝酸钾或氯化锶等脱敏成分,对牙本质过敏有一定的缓解作用,适用于牙本质敏感的人。

5. 增白牙膏

增白牙膏中含有过氧化物或磷酸钙表面活性构建物等,利用摩擦和化学漂白的原理去除牙齿表面的着色,起到洁白牙齿的作用,适用于长期喝茶或吸烟的人,但对四环素牙、氟斑牙的效果差。

(四)您用过牙线吗? 牙线的种类繁多,您喜欢哪一种? 如何正确使用牙线?

在我们享用美食之后,食物残渣嵌在牙缝之中难以取出,会造成一系列的问题。此时,我们就需要用牙线来清理普通牙刷并不能有效清洁的牙缝。

牙线是由多股尼龙丝组成的,也可用涤纶线或细丝线代替。市面上常见的包括成卷的牙线和牙线棒。

成卷的牙线根据材质与形状的不同,可以分为宽扁牙线、弹性牙线、圆形牙线、加蜡牙线、膨胀牙线、无蜡牙线、矫味牙线及特效牙线等(见图 5-9)。

选择合适的牙线,需要考虑使用者的牙列情况、牙缝大小、个人习惯等。

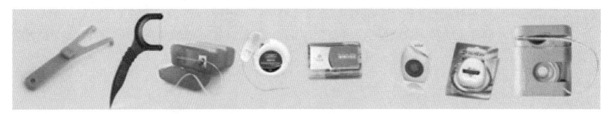

图 5-9 各种各样的牙线

日常生活中经常有人会问:"用牙线时牙龈总出血怎么办?"事实上,正确使用牙线并不会伤害牙龈而造成出血。如果用牙线就出血,那么要考虑是牙周健康问题还是牙线使用方法不当。首先,使用牙线的手法很重要,要将牙线慢慢地滑进牙缝,控制好用力的方向及力量的大小。但如果牙龈本身存在炎症,使用过程中就易出血。其次,牙线的类型也很重要。牙线越细、质地越硬,锋利度就越高,使用不当易滑伤牙龈。如果牙龈反复出血或者多位点出血,出血不能自行止住,则应该及时到医院就诊。

牙线正确的使用方法如下（见图5-10）。

取用牙线

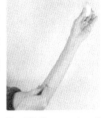
剪牙线约40cm（从指尖到手肘的距离）。

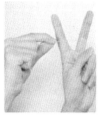
在两手中指（中间的手指）上轻轻绕几圈。左手多绕几圈。

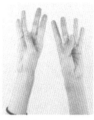
将两手分开时，牙线长度保持10～15cm。

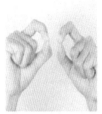
用拇指和示指使牙线保持1～2cm长。

清洁上牙

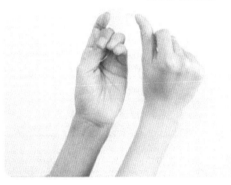
用大拇指和示指使牙线绷紧。

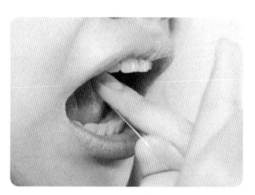
将大拇指放在牙齿前方，示指放在牙齿后面，像拉锯一样慢慢地将牙线放入牙缝间。

清洁下牙

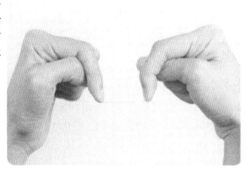
用两手示指压住牙线，使之绷紧。

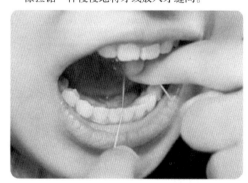
指尖向下如拉锯般慢慢地将牙线深入齿缝间。

图5-10　牙线的使用

（1）取长约40cm的牙线（可按自身习惯调整长度），将牙线两端分别绕在两中指上，或两端并拢打结，形成一个线圈。

（2）用示指和拇指捏住牙线绷紧，两指间距约1～2cm。

（3）在清洁上牙时，拇指在牙齿前方，示指在牙齿后方，主要依靠拇指发力；在清洁下牙时，两示指压住牙线，均以拉锯式进入牙缝。

（4）牙线到达龈沟底部后，使牙线紧贴牙齿成"C"形，紧贴一侧牙面由龈沟向上提拉多次，然后紧贴另一侧牙面由龈沟向上提拉多次。一个牙缝两个牙面至少重复3～4次。

（5）在清洁完一处牙缝后，改用另一段干净的牙线清洁另一个牙缝。注意，最里面一颗牙的里侧也需要清洁。

（6）每清洁完一个区域的牙后，配合清水漱口，冲去被刮下的菌斑和食物残渣。

(五)您用过漱口液吗？如何掌握正确的漱口方法？漱口液的种类有哪些？

漱口是指利用液体在口腔内运动的力量，清除口腔内的食物残渣、软化的白垢以及其他污物和异味，从而达到清洁口腔的目的。当口腔内存在感染等情况时，还可根据医生的指导，选择治疗型漱口液，减少口腔内致病微生物的繁殖生长。

漱口分为日常保健型漱口和临床治疗型漱口两种。日常保健型漱口通常为饭后漱口，清除食物残渣，防止微生物在口腔内的滋生，可用清水、0.9%生理盐水或自己调制的盐水、茶叶水和非药用漱口液。临床治疗型漱口多指在临床操作之前让患者进行的漱口，以减少患者口腔中的微生物，使治疗效果更加确切，手术环境更加良好。

一类漱口液是主要由水、表面活性剂、氟化物、抗菌剂、香精、酒精、精油、茶多酚和色素等组成的口腔护理产品，具有清洁口腔和预防龋病、牙周病等作用。其分类见图 5-11。

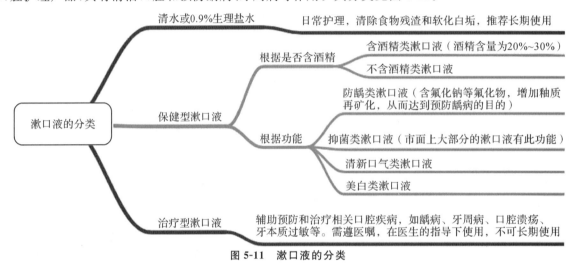

图 5-11　漱口液的分类

漱口同样要注意时机与方法。首先，早晚刷牙后需配合牙线清理牙间隙，清理之后也需要使用漱口液清洁口腔。口腔护理顺序为刷牙→牙线→漱口。在每次进食后最好能即刻漱口，此时牙缝等部位的软垢还没有形成牢固的黏附，漱口能有效地清除口腔内的残留物。漱口时，将适量漱口液含入口中，嘴唇紧闭做鼓腮运动，使漱口液做前后左右往复运动并通过牙间隙，含漱 30s 以上，使漱口液与口腔黏膜、牙齿的各个牙面及牙龈充分接触，最后将漱口液吐出。若戴有活动义齿，则应将义齿摘下后再漱口，并清洗义齿上的食物残渣。治疗型漱口液的使用要根据说明书具体操作步骤执行。部分漱口液为浓缩型，使用时需要稀释。

漱口液中常因含一些特殊的有效成分而发挥不同的作用，包括清新口气、深入清洁、抑菌、防龋、控制菌斑和牙周病、止痛、美白、促进伤口愈合等。

所有人都可以用保健型漱口液，但妊娠期妇女要慎用。7 岁以下的儿童建议使用清水、0.9%生理盐水或淡盐水等漱口。治疗型漱口液要在口腔医生的指导下使用。市面上的漱口液五颜六色，大多是药物本身颜色导致的或是厂商为了吸引使用者的关注而添加的色素。长期使用有颜色的漱口液可能导致牙面着色。特别是少数含特殊成分的漱口液，如氯己定漱口液，长期使用会使口腔黏膜表面与牙齿着色，舌苔发黄，味觉改变等。因此，治疗型漱口液的使用务必遵从口腔医生的指导。

此外要注意的是，漱口并不能代替刷牙。清除牙菌斑的最好方法还是刷牙，漱口只能清除口腔内的食物残渣和松动的软垢，不能达到刷牙的效果。刷牙的原理主要是物理摩擦，这种摩擦能很好地清除形成于牙齿表面的不能被水冲掉的牙菌斑。因此，只有通过刷牙才能更好地清洁口腔。

(六)哪些人需要使用牙间隙刷？如何正确使用牙间隙刷？

通过刷牙，我们可以去除唇、颊、舌侧面的牙菌斑。但对于邻面及正畸器械周围的牙菌斑，通过简单的刷牙不能有效地去除。牙间隙刷是为清洁牙间隙而专门设计的小型牙刷，是牙龈萎缩患者和正畸患者的福音。

牙间隙刷，又被称为间隙刷、牙缝刷，由刷毛和持柄两部分构成，在设计和规格方面可根据牙间隙的大小选用，有多种大小不同的形态和型号可供选择（见图5-12）。较小型的牙间隙刷一般有手柄，以便于握持使用。

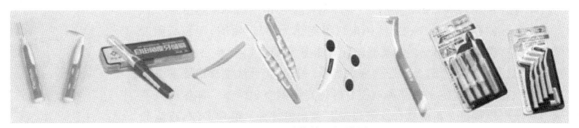

图 5-12　不同形状的牙间隙刷

合适的牙间隙刷的刷毛大小只需略宽于牙缝即可，不可挑选过大型号的牙间隙刷以免损伤牙龈。在首次使用牙间隙刷时，从大到小依次试用牙间隙刷，选取最适合自己的牙间隙刷。

牙齿一共有五个面，其中咀嚼面、内侧面和外侧面刷起来容易些，但与邻牙相对的两个邻面就很难刷到，可以用牙间隙刷清理。在清洁上颌前牙时，牙间隙刷的刷头稍稍朝下；在清洁下颌前牙时，间隙刷的刷头稍稍朝上（见图5-13和图5-14）。使用时，从唇颊面向舌腭面刷动，然后反向刷动，牙间隙刷贴近牙齿根部与牙龈边沿，使鬃毛抵达牙龈下，来回轻刷2~3次。清理后牙的方法同前。"L"形牙间隙刷相比"I"形牙间隙刷更易操作。

值得注意的是，使用牙间隙刷时不能硬塞，否则会伤害牙龈。选用在金属刷毛之外还有一层塑胶的牙间隙刷，比较安全。在将牙间隙刷插入牙缝后，不要旋转刷头，以防刷毛脱落。每次使用完后都要例行清洁。建议每周更换一次。并且牙间隙刷只是牙刷的补充，万万不可本末倒置，只使用牙间隙刷而放弃了牙刷。

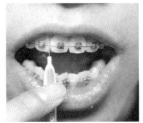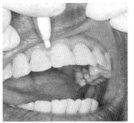

图 5-13　正畸患者使用牙间隙刷清洁牙齿和前牙邻间隙

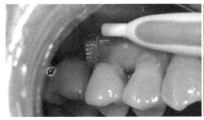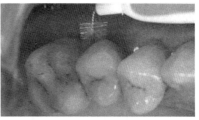

图 5-14　牙周炎患者用牙间隙刷清洁后牙邻间隙

(七)哪些人需要使用冲牙器?如何正确使用冲牙器?

很多患者会有这样的疑惑:为什么每天这么认真地刷牙,却还是有蛀牙、牙龈出血、肿痛等各种口腔问题困扰呢?事实上,很多时候,常规的刷牙只能清洁到牙齿的表面,而对于相邻牙齿之间的间隙常常无能为力。

冲牙器根据脉冲频率及其机体设计分为定频式、变频式和便携式(见图5-15)。它作为一种比较新颖的口腔保健产品,正逐渐走入我们生活之中。它运用高压水泵除垢的原理,在喷嘴处形成直线形或螺旋形超细的高压水柱,达到有效去除缝隙内食物残渣、软垢、有害细菌的目的。

使用冲牙器能有效维护牙周健康,冲牙器喷嘴喷出的超细高压脉冲水柱可以深入到牙刷和牙线无法触及的龈沟。龈沟是牙龈围绕牙齿但没有附着在牙齿上的缝隙,深约2mm。它是通向牙齿根基的最重要交界处,也是最易藏污纳垢、最容易引起牙齿及牙龈疾病的部位。虽然用牙线能够清除部分牙齿表面堆积物,但粗糙不平的牙齿表面有时仍得不到有效清洁。能钻缝入孔的压力水流可以冲进牙齿龈沟较深处以及各种粗糙牙面和缝隙孔洞,清除残留的食物残渣、软垢和细菌,减少牙周组织炎症的发生。

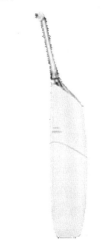

同时,冲牙器高压水柱产生的冲击是一种柔性刺激,对牙龈组织有生理性按摩的作用。市面上有些冲牙器还带有专门的进气孔,使喷出的水柱富含微气泡,以改变龈沟以及牙间隙等部位的厌氧环境,达到良好的抑制厌氧菌的作用,且促进牙龈的血液循环,增强局部组织抗病力,能有效维护牙周组织健康,同时还能消除因口腔卫生差而产生的口臭。

图5-15 便携式冲牙器

使用时,应选择正确的模式,将喷嘴伸入口腔,对准牙齿、牙缝或牙龈,用正确的冲洗姿势冲洗1~3min。一般来说,在给冲牙器注水时使用清水即可;若有必要,也可以加入漱口液或者一些药物,以达到更好的治疗效果。

需要注意的是,冲牙器只是作为一种口腔清洁的辅助手段,不能完全代替刷牙。且冲牙器最多只能冲出2~3mm深的水柱,对于顽固附着在牙面上的结石亦无能为力,因此不能将其等同于医院中的"洗牙"治疗。

(八)需要定期口腔检查吗?

经常有人会问:"我们需要定期做口腔检查吗?"口腔检查对我们口腔健康的意义重大,因为口腔的营养和温度都是各种细菌生长的最好条件,这些细菌会导致蛀牙龋齿、口腔溃疡、牙周炎、牙龈炎等疾病的发生。因此,我们需要及时对口腔进行检查,预防细菌的生长。

口腔常见疾病(如龋病、牙周疾病等)多属于慢性病,早期症状不明显,通过定期口腔检查,可以早发现、早诊断、早处理。此外,有很多全身性疾病的早期在口腔也有表现。

定期口腔检查对儿童特别重要。因为在这个时期内,少年儿童生长发育快、变化大,又处于乳恒牙交替期,所以定期检查就非常重要。并且,儿童期是蛀牙龋齿发生的最高时期。很多儿童喜欢吃甜食,却没有养成刷牙的习惯,就会产生一系列的口腔疾病。因此,对儿童需要及时进行口腔健康检查,避免蛀牙龋齿的发生。另外,建议行窝沟封闭手术,预防蛀牙。而第四次全国流调浙江省结果显示,在12~14岁的青少年中,仅有22.1%在6个月中有口腔科就诊经历,而57.5%的青少年距离上次至口腔科就诊的时间已经超过1年。

妊娠期妇女在妊娠期间由于雌激素的改变,所以牙周组织更易受炎症因子的影响,罹患妊娠期牙龈炎。

老年人随着年龄的增长,牙体硬组织、牙髓等发生许多增龄性变化,如:牙龈逐渐萎缩,牙槽骨生理性吸收,致使牙根外露,牙间隙变宽,牙齿松动;牙本质及牙釉质磨损,牙冠变短,使上、下牙之间的𬌗间距离减小;唾液功能减退,分泌量减少,流速减低,使口腔黏膜干燥,弹性减低,导致口腔自洁作用低下,从而易患口腔疾病。因此,经常性的口腔检查对保持牙齿健康至关重要。通过定期口腔检查,就可以做到早发现、早诊断、早处理。

参考文献

[1] 白玥,江虹,刘童童,等. 我国儿童龋病现状及影响因素研究[J]. 中国健康教育,2011,27(10):777-780.

[2] 曾莲,李洪喜. 氟保护漆防龋效果观察[J]. 昆明医科大学学报,2003,24(1):116-117.

[3] 罗化冰,王树阳. 分析牙周病的病因与危害,做好三级预防[J]. 中国社区医师(医学专业),2012,14(23):316-317.

[4] Robinson PG. The safety of oscillating-rotating powered toothbrushes[J]. Evidence-based Dentistry,2011,12(3):69.

[5] 胡德渝. 口腔预防医学[M]. 北京:人民卫生出版社,2012.

第六部分　附　录

附录1　浙江省口腔医疗卫生机构基本信息调查表(2015年度)

一、医疗卫生机构基本情况

1.医疗卫生机构总数31139个。其中,公立医疗卫生机构17448个,非公立医疗卫生机构13691个。

2.医院1049个(三级医院132个,二级医院223个,一级医院35个,未定级659个),基层医疗卫生机构29431个,专业公共卫生机构485个,其他医疗卫生机构174个。

3.卫生人员总数338478人。其中,医生158056人,护士159945人,技师20477人。

二、口腔医疗卫生机构基本情况

1.口腔专科医院58个,综合医院口腔科337个,其他医院(不含口腔专科医院和综合医院)口腔科210个。

2.基层医疗卫生机构中,社区卫生服务中心(站)口腔科439个,乡镇(街道)卫生院口腔科540个,口腔门诊部(诊所)2078个。

3.专业公共卫生机构中,妇幼保健站(所)口腔科33个,口腔病防治机构(院、所、站)5个,其他口腔卫生机构50个。

4.其他医疗卫生机构口腔科548个。

5.口腔医疗机构中,公立1370个,民营2797个。

6.口腔卫生人员总共14843人。其中,医生10951人,护士3409人,技师(士)483人。

注:本调查表调查信息截至2015年12月31日。

附录 2　口腔健康调查表

第四次全国口腔健康调查表（3~5岁）

ID 号 □□□□□□□□□□　　　姓名 _____

性别 □　男＝1 女＝2　　民族 □□　　户口类型 □　非农＝1 农业＝2

出生日期 □□□□ □□ □□

检查年份 □　2015 年＝1 2016 年＝2　　检查日期 □□ □□ □□　　检查者编号 □

牙状况

| | 55 | 54 | 53 | 52 | 51 | 61 | 62 | 63 | 64 | 65 | |
| | 16 | 15 | 14 | 13 | 12 | 11 | 21 | 22 | 23 | 24 | 25 | 26 |

牙冠 □ □ □ □ □ □ | □ □ □ □ □ □

| | 85 | 84 | 83 | 82 | 81 | 71 | 72 | 73 | 74 | 75 | |
| | 46 | 45 | 44 | 43 | 42 | 41 | 31 | 32 | 33 | 34 | 35 | 36 |

牙冠 □ □ □ □ □ □ | □ □ □ □ □ □

牙冠符号

乳牙	恒牙	
A	0	无龋
B	1	冠龋
C	2	已充填有龋
D	3	已充填无龋
E	4	因龋缺失
X	5	因其他原因失牙
F	6	窝沟封闭
G	7	桥基牙，特殊冠或贴面
X	8	未萌牙
T	T	外伤
N	9	不做记录

需要立即处理和安排治疗的情况说明　　　　　　表格类型

有＝1 无＝0 □　　　　　　　　　　　　原始表＝1 复查表＝2 □

第四次全国口腔健康调查表（12~14岁）

ID 号 ☐☐☐☐☐☐☐☐☐☐☐☐　　　姓名 _____

性别 ☐ 男＝1　民族 ☐☐　户口类型 ☐ 非农＝1
　　　　女＝2　　　　　　　　　　　　　农业＝2

受教育年限 ☐☐　　出生日期 ☐☐☐☐☐☐

检查年份 ☐ 2015年＝1　检查日期 ☐☐☐　　检查者编号 ☐
　　　　　2016年＝2

牙状况

	17	16	55 54 53 52 51 15 14 13 12 11	61 62 63 64 65 21 22 23 24 25 26 27

牙冠 ☐☐☐☐☐☐☐ ｜ ☐☐☐☐☐☐☐

	47	46	85 84 83 82 81 45 44 43 42 41	71 72 73 74 75 31 32 33 34 35 36 37

牙冠 ☐☐☐☐☐☐☐ ｜ ☐☐☐☐☐☐☐

牙冠符号

乳牙	恒牙		乳牙	恒牙		乳牙	恒牙	
A	0	无龋	E	4	因龋缺失	X	8	未萌牙
B	1	冠龋	X	5	因其他原因失牙	T	T	外伤
C	2	已充填有龋	F	6	窝沟封闭	N	9	不做记录
D	3	已充填无龋	G	7	桥基牙，特殊冠或贴面			

牙周状况

	17	16	55 54 53 52 51 15 14 13 12 11	61 62 63 64 65 21 22 23 24 25 26 27

牙龈出血 ☐☐☐☐☐☐☐ ｜ ☐☐☐☐☐☐☐

牙结石 ☐☐☐☐☐☐☐ ｜ ☐☐☐☐☐☐☐

	47	46	85 84 83 82 81 45 44 43 42 41	71 72 73 74 75 31 32 33 34 35 36 37

牙结石 ☐☐☐☐☐☐☐ ｜ ☐☐☐☐☐☐☐

牙龈出血 ☐☐☐☐☐☐☐ ｜ ☐☐☐☐☐☐☐

牙龈出血　　　　　　　　　　**牙结石**
0　无　9　不做记录　　　0　无　9　不做记录
1　有　X　缺失牙　　　　1　有　X　缺失牙

氟牙症（仅检查12岁年龄组学生）
0　正常
1　可疑
2　很轻　☐
3　轻度
4　中度
5　重度
9　不做记录

需要立即处理和安排治疗的情况说明

有＝1　☐

表格类型

原始表＝1
复查表＝2　☐

第四次全国口腔健康调查表（15岁）

ID号 ☐☐☐☐☐☐☐☐☐☐☐☐ 姓名 _____

性别 ☐ 男＝1 女＝2 民族 ☐☐ 户口类型 ☐ 非农＝1 农业＝2

受教育年限 ☐☐ 出生日期 ☐☐☐☐ ☐☐ ☐☐

检查年份 ☐ 2015年＝1 2016年＝2 检查日期 ☐☐ ☐☐ 检查者编号 ☐

牙状况

				55	54	53	52	51	61	62	63	64	65		
	17	16	15	14	13	12	11	21	22	23	24	25	26	27

牙冠 ☐☐☐☐☐☐☐ ☐☐☐☐☐☐☐

				85	84	83	82	81	71	72	73	74	75		
	47	46	45	44	43	42	41	31	32	33	34	35	36	37

牙冠 ☐☐☐☐☐☐☐ ☐☐☐☐☐☐☐

牙冠符号

乳牙	恒牙		乳牙	恒牙		乳牙	恒牙	
A	0	无龋	E	4	因龋缺失	X	8	未萌牙
B	1	冠龋	X	5	因其他原因失牙	T	T	外伤
C	2	已充填有龋	F	6	窝沟封闭	N	9	不做记录
D	3	已充填无龋	G	7	桥基牙，特殊冠或贴面			

牙周状况

				55	54	53	52	51	61	62	63	64	65		
	17	16	15	14	13	12	11	21	22	23	24	25	26	27

牙龈出血 ☐☐☐☐☐☐☐ ☐☐☐☐☐☐☐
牙石 ☐☐☐☐☐☐☐ ☐☐☐☐☐☐☐
牙周袋 ☐☐☐☐☐☐☐ ☐☐☐☐☐☐☐
附着丧失 ☐☐☐☐☐☐☐ ☐☐☐☐☐☐☐

				85	84	83	82	81	71	72	73	74	75		
	47	46	45	44	43	42	41	31	32	33	34	35	36	37

牙龈出血 ☐☐☐☐☐☐☐ ☐☐☐☐☐☐☐
牙石 ☐☐☐☐☐☐☐ ☐☐☐☐☐☐☐
牙周袋 ☐☐☐☐☐☐☐ ☐☐☐☐☐☐☐
附着丧失 ☐☐☐☐☐☐☐ ☐☐☐☐☐☐☐

牙龈出血
0 无 9 不做记录
1 有 X 缺失牙

牙石
0 探诊后没有牙石 9 不做记录
1 探诊后有牙石 X 缺失牙

<table>
<tr><td>

牙周袋
0　无
1　牙周袋4～5mm（龈缘在第一个黑区内）
2　牙周袋≥6mm（龈缘超过第一个黑区的上限）
9　不做记录
X　缺失牙

</td><td>

牙周附着丧失
0　0～3mm
1　4～5mm（釉牙骨质界在第一个黑区内）
2　6～8mm（釉牙骨质界在两个黑区之间）
3　9～11mm（釉牙骨质界在第二个黑区内）
4　≥12mm（釉牙骨质界超过第二个黑区的上限）
9　不做记录
X　缺失牙

</td></tr>
</table>

需要立即处理和安排治疗的情况说明		表格类型	
有＝1　　无＝0	☐	原始表＝1　复查表＝2	☐

第四次全国口腔健康调查表（35～44岁、55～64岁、65～74岁）

ID 号 ☐☐☐☐☐☐☐☐☐☐☐　　姓名 ＿＿＿＿＿＿＿

性别 ☐ 男＝1 女＝2　　职业 ☐☐　　民族 ☐☐　　户口类型 ☐ 非农＝1 农业＝2

受教育年限 ☐☐　　出生日期 ☐☐☐☐☐☐☐☐

检查年份 ☐ 2015 年＝1 2016 年＝2　　检查日期 ☐☐☐☐　　检查者编号 ☐☐

口腔黏膜　　口腔黏膜有无异常 ☐　无异常＝0 有异常＝1

状况		部位	
0	无异常	0	唇红缘
1	口腔癌	1	口角
2	白斑	2	唇黏膜
3	扁平苔藓	3	唇沟
4	溃疡（阿弗他、疱疹、创伤性）	4	颊黏膜
5	念珠菌病	5	口底
6	脓肿	6	舌
7	其他（详细说明）	7	硬腭/软腭
9	不做记录	8	牙槽嵴/牙龈
		9	不做记录

牙状况

			55	54	53	52	51	61	62	63	64	65				
18	17	16	15	14	13	12	11	21	22	23	24	25	26	27	28

牙冠 ☐☐☐☐☐☐☐☐ ☐☐☐☐☐☐☐☐
牙根 ☐☐☐☐☐☐☐☐ ☐☐☐☐☐☐☐☐

			85	84	83	82	81	71	72	73	74	75				
48	47	46	45	44	43	42	41	31	32	33	34	35	36	37	38

牙冠 ☐☐☐☐☐☐☐☐ ☐☐☐☐☐☐☐☐
牙根 ☐☐☐☐☐☐☐☐ ☐☐☐☐☐☐☐☐

冠根符号

乳牙	恒牙冠		恒牙冠	
A	0	无龋	0	无龋
B	1	冠龋	1	根龋
C	2	已充填有龋	2	已充填有龋
D	3	已充填无龋	3	已充填无龋
E	4	因龋缺失	6	残根
X	5	因其他原因失牙	7	种植牙
F	6	窝沟封闭	8	牙根未暴露
G	7	桥基牙，特殊冠或贴面	9	不做记录
X	8	未萌牙		
T	T	外伤		
N	9	不做记录		

牙周状况

	18	17	16	15	14	13	12	11	21	22	23	24	25	26	27	28
牙龈出血	□	□	□	□	□	□	□	□	□	□	□	□	□	□	□	□
牙石	□	□	□	□	□	□	□	□	□	□	□	□	□	□	□	□
牙周袋	□	□	□	□	□	□	□	□	□	□	□	□	□	□	□	□
附着丧失	□	□	□	□	□	□	□	□	□	□	□	□	□	□	□	□

	48	47	46	45	44	43	42	41	31	32	33	34	35	36	37	38
牙龈出血	□	□	□	□	□	□	□	□	□	□	□	□	□	□	□	□
牙石	□	□	□	□	□	□	□	□	□	□	□	□	□	□	□	□
牙周袋	□	□	□	□	□	□	□	□	□	□	□	□	□	□	□	□
附着丧失	□	□	□	□	□	□	□	□	□	□	□	□	□	□	□	□

牙龈出血
0　无　　9　不做记录
1　有　　X　缺失牙

牙石
0　探诊后没有牙石　9　不做记录
1　探诊后有牙石　　X　缺失牙

牙周袋
0　无
1　牙周袋4～5mm（龈缘在第一个黑区内）
2　牙周袋≥6mm（龈缘超过第一个黑区的上限）
9　不做记录
X　缺失牙

牙周附着丧失
0　0～3mm
1　4～5mm（釉牙骨质界在第一个黑区内）
2　6～8mm（釉牙骨质界在两个黑区之间）
3　9～11mm（釉牙骨质界在第二个黑区内）
4　≥12mm（釉牙骨质界超过第二个黑区的上限）
9　不做记录
X　缺失牙

义齿修复状况　　　　　记录

种植义齿	□
固定义齿	□
可摘局部义齿	□
全口义齿	□
非正规义齿	□
有缺失未修复	□

0= 无上述状况
1= 有上述状况

需要立即处理和安排治疗的情况说明

有 =1

无 =0　　　□

表格类型

原始表 =1

复查表 =2　　　□

附录3　口腔健康流行病学调查问卷

一、2015 年第四次全国口腔健康调查问卷(儿童家长)

注意:只有孩子的父母和祖父母/外祖父母才能完成本问卷!
要求:请在选择题相应选项前面的"□"内打"√"。

1.您是孩子的? (只选一个答案)
1)□父亲　2)□母亲　3)□祖父/外祖父　4)□祖母/外祖母

2.您孩子出生时的体重是_____斤。(请保留一位小数,不知道或拒绝回答的填写"N")

3.您孩子出生后 6 个月内喂养的方式? (只选一个答案)
1)□完全母乳喂养　　　　　　　　2)□母乳喂养为主
3)□完全人工喂养　　　　　　　　4)□人工喂养为主
5)□母乳喂养和人工喂养各半

4.您孩子平时进食以下食品或饮料的频率如何? (每小题选一个答案)

	6 每天 ≥2次	5 每天 1次	4 每周 2~6次	3 每周 1次	2 每月 1~3次	1 很少/ 从不
1)甜点心(饼干、蛋糕、面包)及糖果(巧克力、含糖口香糖)	□	□	□	□	□	□
2)甜饮料(糖水、可乐等碳酸饮料,橙汁、苹果汁等果汁,柠檬水等非鲜榨果汁)	□	□	□	□	□	□
3)加糖的牛奶、酸奶、奶粉、茶、豆浆、咖啡	□	□	□	□	□	□

5.您孩子在晚上睡前吃甜点或喝甜饮料吗? (只选一个答案)
1)□经常　　　　　　2)□偶尔　　　　　　3)□从不

6.您孩子刷牙吗? (只选一个答案)
1)□刷牙　　　　　　2)□偶尔刷或从不刷(选第 2 项者不回答第 7—11 题)

7.您孩子从几岁开始刷牙? (只选一个答案)
1)□半岁　　　　2)□1 岁　　　　3)□2 岁　　　　4)□3 岁
5)□4 岁　　　　6)□5 岁　　　　7)□不记得

8.您孩子每天刷几次牙? (只选一个答案)
1)□2 次及以上　　　2)□1 次　　　3)□不是每天刷

9. 您帮助孩子刷牙吗？（只选一个答案）

1)□ 每天　　　　　　2)□ 每周　　　　　　3)□ 有时

4)□ 偶尔　　　　　　5)□ 从没做过

10. 您孩子刷牙时用牙膏吗？（只选一个答案）

1)□ 是　　　　　　　2)□ 否　　　　　　　3)□ 不知道（选第 2 或 3 项者不回答第 11 题）

11. 您孩子刷牙时用含氟牙膏吗？（只选一个答案）

1)□ 是　　　　　　　2)□ 否　　　　　　　3)□ 不知道

12. 在过去的 12 个月内，您孩子是否有过牙痛或不适？（只选一个答案）

1)□ 从来没有　　　　2)□ 有时候有　　　　3)□ 经常有　　　　　4)□ 不清楚

13. 您孩子去医院看过牙吗？（只选一个答案）

1)□ 看过　　　　　　2)□ 从来没看过（选第 2 项者不回答第 14—17 题）

14. 您孩子最近一次去医院看牙距离现在多长时间？（只选一个答案）

1)□ 6 个月以内　　　2)□ 6～12 个月（选第 1 或 2 项者不回答第 18 题）

3)□ 12 个月以上（选第 3 项者不回答第 15—17 题）

15. 您孩子最近一次去医院看牙的主要原因是什么？（只选一个答案）

1)□ 咨询检查　　　　2)□ 预防　　　　　　3)□ 治疗　　　　　　4)□ 不知道

16. 在过去的一年内，您孩子去医院看牙的总费用是_____元。（请填一个整数，不知道或拒绝回答的填写"N"）

17. 在上述看牙费用中，您个人需要支付的比例是_____％。（请填一个整数，不知道或拒绝回答的填写"N"）

18. 您孩子在过去 12 个月里没有看牙的原因是什么？（可选多个答案）

1)□ 孩子的牙没问题　　　　　　　　2)□ 孩子的牙坏得不严重

3)□ 乳牙要替换，不需要看　　　　　4)□ 因为经济困难，看不起牙

5)□ 看牙不方便　　　　　　　　　　6)□ 太忙、没时间

7)□ 孩子害怕看牙疼痛　　　　　　　8)□ 附近没有牙医

9)□ 害怕传染病　　　　　　　　　　10)□ 很难找到信得过的牙医

11)□ 挂号太难　　　12)□ 在幼儿园看牙　　　13)□ 其他原因

19. 您对孩子的全身健康状况评价如何？（只选一个答案）

1)□ 很好　　　　　　2)□ 较好　　　　　　3)□ 一般

4)□ 较差　　　　　　5)□ 很差

20.您对孩子的牙齿和口腔状况评价如何？（只选一个答案）

1)□很好　　　　　2)□较好　　　　　3)□一般

4)□较差　　　　　5)□很差

21.您对以下说法的看法如何？（每小题选一个答案）

	1 同意	2 不同意	8 无所谓	9 不知道
1)口腔健康对自己的生活很重要	□	□	□	□
2)定期口腔检查是十分必要的	□	□	□	□
3)牙齿的好坏是天生的,与自己的保护关系不大	□	□	□	□
4)预防牙病首先靠自己	□	□	□	□
5)保护孩子六龄牙很重要	□	□	□	□
6)母亲牙齿不好会影响孩子的牙齿	□	□	□	□

22.您认为下面的说法是否正确？（每小题选一个答案）

	1 正确	2 不正确	8 不知道
刷牙时牙龈出血是正常的	□	□	□
细菌可以引起牙龈发炎	□	□	□
刷牙对预防牙龈出血没有用	□	□	□
细菌可以引起龋齿	□	□	□
吃糖可以导致龋齿	□	□	□
乳牙坏了不用治疗	□	□	□
窝沟封闭能预防儿童龋齿	□	□	□
氟化物对保护牙齿没有用	□	□	□

23.您获得的最高学历是什么？（只选一个答案）

1)□没有上过学　　2)□小学　　　　3)□初中　　　　4)□高中

5)□中专　　　　　6)□大专　　　　7)□本科　　　　8)□硕士及以上

24.您家里共同生活的有_____个人。（请填一个整数,不知道或拒绝回答的填写"N"）

25.您家共同生活的人在过去的12个月内的总收入是_____万元。（请填一个整数,不知道或拒绝回答的填写"N"）

十分感谢您的合作!

二、2015 年第四次全国口腔健康调查问卷(学生)

被调查者 ID 号:□□□□□□□□□□

学校:_____　　年级:_____　　班级:_____　　被调查者姓名:_____

调查日期:201□年□□月□□日　　　　调查员编号:□

同学们:

　　你们好! 为进一步做好儿童、青少年的口腔保健工作,我们很想知道你对口腔保健的想法和做法,本调查与你们的学习成绩无关,调查结果也不会告诉家长和老师。希望你们按题目的要求如实回答。谢谢!

　　要求:请在选择题相应选项前面的"□"内划"√"。

1.你是独生子女吗? (只选一个答案)

1)□是　　　　　　　　2)□不是

2.你父亲的最高学历是什么? (只选一个答案)

1)□没有上过学　　2)□小学　　　　3)□初中　　　　4)□高中

5)□中专　　　　　6)□大专　　　　7)□本科　　　　8)□硕士及以上

9)□没有父亲或者不知道

3.你母亲的最高学历是什么? (只选一个答案)

1)□没有上过学　　2)□小学　　　　3)□初中　　　　4)□高中

5)□中专　　　　　6)□大专　　　　7)□本科　　　　8)□硕士及以上

9)□没有母亲或者不知道

4.你刷牙吗? (只选一个答案)

1)□刷牙　　　　　　　　2)□偶尔刷或从不刷(选第 2 项者不回答第 5—7 题)

5.你每天刷几次牙? (只选一个答案)

1)□每天刷 2 次及以上　　　　　　2)□每天刷 1 次　　3)□不是每天刷

6.你刷牙时用牙膏吗? (只选一个答案)

1)□是　　　　　　　　2)□否　　　　　　　　3)□不知道(选第 2 或 3 项者不回答第 7 题)

7.你刷牙时用含氟牙膏吗? (只选一个答案)

1)□是　　　　　　　　2)□否　　　　　　　　3)□不知道

8.你使用牙线吗? (只选一个答案)

1)□不用　　　　　2)□偶尔用　　　　3)□每周用　　　　4)□每天用

9.你平时进食以下食品或饮料的情况如何？（每小题选一个答案）

	6 每天 ≥2次	5 每天 1次	4 每周 2~6次	3 每周 1次	2 每月 1~3次	1 很少/ 从不
1)甜点心(饼干、蛋糕、面包)及糖果(巧克力、含糖口香糖)	□	□	□	□	□	□
2)甜饮料(糖水、可乐等碳酸饮料,橙汁、苹果汁等果汁,柠檬水等非鲜榨果汁)	□	□	□	□	□	□
3)加糖的牛奶、酸奶、奶粉、茶、豆浆、咖啡	□	□	□	□	□	□

10.你抽烟吗？（只选一个答案）

1)□每天抽　　　　2)□每周抽　　　　3)□很少或曾经抽　　4)□从不抽

11.你对自己的全身健康状况评价如何？（只选一个答案）

1)□很好　　　　　2)□较好　　　　　3)□一般

4)□较差　　　　　5)□很差

12.你对自己的牙齿和口腔状况评价如何？（只选一个答案）

1)□很好　　　　　2)□较好　　　　　3)□一般

4)□较差　　　　　5)□很差

13.你的牙齿碰伤或摔伤过吗？（只选一个答案）

1)□伤过　　　　　2)□没伤过　　　　3)□记不清(选第2或3项者不回答第14题)

14.你的牙齿是在什么地方受伤的？（可选多个答案）

1)□在校园内　　　2)□在校园外

15.在过去的12个月里,你是否有过牙疼？（只选一个答案）

1)□经常有　　　　2)□偶尔有　　　　3)□从来没有　　　　4)□记不清

16.你看过牙吗？（只选一个答案）

1)□看过　　　　　2)□从来没看过(选第2项者不回答第17、18题)

17.你最近一次看牙距现在多长时间？（只选一个答案）

1)□6个月以内　　　　　　　　　　2)□6~12个月

3)□12个月以上(选第3项者不回答第18题)

18.你最近一次看牙的主要原因是什么？（只选一个答案）

1)□咨询检查　　　2)□预防　　　　　3)□治疗　　　　　4)□不知道

19.你认为下面的说法是否正确?（每小题选一个答案）

	1 正确	2 不正确	8 不知道
刷牙时牙龈出血是正常的	☐	☐	☐
细菌可以引起牙龈发炎	☐	☐	☐
刷牙对预防牙龈发炎没有用	☐	☐	☐
细菌可以引起龋齿	☐	☐	☐
吃糖可以导致龋齿	☐	☐	☐
氟化物对保护牙齿没有用	☐	☐	☐
窝沟封闭可保护牙齿	☐	☐	☐
口腔疾病可能影响全身健康	☐	☐	☐

20.你对以下说法的看法如何?（每小题选一个答案）

	1 同意	2 不同意	8 无所谓	9 不知道
1)口腔健康对自己的生活很重要	☐	☐	☐	☐
2)定期口腔检查是十分必要的	☐	☐	☐	☐
3)牙齿的好坏是天生的,与自己的保护关系不大	☐	☐	☐	☐
4)预防牙病首先靠自己	☐	☐	☐	☐

21.在过去的 6 个月内,口腔的问题对你以下方面的影响有多大?（每小题选一个答案）

	1 严重影响	2 一般影响	3 轻微影响	4 不影响	5 不清楚
1)吃东西	☐	☐	☐	☐	☐
2)发音	☐	☐	☐	☐	☐
3)刷牙或漱口	☐	☐	☐	☐	☐
4)做家务	☐	☐	☐	☐	☐
5)上学	☐	☐	☐	☐	☐
6)睡眠	☐	☐	☐	☐	☐
7)露牙微笑	☐	☐	☐	☐	☐
8)容易烦恼	☐	☐	☐	☐	☐
9)人际交往	☐	☐	☐	☐	☐

22.上学期,你在学校上过几次有口腔保健内容的课? _____ 次。（请填写一个整数,不知道或拒绝回答的填写"N"）

十分感谢您的合作!

三、2015 年第四次全国口腔健康调查问卷(成年人)

被调查者 ID 号：□□□□□□□□□□　被调查者姓名：

调查日期：201□年□□月□□日　　　　调查员编号：□

要求：请在选择题相应选项前面的"□"内划"√"。

1.您的最高学历是什么?(只选一个答案)

1)□没有上过学　　2)□小学　　　3)□初中　　　4)□高中

5)□中专　　　　　6)□大专　　　7)□本科　　　8)□硕士及以上

2.您平时进食以下食品或饮料的频率如何?(每小题选一个答案)

	6 每天 ≥2 次	5 每天 1 次	4 每周 2～6 次	3 每周 1 次	2 每月 1～3 次	1 很少/ 从不
1)甜点心(饼干、蛋糕、面包)及糖果(巧克力、含糖口香糖)	□	□	□	□	□	□
2)甜饮料(糖水、可乐等碳酸饮料,橙汁、苹果汁等果汁,柠檬水等非鲜榨果汁)	□	□	□	□	□	□
3)加糖的牛奶、酸奶、奶粉、茶、豆浆、咖啡	□	□	□	□	□	□

3.您吸烟吗?(只选一个答案)

1)□吸烟　　　　　2)□从不吸　　　3)□已戒烟(选第 2 或 3 项者不回答第 4 和 5 题)

4.您吸烟_____年。(请填一个整数,不知道或拒绝回答的填写"N")

5.最近一个月内,您平均每天吸多少支烟?(只选一个答案)

1)□≤1 支/天　　　2)□1～5 支/天　　3)□6～10 支/天

4)□11～20 支/天　5)□21～40 支/天　6)□≥41 支/天

6.您喝白酒吗?(只选一个答案)

1)□每天喝　　　　2)□每周喝　　　3)□很少喝

4)□从不喝　　　　5)□已戒酒

7.您使用下列方法清洁牙齿吗?(每小题选一个答案)

	6 每天 ≥2 次	5 每天 1 次	4 每周 2～6 次	3 每周 1 次	2 每月 1～3 次	1 很少/ 从不
1)刷牙	□	□	□	□	□	□
2)牙签	□	□	□	□	□	□
3)牙线	□	□	□	□	□	□

8.您使用牙膏刷牙吗？（只选一个答案）

1)□是 　　　　2)□否 　　　　3)□不知道（选第 2 或 3 项者不回答第 9 题）

9.您使用含氟牙膏刷牙吗？（只选一个答案）

1)□是 　　　　2)□否 　　　　3)□不知道

10.您看过牙吗？（只选一个答案）

1)□看过 　　　　2)□从没看过牙（选第 2 项者不回答第 11～15 题）

11.您最近一次看牙距现在多长时间？（只选一个答案）

1)□6 个月以内 　　2)□6～12 个月（选第 1 或 2 项者不回答第 16 题）

3)□12 个月以上（选第 3 项者不回答第 12～15 题）

12.您最近一次看牙的主要原因是什么？（只选一个答案）

1)□咨询检查 　　2)□预防 　　3)□治疗 　　　　4)□不知道

13.在过去的一年内,您看牙的总费用是_____元。（请填一个整数,不知道或拒绝回答的填写"N"）

14.在上述看牙费用中,您个人需要支付的比例是_____％。（请填一个整数,不知道或拒绝回答的填写"N"）

15.您上一次看牙,费用可通过什么途径报销？（可多选）

1)□城镇职工基本保险 　　　　2)□城镇居民基本医疗保险

3)□新型农村合作医疗 　　　　4)□商业保险

5)□公费医疗 　　　　　　　　6)□其他途径报销

7)□全部自费（没有报销）

16.您过去 12 个月内没有看过牙的原因是什么？（可多选）

1)□牙齿没有问题 　　　　2)□牙病不重

3)□没有时间 　　　　　　4)□经济困难,看不起牙

5)□看牙不能报销 　　　　6)□附近没有牙医

7)□害怕传染病 　　　　　8)□害怕看牙疼痛

9)□很难找到信得过的牙医 　　10)□挂号太难

11)□其他原因

17.您是否有以下的医疗保障？（每小题选一个答案）

	1 是	2 否
1)城镇职工基本医疗保险	□	□
2)城镇居民基本医疗保险	□	□

	1	2
	是	否
3）新型农村合作医疗	☐	☐
4）商业保险	☐	☐
5）公费医疗	☐	☐

18.在过去的 12 个月内，您洗过牙吗？

1）☐是　　　　　　　　2）☐否（选第 2 项者不回答第 19 题）

19.您洗牙费用的报销方式是什么？（可多选）

1）☐城镇职工基本保险　　　　　2）☐城镇居民基本医疗保险

3）☐新型农村合作医疗　　　　　4）☐商业保险

5）☐公费医疗　　　　　　　　　6）☐其他途径报销

7）☐全部自费（没有报销）

20.口腔问题对您以下方面的影响有多大？（55～64 岁年龄组不回答此题，每小题选一个答案）

	1	2	3	4	5
	很经常	经常	有时	很少	无
1）您经常因为牙齿或义齿的原因限制所吃食物的种类和数量吗？	☐	☐	☐	☐	☐
2）您在咬或咀嚼食物时有困难吗？	☐	☐	☐	☐	☐
3）您在吞咽食物时经常会感到不舒服或困难吗？	☐	☐	☐	☐	☐
4）您的牙齿或义齿妨碍您说话吗？	☐	☐	☐	☐	☐
5）您吃东西时经常感到口腔内不舒服吗？	☐	☐	☐	☐	☐
6）您经常因为牙齿或义齿的原因而限制自己与他人的交往吗？	☐	☐	☐	☐	☐
7）您经常对牙齿、牙龈或义齿的外观感到不满意或不愉快吗？	☐	☐	☐	☐	☐
8）您经常用药物缓解口腔的疼痛或不适吗？	☐	☐	☐	☐	☐
9）您经常担心或关注您的牙齿、牙龈或义齿的问题吗？	☐	☐	☐	☐	☐
10）您经常因为牙齿、牙龈或义齿的问题而在别人面前感到紧张或不自在吗？	☐	☐	☐	☐	☐
11）您经常因为牙齿或义齿的问题而在别人面前吃东西时感到不舒服吗？	☐	☐	☐	☐	☐
12）您的牙齿或牙龈对冷、热或甜刺激敏感吗？	☐	☐	☐	☐	☐

21.您对自己的全身健康状况评价如何？（只选一个答案）

1）☐很好　　　　2）☐较好　　　　3）☐一般

4）☐较差　　　　5）☐很差

22.您对自己的牙齿和口腔状况评价如何？（只选一个答案）

1)□很好　　　　　2)□较好　　　　　3)□一般

4)□较差　　　　　5)□很差

23.您对以下说法的看法如何？（每小题选一个答案）

	1 同意	2 不同意	8 无所谓	9 不知道
1)口腔健康对自己的生活很重要	□	□	□	□
2)定期口腔检查是十分必要的	□	□	□	□
3)牙齿的好坏是天生的,与自己的保护关系不大	□	□	□	□
4)预防牙病首先靠自己	□	□	□	□

24.你认为下面的说法是否正确？（每小题选一个答案）

	1 正确	2 不正确	8 不知道
1)刷牙时牙龈出血是正常的	□	□	□
2)细菌可以引起牙龈发炎	□	□	□
3)刷牙对预防牙龈出血没有用	□	□	□
4)细菌可以引起龋齿	□	□	□
5)吃糖可以导致龋齿	□	□	□
6)氟化物对保护牙齿没有用	□	□	□
7)窝沟封闭可保护牙齿	□	□	□
8)口腔疾病可能影响全身健康	□	□	□

25.你是否曾经患过由医生确诊过的下列慢性病？（可多选）

1)□脑卒中　　　2)□糖尿病　　　3)□高血压　　　4)□心脏病

5)□慢性阻塞性肺部疾病　　　　6)□其他,请注明_____

7)□没有　　　　　　　　　　8)□不知道

26.您家里共同生活的有_____人。（请填一个整数，拒绝回答的填写"N"）;

27.您家在过去的 12 个月内的总收入大约_____万元。（请填一个整数，拒绝回答的填写"N"）。

十分感谢您的合作!

附录4 浙江省第四次全国口腔健康流行病学调查参加人员名单

一、领导小组

组　　长：徐润龙　　浙江省卫生健康委员会副主任
副组长：沈堂彪　　浙江省卫生健康委员会科教处处长
　　　　严德华　　浙江省卫生健康委员会疾控处处长
　　　　夏时畅　　浙江省疾病预防控制中心主任
　　　　王慧明　　浙江省口腔医院院长
成　　员：金　芳　　浙江省卫生健康委员会疾控处副处长
　　　　俞　敏　　浙江省疾病预防控制中心副主任
　　　　傅柏平　　浙江省口腔医院副院长
　　　　陈　晖　　浙江省口腔医院口腔内科主任

二、项目办公室成员

主　　任：傅柏平　　浙江省口腔医院副院长
副主任：钟节鸣　　浙江省疾病预防控制中心慢病所副所长（主持）
　　　　朱赴东　　浙江省口腔医院副主任医师
成　　员：徐烨云　　浙江省口腔医院
　　　　周　娜　　浙江省口腔医院主治医师
　　　　周志纯　　杭州市江干区卫生计生局副局长
　　　　干亚群　　余姚市卫生计生局副局长
　　　　汤敦华　　武义县卫生计生局副局长
　　　　叶云国　　台州市路桥区卫生计生局副局长
　　　　林绣程　　温岭市卫生计生局副局长
　　　　杨娇云　　丽水市莲都区卫生计生局副局长
　　　　刘　怡　　浙江省卫生健康委员会科教处主任科员
　　　　谭永忠　　浙江省卫生健康委员会疾控处主任科员

三、技术组

组　　长：陈　晖　　浙江省口腔医院口腔内科主任
成　　员：陈向宇　　浙江省疾病预防控制中心医师
　　　　朱海华　　浙江省口腔医院副主任医师
　　　　方达峰　　杭州职业病防治院副院长
　　　　应彬彬　　宁波第一人民医院口腔科主任
　　　　朱北兰　　金华口腔医院副院长
　　　　施更生　　台州医院口腔科主任
　　　　江银华　　丽水市口腔医院院长

四、现场流调组

组　　长：陈　晖　　浙江省口腔医院口腔内科主任

副组长:朱海华　　浙江省口腔医院医师副主任医师
　　　　周　娜　　浙江省口腔医院主治医师
　　　　方　乐　　浙江省疾病预防控制中心慢病所所长
成　员:陈　悦　　浙江省口腔医院医师
　　　　陈亚栋　　浙江省口腔医院医师
　　　　江　闻　　浙江省口腔医院医师
　　　　施琼玲　　浙江省口腔医院医师
　　　　廖晓辉　　浙江省口腔医院医师
　　　　林小龙　　浙江省口腔医院医师
　　　　许佳佳　　绍兴市口腔医院
　　　　胡招玲　　绍兴市口腔医院
　　　　许荣森　　桐庐县中医院
　　　　许凌逸枫　嘉善县第二人民医院
　　　　余　静　　杭州职业病防治院

五、杭州市江干区

　　　　胡武杰　　区卫生和计划生育局
　　　　戴文彪　　区教育局
　　　　徐丹戈　　区疾病预防控制中心
　　　　倪志敏　　区疾病预防控制中心
　　　　廖秀萍　　区疾病预防控制中心
　　　　张永辉　　凯旋街道
　　　　沈敏婷　　彭埠街道
　　　　夏凌红　　笕桥街道
　　　　蔡远明　　凯旋街道庆春门社区
　　　　顾业敏　　彭埠街道皋塘社区
　　　　曹森森　　笕桥街道东港社区
　　　　朱佩君　　凯旋街道社区卫生服务中心
　　　　周亚敏　　闸弄口街道社区卫生服务中心
　　　　沈丹萍　　闸弄口街道社区卫生服务中心
　　　　高益群　　彭埠街道社区卫生服务中心
　　　　包海燕　　彭埠街道社区卫生服务中心
　　　　沈　芳　　丁兰街道社区卫生服务中心
　　　　张燕飞　　九堡街道社区卫生服务中心
　　　　刘　岩　　笕桥街道社区卫生服务中心
　　　　陈苏兰　　笕桥街道社区卫生服务中心
　　　　高国江　　采荷中学濮家校区
　　　　李贤翠　　采荷中学濮家校区
　　　　包敏芳　　景华中学
　　　　艾立平　　景华中学
　　　　胡勇芳　　濮家幼儿园

盛旭莲　　濮家幼儿园
吴志锦　　濮家幼儿园
夏叶丽　　东城幼儿园
郑丽丽　　丁兰第四幼儿园

六、台州市温岭市

李厚霞　　市卫生和计划生育局
王敏杰　　市教育局
张　奕　　市疾病预防控制中心
王腾晓　　市疾病预防控制中心
张善福　　泽国镇
林可可　　城南镇
徐网琴　　太平街道南泉社区
潘灵鑫　　泽国镇珠山村
陈文才　　城南镇南下陈村
狄安娜　　泽国回回幼儿园
陈肖泽　　国音美幼儿园
李建霞　　城北大风车幼儿园
王峰霞　　泽国镇第二中学
林新钱　　新河镇长屿中学
陈敏军　　松门镇淋川中学
李丹红　　泽国镇卫生院
陈　颖　　城北街道卫生院
朱利平　　松门镇卫生院
卓文筱　　新河镇卫生院
陈　平　　太平街道社区卫生服务中心
杨绛杰　　城南镇卫生院
李立毅　　城北街道卫生院

七、台州市路桥区

叶云国　　区卫生和计划生育局
施妙法　　区教育局
吴　剑　　路桥疾病预防控制中心
王丹娅　　路桥疾病预防控制中心
夏莉丹　　路桥疾病预防控制中心
郑建康　　路桥峰江街道社区卫生服务中心
童永青　　峰江街道中学
许利菊　　峰江街道山后许村
罗莉莉　　路南街道
张海燕　　路南街道社区卫生服务中心
李敏君　　路南街道古岙村
余训晨　　桐屿街道

张　刚　　桐屿街道社区卫生服务中心
陈　艳　　桐屿街道东明村
张喜祥　　新桥镇卫生院
陶玉红　　新桥镇初级中学
梁挺挺　　蓬街镇
林丽君　　蓬街镇卫生院
童保蔼　　蓬街镇中学
王伟玲　　蓬街镇育英幼儿园
陈菊莲　　蓬街镇乐乐幼儿园
阮小波　　蓬街镇童心幼儿园
徐显江　　金清镇卫生院
蒋文娟　　金清镇小博士幼儿园

八、宁波市余姚市

干亚群　　余姚市卫生和计划生育局
张　一　　余姚市卫生和计划生育局
邵迪初　　余姚市疾病预防控制中心
傅克本　　余姚市疾病预防控制中心
姚一旗　　马渚中心卫生院
魏嘉燕　　马渚镇长冷江村
张建军　　黄家埠镇卫生院
戚爱娟　　黄家埠镇十六户村
谢灵萍　　余姚市第四人民医院
许利群　　泗门镇西大街居委会
谢丽君　　泗门神舟幼儿园
陈　军　　凤山街道卫生服务中心
楼　雁　　余姚世南中学
宣平峰　　阳明街道卫生服务中心
金国岳　　余姚阳明中学
邵美英　　余姚瑞云学校
符秋芬　　阳明街道晨燕幼儿园
傅群波　　朗霞街道卫生服务中心
赵若男　　朗霞街道姚周幼儿园

九、金华市武义县

刘斌靖　　县卫生和计划生育局局长
汤敦华　　县卫生和计划生育局副局长
潘胜东　　县教育局党委委员/县体育局局长
谢晓艳　　壶山街道纪工委书记
麻晓瑛　　柳城畲族镇副镇长
朱慧红　　桃溪镇副镇长
何仙玲　　县卫生和计划生育局医政科负责人

蓝献青　　县教育局校园安全管理科负责人
严振冉　　县疾病预防控制中心主任
雷昇美　　县口腔医院院长
王倩倩　　县疾病预防控制中心地慢科副科长
徐　琨　　县口腔医院办公室
张华美　　县疾病预防控制中心地慢科
张志强　　武义县第二人民医院
潘洪杰　　壶山街道社区卫生服务中心
金雅红　　王宅中心卫生院
梅国仙　　东干中心卫生院
王红辉　　桃溪中心卫生院
林　俊　　桐琴镇卫生院
叶晓武　　武阳中学
楼英俊　　下杨中学
汪　洋　　东干中学
邱林仙　　王宅中心幼儿园
邹英姿　　桐琴江滨幼儿园
程晓芳　　桐琴小芳幼儿园
吴忠宝　　壶山街道齐心社区

十、丽水市莲都区

叶建武　　丽水市疾病预防控制中心
杨娇云　　区卫生和计划生育局
蓝根英　　区卫生和计划生育局
程慧群　　区卫生和计划生育局
周文洁　　莲都区教育局
周偌伊　　莲都区枫树湾卫生院
巫小芬　　白云街道社区卫生服务中心
吴国荣　　万象街道社区卫生服务中心
江燕青　　丽水市括苍中学
周其美　　莲都区天宁中学
陈仁宽　　莲都区外国语学校
田益芬　　莲都区阳光宝贝幼儿园
胡海燕　　莲都区正达阳光城幼儿园
叶　琳　　碧湖镇中心幼儿园
朱芝满　　莲都区九里村
南丽丽　　莲都区丽阳门社区
翁丽霞　　莲都区丽后庆社区
付海标　　丽水市人民医院
薛　征　　丽水市人民医院
陈　勇　　丽水市人民医院

附录 5　流调现场照片

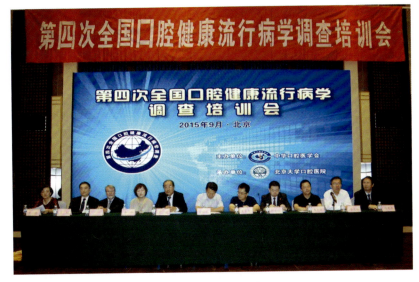

1. 2015 年 9 月,第四次全国口腔健康流行病学调查培训会

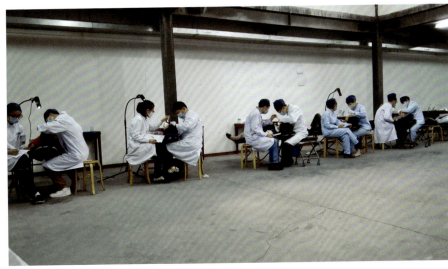

2. 2015 年 10 月,华东地区口腔检查者培训

3. 2015 年 12 月,全国口腔健康流行病学调查浙江片区启动会

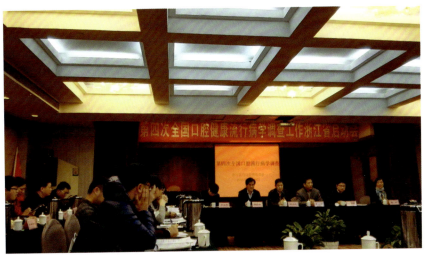

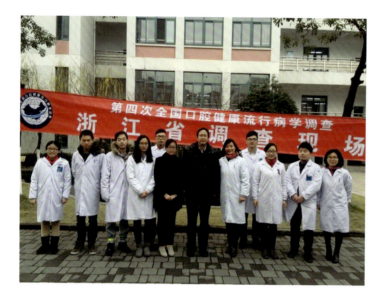

4.2016年1月,杭州江干片区,国家督导检查

5.2016年3月,温岭地区中学口腔检查现场

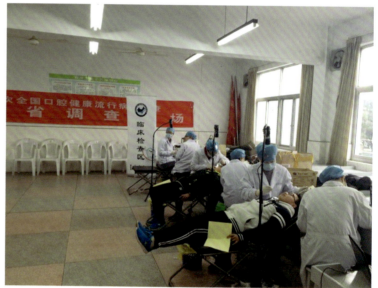

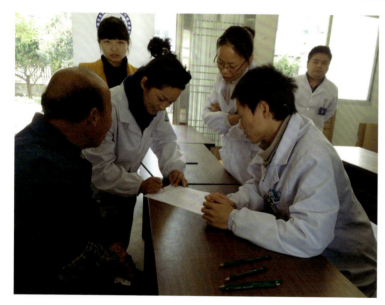

6.2016年3月,台州路桥村委问卷现场,卫生院人员现场帮忙翻译

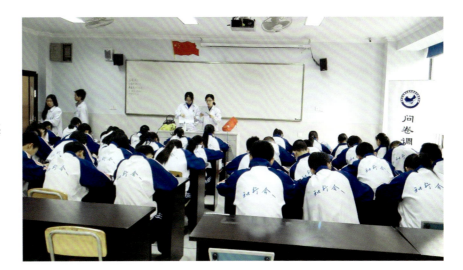

7. 2016 年 4 月,余姚市某中学问卷现场

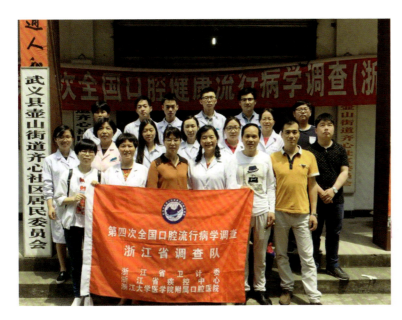

8. 2016 年 5 月,金华市武义县社区现场流调结束后与当地工作人员合影

9. 2016 年 6 月,丽水市莲都区四次流调工作部署会

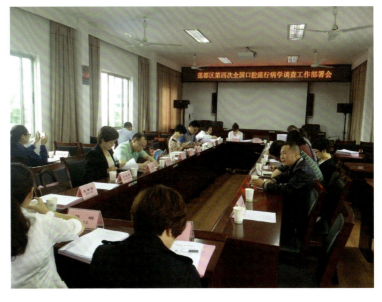

索 引

（按拼音字母排序）